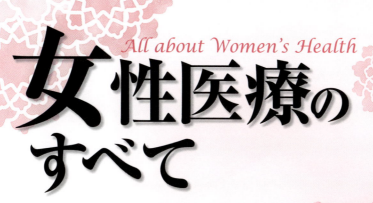

女性医療のすべて

All about Women's Health

編集

国際医療福祉大学臨床医学研究センター 教授／
山王メディカルセンター・女性医療センター長

太田博明

メディカルレビュー社

序文

　21世紀に入り，世界で初めて超高齢社会を形成したわが国は，国民健康づくり対策として国家的な施策「健康日本21」を開始し，健康問題の重要性が再認識され，各種の運動が始まった。2012年からは国民全体の健康寿命を延ばそうというスマートライフプロジェクトを厚生労働省が展開してきた。なお，筆者らも女性の健康寿命の延伸を目指して「女性のミカタ」プロジェクトを同時期の2012年に立ち上げ，日本臨床内科医会，産経新聞社，日本臨床整形外科学会の協力と，5,000以上の医療施設の賛同を得て，全国展開している。

　一方，政府与党内では「女性の健康の包括的支援に関する法律」の制定に向けての取り組みが始まった。これらの一環として2015年に「女性活躍推進法」が成立し，厚生労働科学研究費に「女性の健康の包括的支援に関する総合研究事業」が創設された。また厚生労働省健康局健康課に「女性の健康推進室」が新設されている。以上のようにわが国においては女性の健康についての関心が急速に高まり，国家レベルでも展開しつつある。

　わが国の女性は男性よりも生命長寿であり，健康長寿であるが，要介護者は男性よりも2.5倍多く，70%を超え，健康格差が大きいことから，この格差を縮小することが求められている。女性における生命寿命と健康寿命の延伸を支えている医療の中核にあるのが「女性医療」である。女性医療とは女性の幸せを推進する医療であり，成熟した国家には女性の幸せが必須である。わが国の女性，特に高齢者の幸福度は世界一高いという。それはわが国の年金・医療など高齢者向けの社会保障が充実していることと無関係ではないと思われる。ここにも女性医療がいくばくかでも貢献していると考えている。

　さて，2011年10月に日本更年期医学会は「日本女性医学学会」に名称を変更した年に，筆者は女性医療のあるべき姿として『ウェルエイジングのための女性医療』を刊行した。発行してからの5年間は，わが国の女性医療領域においても日進月歩の進展があり，目覚ましい変革の時期でもあったと思う。そこで，先の本の改訂を思い立ち，今日の『女性医療のすべて』の上梓となった次第である。いろいろな場面でご縁をいただいた第一線でご活躍されている多領域・多職種の素晴らしい先生方にご多用のところ，ご執筆いただいたことを感謝している。

　本書では2011年以降の5年間に進展がみられた数々の新たな知見を包括的に，かつできるだけタイムリーに書面に反映させたつもりである。そして，女性医療に関わる各テーマに関し，簡潔に解説することを心掛けた。産婦人科はもとより各科医師，プライマリケア医やかかりつけ医，医療や女性のヘルスケアに携わる方々に女性医療の多様性と多領域との医療連携の広がりについてご実感いただきたいと思う。

　そして先の『ウェルエイジングのための女性医療』以上に本書をご活用いただくことによって，女性医療の進展が加速し，わが国の女性の幸福度がさらに高まることを願っている。

2016年10月

太田博明

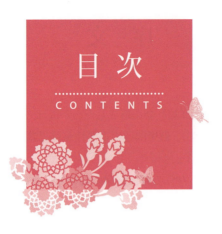

目次 CONTENTS

Overview 女性医療をめぐる現状と明るい未来 …… 13

- ◆ Overview　女性医療をめぐる現状と明るい未来（太田博明）……… 14
- Column　女性医療。でもその前に「女性学」（本川　裕）……………… 18
- Column　「女性の健康の包括的支援に関する法律」について（高階恵美子）……… 19

Chapter 1　女性のライフサイクルと加齢・老化 …… 21

1. 女性ホルモンの変動と女性のライフサイクル（大須賀　穣／平野茉来）……… 22
2. 加齢・老化と Women's Health（若杉嵩幸／清水逸平／南野　徹）……… 28
- Column　女性ホルモンの不思議（北脇　城）……… 35

Chapter 2　女性のライフサイクル別　Women's Health を阻害する疾患 … 37

I．思春期・月経開始期
1. 思春期の月経異常（甲村弘子）……… 38
2. 卵巣機能不全（吉形玲美）……… 42
3. 神経性やせ症（鈴木眞理）……… 46
- Column　機能性低血糖症（武者稚枝子）……… 48

II．性成熟期前半
1. 性感染症（田中京子）……… 50

2. 若年性の子宮内膜症（太田郁子）……………………………………………… 52
Column 「DOHaD」は「ドーハッド」と読みます（大隅典子）……………… 55
3. 子宮頸がん・子宮頸部異形成（藤井多久磨）………………………………… 56
4. 妊娠合併症（妊娠糖尿病，妊娠高血圧症候群）（秋澤叔香）……………… 58
Column 母性看護学からみた Women's Health（河端恵美子）……………… 61

Ⅲ．性成熟期後半

1. 妊孕性低下・不妊症（太田邦明）……………………………………………… 62
2. 遺伝性乳がん卵巣がん（平沢 晃／青木大輔）……………………………… 64
3. 子宮筋腫（近藤英治／小西郁生）……………………………………………… 68
4. 卵巣嚢腫（増田彩子／北出真理）……………………………………………… 72
Column プラセンタと更年期女性のヘルスケア（小池浩司／小池大我）…… 75
5. 早発卵巣不全（五十嵐 豪／鈴木 直／石塚文平）………………………… 76

Ⅳ．更年期

1. 月経異常（種部恭子）…………………………………………………………… 78
2. 更年期障害（のぼせ・ほてり・めまいなど）（小山嵩夫）………………… 80
3. 子宮体がん（進 伸幸／平沢 晃／青木大輔）……………………………… 84
4. 卵巣がん（駒崎裕美／岡本愛光）……………………………………………… 88
5. 乳がん（清水千佳子）…………………………………………………………… 90
6. 中高年の子宮内膜症（平田哲也／大須賀 穣）……………………………… 94
Column 鉄欠乏性貧血（武者稚枝子）…………………………………………… 98
7. うつ・不安（西川 徹／甫母瑞枝）…………………………………………… 100
8. 睡眠障害（眞野まみこ／塩見利明）…………………………………………… 104
Column 睡眠と女性医療〜更年期症候群における睡眠障害の治療〜（太田郁子）… 109
9. 閉経後性器尿路症候群（中田真木）…………………………………………… 112
Column 性差医療と女性医療（松田昌子）……………………………………… 115
10. 下部尿路機能障害（排尿障害）：腹圧性尿失禁と過活動膀胱（加藤久美子）… 116
11. 脂質代謝・糖代謝の変化・動脈硬化（荒井秀典）…………………………… 122
12. 関節リウマチ（田中良哉）……………………………………………………… 124
Column 「ごきげん」の秘訣（坪田一男）……………………………………… 127
13. 骨量低下（太田博明）…………………………………………………………… 128

Ⅴ．老年期，前期高齢者，後期高齢者，超高齢者

1. 動脈硬化（若槻明彦）…………………………………………………………… 132
Column AGEsと腎機能（甲斐田裕介／深水 圭）…………………………… 135
2. 動脈硬化性疾患（脳梗塞・心筋梗塞）（鈴木信也）………………………… 136
3. 肥満，メタボリックシンドローム（西尾永司）……………………………… 138
4. 閉経後骨粗鬆症（寺内公一）…………………………………………………… 142

Column	高齢者のホルモン補充療法（牧田和也）……………………………… 145

5. 変形性関節症（西田圭一郎）…………………………………………… 146
6. ロコモティブシンドローム（石橋英明）………………………………… 150

Column	姿勢よく颯爽と歩いて80歳の誕生日を迎えよう（秋山弘子）…… 153

7. サルコペニア（村木重之）……………………………………………… 154
8. フレイル（小川純人）……………………………………………………… 158
9. 認知症―特にその予防対策―（鈴木隆雄）…………………………… 160

Column	「かかりつけ医」に選ばれるために（菅原正弘）………………… 164
Column	未病領域（都島基夫）………………………………………………… 166
Column	在宅医療はこれからこうなる（英　裕雄）………………………… 168
Column	おばあちゃん奴隷症候群（武者稚枝子）…………………………… 170

Chapter 3　女性の健康を阻害する common disease …… 173

◆ Overview（山岸昌一）………………………………………………………… 174

1. 乳腺疾患（乳がんを除く）（佐伯俊昭）………………………………… 176
2. 甲状腺疾患（高見　博）………………………………………………… 182
3. 糖尿病（山岸昌一）……………………………………………………… 184
4. 慢性腎臓病（北田宗弘／古家大祐）…………………………………… 186
5. Urogynecology（髙橋　悟）……………………………………………… 190

Column	Office gynecology（岡野浩哉）……………………………………… 193

6. 胃がん（仁和浩貴）……………………………………………………… 194
7. 大腸がん（筒井敦子／渡邊昌彦）……………………………………… 196

Column	腸内細菌と女性医療（入江潤一郎）………………………………… 199

8. 女性の痛み・頭痛（井関雅子）………………………………………… 200
9. 便　秘（雪下岳彦／小林弘幸）………………………………………… 204

Column	機能性食品・機能性化粧品の時代（葛谷早喜子／鶴田大輔）…… 206
Column	女性と喫煙（片井みゆき）…………………………………………… 208
Column	この先どうなる？「インターネット依存」（武田　卓）………… 210

Chapter 4　女性が見た目を気にする common disease …… 213

◆ Overview（宮地良樹）………………………………………………………… 214

1. シミ・しわ・頬のたるみ（尾見徳弥）………………………………… 216
2. 尋常性ざ瘡（思春期ニキビ・大人ニキビ）（出来尾　格）…………… 218

3. 女性の脱毛症（植木理恵）……………………………………………………… 220
Column　皮膚の Rejuvenation（宮地良樹）………………………………………… 223
4. 女性の多毛・多汗・腋臭（藤本智子）…………………………………………… 224
Column　皮膚から始まる食物アレルギー（栗原和幸）……………………………… 227
5. 歯周病・歯ぐき下がり・口臭（前川祥吾／片桐さやか／和泉雄一）…………… 228
6. 外反母趾・開張足（井口 傑）…………………………………………………… 230
Column　女性医療に役立つ美容形成的治療（山下理絵）…………………………… 233
Column　おしゃれ障害（馬場直子）…………………………………………………… 236

Chapter 5　Women's Health を実現する女性医療 …………………………… 239

◆ Overview（太田博明）……………………………………………………………… 240
1. 骨・臓器ネットワークを標的とした骨粗鬆症治療（菅森泰隆／越智広樹／竹田 秀）…… 242
2. MBP による骨粗鬆症予防（青江誠一郎）………………………………………… 244
3. AGE をターゲットとした抗加齢的女性医療（山岸昌一）………………………… 246
4. ART による不妊治療（加藤恵一）………………………………………………… 248
5. ミトコンドリア自家移植「AUGMENT^{SM} 療法」による卵子の若返り（森本義晴）…… 250
6. 過多月経に対するアブレーション療法（太田邦明）……………………………… 252
Column　性同一性障害（中塚幹也）…………………………………………………… 255
7. 外陰・腟萎縮に対するレーザー光による上皮のリサーフェシング（中田真木）…… 256
8. 超高齢者のための食事・栄養（長瀬香織／高田健人／杉山みち子）…………… 258
9. 超高齢者のための運動療法（近藤祥司／小倉雅仁／稲垣暢也）………………… 260
10. ビタミン D を用いた女性医療（太田博明）……………………………………… 262
Column　運動機能と Women's Health（加藤木丈英）……………………………… 265
11. 女性医療に導入されるロボット支援腹腔鏡手術（太田啓明）…………………… 266

Chapter 6　Women's Health を実現する「女性医療診療ガイドライン」の提案（太田博明）… 273

Column　栄養学からみた Women's Health（上西一弘）…………………………… 282
Column　女性医療で開業する（関口由紀）…………………………………………… 284

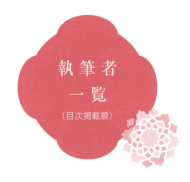

執筆者一覧
（目次掲載順）

編集 ▶▶▶

太田博明
国際医療福祉大学臨床医学研究センター 教授／
山王メディカルセンター・女性医療センター長

本川　裕
アルファ社会科学株式会社

髙階恵美子
参議院議員

大須賀　穣
東京大学大学院医学系研究科産婦人科／
東京大学医学部附属病院女性外科

平野茉来
東京大学大学院医学系研究科産婦人科

若杉嵩幸
新潟大学大学院医歯学総合研究科循環器内科学

清水逸平
新潟大学大学院医歯学総合研究科循環器内科学／
新潟大学大学院医歯学総合研究科先進老化制御学

南野　徹
新潟大学大学院医歯学総合研究科循環器内科学

北脇　城
京都府立医科大学大学院医学研究科女性生涯医科学

甲村弘子
こうむら女性クリニック

吉形玲美
浜松町ハマサイトクリニック

鈴木眞理
政策研究大学院大学保健管理センター

武者稚枝子
稚枝子おおつきクリニック／東京女子医科大学産婦人科学教室

田中京子
慶應義塾大学医学部産婦人科

太田郁子
倉敷平成病院婦人科

大隅典子
東北大学大学院医学系研究科発生発達神経科学分野

藤井多久磨
藤田保健衛生大学医学部産婦人科

秋澤叔香
東京女子医科大学産婦人科

河端恵美子
帝京平成大学ヒューマンケア学部看護学科

太田邦明
那須赤十字病院産婦人科

平沢　晃
慶應義塾大学医学部産婦人科

青木大輔
慶應義塾大学医学部産婦人科

近藤英治
京都大学大学院医学研究科器官外科学講座婦人科学産科学

小西郁生
京都医療センター

増田彩子
順天堂大学医学部附属順天堂医院産科・婦人科

北出真理
順天堂大学医学部附属順天堂医院産科・婦人科

小池浩司
小池レディスクリニック

小池大我
高山赤十字病院産婦人科

五十嵐　豪
聖マリアンナ医科大学産婦人科

鈴木　直
聖マリアンナ医科大学産婦人科学

石塚文平
ローズレディースクリニック

種部恭子
女性クリニックWe！富山

小山嵩夫
小山嵩夫クリニック

進　伸幸
慶應義塾大学医学部産婦人科

駒崎裕美
東京慈恵会医科大学産婦人科

岡本愛光
東京慈恵会医科大学産婦人科

清水千佳子
国立がん研究センター中央病院乳腺・腫瘍内科

平田哲也
東京大学医学部附属病院女性外科

西川　徹
東京医科歯科大学大学院精神行動医科学分野精神科

甫母瑞枝
大宮厚生病院精神科

眞野まみこ
愛知医科大学医学部睡眠科

塩見利明
愛知医科大学医学部睡眠科

中田真木
三井記念病院産婦人科

松田昌子
山口大学医学部附属病院女性診療外来

加藤久美子
名古屋第一赤十字病院女性泌尿器科

荒井秀典
国立長寿医療研究センター

田中良哉
産業医科大学医学部第１内科学

坪田一男
慶應義塾大学医学部眼科学教室

若槻明彦
愛知医科大学産婦人科

甲斐田裕介
久留米大学医学部内科学講座腎臓内科部門

深水　圭
久留米大学医学部内科学講座腎臓内科部門

鈴木信也
心臓血管研究所付属病院循環器内科

西尾永司
藤田保健衛生大学産科・婦人科

寺内公一
東京医科歯科大学大学院医歯学総合研究科女性健康医学講座

牧田和也
牧田産婦人科医院

西田圭一郎
岡山大学大学院医歯薬学総合研究科人体構成学

石橋英明
伊奈病院整形外科

秋山弘子
東京大学高齢社会総合研究機構

村木重之
東京大学22世紀医療センター関節疾患総合研究講座

小川純人
東京大学医学部附属病院老年病科

鈴木隆雄
桜美林大学老年学総合研究所

菅原正弘
菅原医院

都島基夫
一般社団法人未病息災推進協議会

英　裕雄
新宿ヒロクリニック

山岸昌一
久留米大学医学部糖尿病性血管合併症病態・治療学

佐伯俊昭
埼玉医科大学国際医療センター乳腺腫瘍科

高見　博
伊藤病院／帝京大学外科名誉教授

北田宗弘
金沢医科大学医学部糖尿病・内分泌内科学

古家大祐
金沢医科大学医学部糖尿病・内分泌内科学

髙橋　悟
日本大学医学部泌尿器科学系

岡野浩哉
飯田橋レディースクリニック

仁和浩貴
兵庫医科大学病院上部消化管外科

筒井敦子
北里大学医学部外科学

渡邊昌彦
北里大学医学部外科学

入江潤一郎
慶應義塾大学医学部腎臓・内分泌・代謝内科

井関雅子
順天堂大学医学部麻酔科学・ペインクリニック講座／
順天堂大学大学院医学研究科疼痛抑制学

雪下岳彦
順天堂大学大学院医学研究科病院管理学

小林弘幸
順天堂大学医学部附属順天堂医院総合診療科

葛谷早喜子
大阪市立大学大学院医学研究科皮膚病態学

鶴田大輔
大阪市立大学大学院医学研究科皮膚病態学

片井みゆき
東京女子医科大学東医療センター性差医療部／内科

武田　卓
近畿大学東洋医学研究所

宮地良樹
滋賀県立成人病センター／京都大学名誉教授

尾見徳弥
クイーンズスクエアメディカルセンター皮膚科

出来尾　格
東京女子医科大学東医療センター皮膚科

植木理恵
順天堂大学医学部附属順天堂東京江東高齢者医療センター皮膚科

藤本智子
東京都立大塚病院皮膚科

栗原和幸
神奈川県立こども医療センターアレルギー科

前川祥吾
東京医科歯科大学歯周病学分野

片桐さやか
東京医科歯科大学歯周病学分野

和泉雄一
東京医科歯科大学歯周病学分野

井口　傑
井口医院

山下理絵
湘南鎌倉総合病院形成外科・美容外科

馬場直子
神奈川県立こども医療センター皮膚科

菅森泰隆
東京医科歯科大学大学院医歯学総合研究科細胞生理学分野

越智広樹
東京医科歯科大学大学院医歯学総合研究科細胞生理学分野

竹田　秀
東京医科歯科大学大学院医歯学総合研究科細胞生理学分野

青江誠一郎
大妻女子大学家政学部

加藤恵一
加藤レディスクリニック

森本義晴
HORAC グランフロント大阪クリニック

中塚幹也
岡山大学大学院保健学研究科／
岡山大学ジェンダークリニック／
岡山大学病院産婦人科

長瀬香織
神奈川県立保健福祉大学保健福祉学部栄養学科

高田健人
神奈川県立保健福祉大学保健福祉学部栄養学科

杉山みち子
神奈川県立保健福祉大学保健福祉学部栄養学科

近藤祥司
京都大学医学部附属病院高齢者医療ユニット／
京都大学医学部附属病院糖尿病・内分泌・栄養内科

小倉雅仁
京都大学医学部附属病院糖尿病・内分泌・栄養内科

稲垣暢也
京都大学医学部附属病院糖尿病・内分泌・栄養内科

加藤木丈英
聖隷佐倉市民病院リハビリテーション室

太田啓明
倉敷成人病センター産科婦人科

上西一弘
女子栄養大学栄養学部栄養生理学

関口由紀
女性医療クリニック LUNA グループ・
LUNA 骨盤底トータルサポートクリニック

Overview

女性医療をめぐる現状と明るい未来

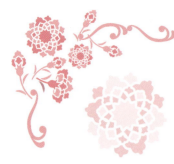

Overview
女性医療をめぐる現状と明るい未来

国際医療福祉大学臨床医学研究センター／山王メディカルセンター・女性医療センター　太田博明

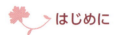

　1946年に61ヵ国によってWHO憲章[1]が採択され，下記のごとく世界で初めて「健康」について定義された。"Health is a state of complete physical, mental and social well-being and not merely the absence of disease or infirmity."（健康とは，身体的，精神的・社会的に極めて良好な状態であり，単に病気や虚弱ではないということではない）。さらに「到達しうる最高基準の健康を享受することは，人種，宗教，政治的信念又は経済的若しくは社会的条件の差別なしに万人の有する基本的権利の一つである」とされている。

　国民の健康は国家の平和と安定を達成する基盤であり，個人と国家の協力のもと，成り立つ最も重要なものである。半世紀以上も前のWHO憲章が今もなお，意味を持ち続けているのである。

　寿命には日常生活に制限や支障がない健康寿命と，0歳時の平均余命を意味する生命寿命[2]の2つがある。WHOでは2000年に健康寿命を「寝たきりや要介護にならず，自立して健康に生活できる期間」と定義している。健康寿命は重要ではあるが，生命寿

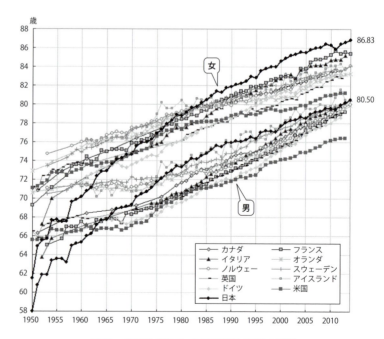

図1　主要先進国における平均寿命の推移
（厚生労働省「完全生命表」「簡易生命表」（日本全年，それ以外の国 2014 年），DECD Health Statistics 2015, 社会保障人口問題研究所「人口統計集 2005」（1959 年以前）より作成）

命も健康状態を表す究極の包括的指標とされている。現在の先進諸国間の平均寿命の推移を見ると，わが国の女性は戦後最下位であったが，その後1984年から今日に至るまで，2011年（東日本大震災）を除き，世界一を維持している（図1）。しかも，わが国の女性の平均寿命は2位との差が開きつつあり，直近の86.83歳[3]は今や人類の寿命の到達目標とさえなっている（表1）。この成果は日本の高い教育・経済水準，健康・医療水準に支えられた国民の努力によって成し遂げられてきた。

表1　2014年平均寿命の上位5ヵ国・地域

	男　性			女　性	*:2013年
1	香港	81.17歳	1	日本	86.83歳
2	アイスランド*	80.8歳	2	香港	86.75歳
3	日本	80.50歳	3	スペイン*	85.60歳
3	シンガポール	80.5歳	4	フランス	85.4歳
3	スイス*	80.5歳	5	韓国*	85.1歳

女性は3年連続で世界一，男性は前年の世界4位から3位に上昇。女性は心疾患や脳血管疾患，男性は癌や肺炎の死亡状況が改善したことが影響か？

（厚生労働省．簡易生命表2015より改変）

わが国の医療・介護保険と健康日本21

わが国は1961年に国民皆保険制度を確立したのに加え，2000年より介護保険制度を導入した。その結果，男女とも世界一の健康寿命を達成する（表2）とともに乳幼児死亡率等の健康指標もトップとなるなど，世界でも類を見ない高水準の医療・介護制度を確立している。

表2　他国と比較した日本の男女における健康寿命

	男　性	71.19		女　性	74.21
1	日本	71.77歳	1	日本	75.56歳
2	シンガポール	70.75歳	2	アンドラ	73.39歳
3	アンドラ	69.92歳	3	アイスランド	73.35歳
4	アイスランド	69.72歳	4	フランス	72.32歳
5	イスラエル	69.46歳	5	キプロス	72.22歳

（Murray CJ et al. Lancet 2015より改変）

さらにわが国では国家的施策として「健康日本21」という国民健康づくり運動[4]を推進している。21世紀におけるわが国のすべての国民が健やかで心豊かに生活できる活力ある社会とするために，従来にも増して健康を増進し，発症を予防する「一次予防」に重点をおいた対策を強力に推進することを目指した。これにより，壮年期死亡の減少，痴呆や寝たきりにならない状態で生活できる期間（健康寿命）の延伸を図ることが平成12年3月厚生労働省[4]から通達された。

健康日本21の最終評価が平成24年7月になされ，59項目の達成状況は，「A：目標値に達した」と「B：目標値に達していないが，改善傾向にある」を合わせ，全体の約6割で一定の改善が見られている。この中で悪化している項目は日常生活における歩数の増加をはじめ，糖尿病合併症の減少などであった。

これらを含め，国民の健康増進の総合的な推進を図るための基本的な方針が平成24年7月厚生労働大臣告示の中で示され，平成25〜34年度まで「21世紀における第2次国民健康づくり運動（健康日本21（第2次））」[5]を推進することとなった。この第2次の目標設定には歩数の1,500

歩／日増加を取り上げている。そして週1時間の運動実施者の割合を10％増加させ，メタボ，ロコモ，低体力の低減を図り，循環器疾患，特定の癌発症率・死亡率低減と転倒・骨折，認知症による社会生活機能低下の軽減を目指すこととなった。

わが国の女性における健康寿命

　Global Burden Disease Study 2013年のデータを用いた系統的解析によって，世界188ヵ国の健康寿命が比較され，わが国の健康寿命は男女とも世界一にランクされた（表2）。

　一方，わが国における生命寿命と健康寿命の差である"不健康な期間"が示されている（図2）[7-10]。男性に比べ，女性のほうが生命寿命は約6年半長いが，健康寿命は約3年しか長くない。すなわち，女性の不健康期間は男性よりも約3年半も長く，女性は生命寿命が長い分，不健康期間には個体差がある。これは女性は健康格差が大きく，要介護者の約70％が女性である[11]ことに通じる。この健康格差を縮小するためには生命寿命の延長よりも健康寿命の延長が必要である。男女における平均寿命と健康寿命の推移を見ると，平成22〜25年の3年間で女性は0.28歳，男性は0.11歳健康寿命が伸長しており「生命寿命の延長＜健康寿命の延長」が認められている。これを受けて，平成26年7月の医療戦略の閣議決定では平成32年までに健康寿命を1歳以上延伸するとしている。しかし，女性の場合であっても健康寿命の延伸は3年間で0.28歳なので，さらに6年間同じ割合で経過すると単純計算しても0.28×2＝0.56歳で，到達目標の半分を超えるのがやっとである。

　しかしながら，本川[12]によると日本人高齢女性の幸福度は世界一高いという（図3）。わが国は年金・医療など高齢者向けの社会保障が充実していることと無関係ではないと思われる。また，英国や北欧諸国で幸福度が高く，東欧諸国や旧ソ連で低いことを考慮すると，医療や年金などの社会保障の充実度や経済発展度に加えて，体制移行への混乱などが高齢女性の幸福度を左右しているようである。

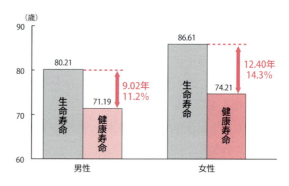

図2　日本人における男女別生命寿命*1と健康寿命*2の差（不健康な期間）

女性の方が生命寿命は約6年半長いが，健康寿命は約3年しか長くない。単純計算でも約3年半不健康期間が長いということだが生命寿命が長い分，実際の不健康期間は約3年半も長い。

（*1：平成25年簡易生命表
　*2：厚生労働省「平成25年簡易生命表」「平成25年人口動態統計」「平成25年国民生活基礎調査」総務庁「平成25年推計人口」）

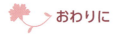 おわりに

　わが国の高齢女性の不健康期間は，晩年に人生の7分の1を占める。一方で，平均寿命と健康寿命の差の縮小は男性よりも女性のほうが2.8倍も大きい。これらのことも，女性の幸福度の

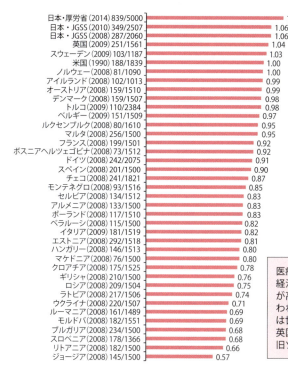

図3 高齢女性の相対的幸福度（国際比較）65歳以上の女性の幸福度の対全体比

（日本・厚労省：厚生労働省「平成26年健康意識に関する調査」（みずほ情報総研株式会社「少子高齢社会等調査検討事業報告書（健康意識調査編）」，日本・JGSS：JGSS ネススター集計，それ以外：European Values Study）

後押しをしていると見ることができるかもしれない。

　いずれにしろ，わが国の高齢女性が幸せであるということは，わが国の女性医療には明るい未来がありそうだが，これに甘んずることなく，女性医療のさらなる推進が不可欠である。

【References】

1) 世界保健機関憲章. WHO definition of Health. 1948.http://www.who.int/about/definition/en/print.html.（閲覧：2016-9-30）
2) 厚生労働省. 完全生命表.
3) 厚生労働省. 平成26年簡易生命表の概況. 2015.
4) 厚生労働省. 健康日本21厚生事務次官通知（厚生省発健医第115号）．『21世紀における国民健康づくり運動（健康日本21）の推進について』． 2000.
5) 厚生労働省.『健康日本21（第2次）』（平成24年7月10日厚生労働省告示430号）. 2008.
6) GBD 2013 DALYs and HALE Collaborators, Murray CJ, et al. Lancet. 2015；386：2145-91.
7) 厚生労働省. 平成25年簡易生命表の概況. 2014.
8) 厚生労働省. 平成25年人口動態統計月報年計（概数）の概況. 2014.
9) 厚生労働省. 平成25年国民生活基礎調査の概況. 2014.
10) 総務省統計局. 人口推計（平成25年10月1日現在）. 2014.
11) 厚生労働省. 平成25年 国民生活基礎調査の概況『Ⅳ介護の状況 2 要介護者等の状況』. 2014.
12) 本川 裕. White. 2016；4：13-20.

女性医療。でもその前に「女性学」

アルファ社会科学株式会社　本川　裕

　私が関心を寄せている統計データの中には，身体に関して，戦後，性差が大きく広がったものがある。すなわち，BMIである（図）。

　終戦後には，20歳代～70歳以上のすべての世代で，女性のほうが男性よりBMIが高かった。すなわち，男性のほうが女性より痩せていた。戦後の経済発展は日本人の栄養状態の改善をもたらし，さらに近年は飽食にまで至っている。この結果，男性は戦後の過程で一貫してBMIを上昇させてきており，最近は肥満が憂慮される状況となっている。

　ところが，BMIの動きが女性の場合は男性と全く異なっている。20歳代の女性は戦後すぐにBMIが低下する方向に向かったが，30歳代以上の女性は，しばらく男性と同じ上昇傾向を辿ったものの，30歳代，40歳代と年齢の低い順に，20歳代の若い女性の後を追ってBMIの下降に転じた。この結果，20歳代～50歳代の各年齢層で，次々と1960年代，70年代，80年代，90年代にBMIの男女逆転が起こり，また60歳代と70歳以上では2000年代に起こった。

　男性の場合は年齢を問わず肥満化傾向が見られるのに対して，女性の場合は若い女性からはじまって，ついには70歳以上にまで，時間差を伴いながら，スリム化志向が支配的となっていったのである。そして若い女性については，さすがに痩せの弊害が健康上問題とされるに至り，官民を挙げての改善運動の結果，最近では反転が起こっている。

　このようにスケールの大きな性差の進行には，日本人の男女は果たして同じ生物種なのだろうかという疑いまで感じるぐらいである。なぜ女性は自らの体格をこのようにコントロールしたのに，なぜ男性はしなかったのだろうか。美しく見せたいという動機は，健康を維持したいという動機とは比べものにならないほど強いのだろうか。

　女性医療の発展のためには，こうした点を含め，医学と社会科学との接点となるような「女性学」の追究が不可欠だと思われる。

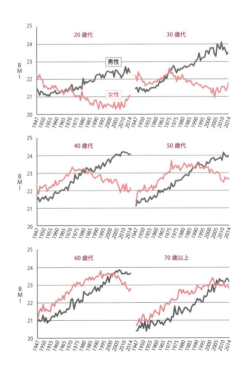

図　男女年齢別の BMI 推移

（注）BMIはここでは平均体重と平均身長から算出
（資料 厚生労働省 国民健康・栄養調査）（1974年身長体重調査なし））

「女性の健康の包括的支援に関する法律」について

参議院議員　髙階恵美子

　2013年9月26日の第68回国連総会演説において安倍晋三内閣総理大臣は，女性の輝く国づくりを進める旨を宣言した。わが国の女性の自己実現や社会参加を促すために必要な法制度等の整備と充実強化，国際保健医療分野での貢献，防災・減災における国際的なリーダシップ発揮を柱とするものだった。これを契機に，政府与党内で「女性の健康の包括的支援に関する法律（案）（略，女性健康法）」の制定に向けた取り組みが始まった。

　2015年には女性活躍推進法が成立された。その基盤ともなる女性の健康については，同年，厚生労働科学研究費補助金に女性の健康の包括的支援に関する総合研究事業が創設され，新たに「女性の健康推進室」が設置されている。また，年末の第4次男女共同参画計画には「生涯を通じた女性の健康支援」が盛り込まれ，2016年6月のG7伊勢志摩サミットでは「女性の健康」が最重要課題のひとつに取り上げられた。

　女性健康法は，女性の健康特性に着目し，個々の多様性・特殊性にも配慮しつつ，生涯にわたり包括的に支援を行っていくための法的基盤を整備するものである。3月3〜9日までを「女性の健康週間」と定め，保健・医療・福祉・教育・労働・男女共同参画等の関連施策の連携・協働を図りつつ，女性の健康に関する学術基盤の構築，知識の普及・啓発，情報の収集提供・相談体制の整備，専門的・総合的な保健医療サービスの提供などを進め，これらを通して，社会の各分野において広く女性の健康に関心を持ち支援する環境を醸成していくことを目指している。具体的には，国が基本方針を定め，地方公共団体において定める方針に基づいて，地域の実情に応じた女性の健康施策が推進されていくこととなる。

　一刻も早い成立を喫して努力を続け，わが国の女性のさらなる健康長寿を実現し，輝く笑顔を守っていきたいものである。

Chapter 1

女性のライフサイクルと加齢・老化

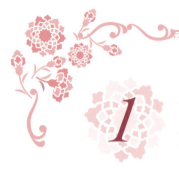

1 女性ホルモンの変動と女性のライフサイクル

東京大学大学院医学系研究科産婦人科　大須賀　穣／平野茉来

胎児・幼児期

妊娠10週頃までに胎児視床下部に性腺刺激ホルモン放出ホルモン（gonadotropin releasing hormone：GnRH），下垂体に卵胞刺激ホルモン（follicle stimulating hormone：FSH），黄体形成ホルモン（luteinizing hormone：LH）が確認でき，妊娠中期までFSH・LHは緩徐に増加し，妊娠後期には低下する。3歳以降は，視床下部―下垂体―卵巣系はごくわずかな性ステロイドホルモンによりネガティブフィードバックを受けているが，6歳以降，卵巣にある多数の卵胞にFSHが作用しエストロゲン分泌を促し第二次性徴が始まる[1]。

思春期・月経開始期

6歳以降は，FSH・LH・エストラジオール（estradiol：E_2）は12～13歳頃まで年齢と共に増加する。FSHはLHより1～2年早く9歳頃より増加しE_2とLHは10～11歳頃より増加する。また小児期ではLH分泌は不規則で振幅も小さいが，小児期～思春期にかけてLH分泌は増加する。思春期発来の約2年前から夜間のLHパルスが発生し，日中もパルス分泌が認められるようになり思春期が発来する。すると，卵巣からのエストロゲン分泌が増加し，まず乳房が発達する。この頃には身長増加が開始している。その後，副腎性アンドロゲンの作用で乳房発育の半年以内に恥毛が発生することが多い。恥毛発生後，1年以内に脇毛が発生する。性ステロイドホルモンの増加により骨成熟が促進する。その後，平均12～13歳で初経が発来する。乳房発達と恥毛発生についてはTanner分類で発達段階を評価している[2]。Tanner分類ではⅠ～Ⅴ段階に発達を評価しており，思春期前期がⅠ度，思春期開始期がⅡ度，成人をⅤ度としている。日本産科婦人科学会の定義では乳房発育が7歳未満，陰毛発生が9歳未満，初経発来が10歳未満を「早発思春期」としている。一方，乳房発育が11歳，陰毛発生が13歳，初経発来が14歳までに見られない場合を「遅発思春期」と定義し，満18歳までに初経発来をしないものを「原発性無月経」という。

早発思春期では，脳腫瘍や卵巣腫瘍等の疾患による可能性があるので精査を要する。周囲と比べて早期に急激な身長増加を認めるが，骨年齢も促進され，骨端線が早期に閉鎖することで最終的には低身長となる。また周囲と発達が違うことで本人に心理的・社会的問題を引き起こすことがあるため，適切な診断治療に加えて，心理的・社会的な問題へのサポートも必要となる。遅発思春期でも，脳腫瘍や甲状腺疾患等の疾患がないかの精査と本人の精神的不安へ対応する必要がある。特に最近では若い女性のやせ願望が顕著であり，適正体重にも関わらず無理なダイエットを行う思春期女性が増えている。初経の発来にはある程度の体重と体脂肪が必要とされ，初経発来後も適度な体重維持が必要といわれている。このため思春期の過激なダイエットや，アスリートに見られる過度な運動は無月経や月経不順の原因となり得て，将来的には骨粗鬆症や不妊の原因となるため適切な治療を要する。やせ願望に加え，学業成績への不満・家族関係等の心理的ストレスにより摂食障害になる女性も数％見られる。

性成熟期前半（～ 30歳代前半）

　月経周期が確立され，月経周期によるホルモン変化が女性に身体的・精神的変化を与える。第一減数分裂前期で停止していた一次卵母細胞が，エストロゲンのポジティブフィードバックによりLHサージが起こることで減数分裂を再開する。第一極体を放出し，二次卵母細胞となり第一減数分裂を完了し，第二減数分裂が開始し減数分裂中期でいったん停止する。精子が侵入すると減数分裂が再開され，受精に至る。受精が成立すると受精卵は卵割を始め，受精後4～5日で子宮内腔に達し，受精後6日目頃着床を開始する。着床し妊娠が成立するとエストロゲンは妊娠終了まで上昇を続け，プロゲステロン（progesterone：P_4）は妊娠8～9ヵ月頃まで上昇する。妊娠が成立しない場合は，月経が起こる。月経周期におけるFSH・LH・E_2・P_4の変化を図1に示す。これらのホルモン変化の影響で月経前は乳房緊満感・むくみ・便秘・下腹部痛・頭痛等の身体的症状に加え，イライラ感・抑うつ・不安・集中力低下等の精神的症状も出現する。軽度なものまで含めると女性の50～80％程度に見られ，日常生活に支障をきたす等重度な場合は月経前症候群として治療を要する[3]。月経中は初経から数年経つと月経痛を多数の女性が経験する。月経痛により日常生活を営むのが困難な場合を月経困難症といい，器質的異常によるものと機能性異常のものがある。器質的異常による月経困難症の原因として，子宮内膜症や子宮腺筋症・子宮筋腫等が挙げられる[4]。これらの女性特有の疾患は閉経するまで増悪する傾向にあり，性成熟期女性の30～40％に認められる。現代では晩婚化が進んでおり，戦後から右肩上がりで日本女性の平均初婚年齢は上昇している（図2）。1964年には平均初婚年齢が24.4歳だったのが，50年後の2014年には29.3歳にまで上昇し，特に都会で晩婚化が進んでいる。晩婚化に伴い女性の平均初産年齢も上昇し，また出産しても多産する女性が減少しているため月経回数が昔の女性に比べ増加し，月経関連疾患が増加している。

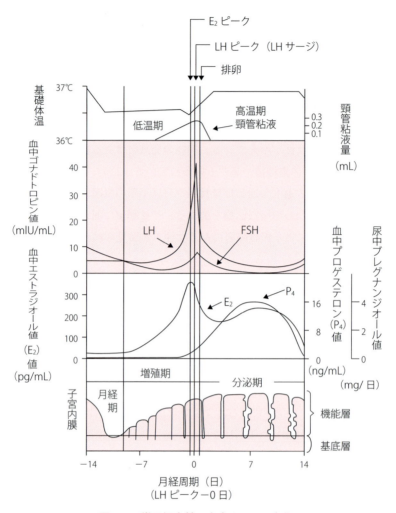

図1　正常月経女性の血中ホルモン変化

(文献4より引用)

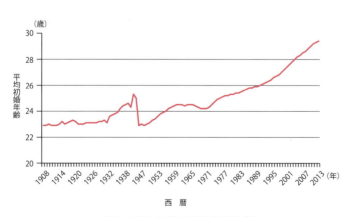

図2　日本女性の平均初婚年齢

(厚生労働省「平成26年人口動態調査」より作成)

性成熟期後半（30歳代後半〜40歳代）

エストロゲンは20〜30歳代をピークとし，40歳を超えると徐々に低下を始める。40歳未満で閉経する場合は，早発閉経といい骨粗鬆症・動脈硬化症・脂質異常症の原因となり治療が必要である。働いている女性が多いが，仕事と家庭のワーク・ライフ・バランスがストレスの原因となり，月経前症候群や月経困難症，月経不順等が起こりやすい。また子宮内膜症や子宮筋腫等の器質的疾患も増えてくる。仕事では責任ある立場を任され充実してくるが，妊娠・出産がキャリアの中断となるため先延ばしにしがちであり不妊に悩むことも多い。いざ妊娠・出産となっても夫やその他の家族に助けを得られず産後うつも増加している。さらに妊娠中から保育園の確保を考えなければならず，ストレスが強い。仕事と家庭を両立している女性は増加しているが，まだ社会的サポートは十分とはいえない。出産後に保育園が見つけられず退職を余儀なくされたり，時短勤務やパートで働かざるを得ず，出世ができず同期の男性社員と比べ焦燥感や劣等感を抱くことも多い。

 ### 更年期（40歳代後半〜50歳代）

卵巣からのエストロゲンは閉経時期に急激に減少する。閉経前のエストロゲンはエストラジオール（E_2）が主であるが，閉経後はエストロン（E_1）が主となる。これは閉経後は脂肪組織・

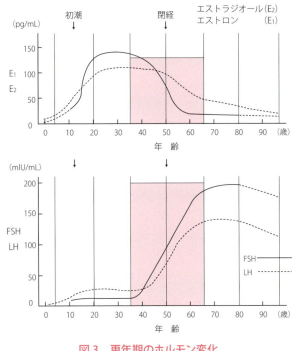

図3　更年期のホルモン変化

（文献5より引用）

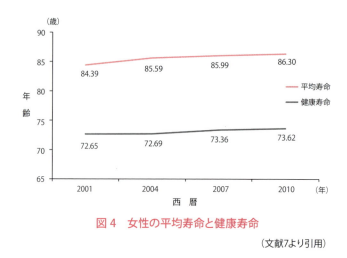

図4　女性の平均寿命と健康寿命

(文献7より引用)

副腎・卵巣間質からのアンドロステンジオンがアロマターゼにより主に脂肪組織でE_1へ転換されるからである[5]。エストロゲンの低下に伴いFSH・LHは上昇する（図3）。エストロゲンの急激な低下により更年期障害を引き起こす。これらの症状の評価方法としてクッパーマン更年期指数や簡易更年期指数がある。ほてり・のぼせ・発汗・不眠等の自律神経症状と不安・抑うつ・易疲労・イライラ等の精神神経症状に分けられる。特に自律神経症状はエストロゲン欠乏と強く関係する。精神神経症状はエストロゲン欠乏だけではなく心理的・社会的要因にも密接に関係する。社会的には，管理職としての重荷や仕事の限界を感じたり，父母の介護や子供・夫との問題も起こり，いわゆる「空の巣症候群」に陥りやすい。また妊孕性・若さ・家族・友人・仕事などを喪失する時期であり，今後の人生に恐怖や不安を抱き自信を喪失する[6]。精神神経症状が強い場合，抗不安薬や抗うつ薬が有効な場合も多い。また生活習慣病をはじめとし，さまざまな疾患が起きてくる時期であり，健康に留意しなければならない。

老年期（60歳代～）

日本は高齢化が急激に進んでおり，女性の平均寿命は2012年時点で86.30歳[7]，男性は79.55歳となっており，今後ますます高齢化は進んで行くと考えられている。厚生労働省の推定では2022年には女性の平均寿命は87.87歳にまで延びるとされている。一方，日常生活に制限のない期間，すなわち健康寿命は2012年時点で女性73.62歳・男性70.42歳であり，女性は12.68年・男性は9.13年は何らかの不自由を抱えて生きていることになる。この平均寿命と健康寿命の差は横ばいから微増傾向にある（図4）。閉経後は低エストロゲンのため，腟乾燥・皮膚のかゆみ・性交痛の訴えが多くなる。筋力低下により骨盤臓器脱も出現し，頻尿や尿漏れ，尿失禁等も起こる。女性特有の疾患以外にも，糖尿病・高血圧症・動脈硬化症等の生活習慣病の頻度も増えてくる。これらの疾患は女性の場合，閉経後から急激に増加するのが特徴である。また，めまい・息切れ・頭痛・不眠・悪性腫瘍・転倒等は加齢変化が少ないが，認知症・脱水・

浮腫・骨関節変形・痰・咳等が前期高齢者（65〜74歳）から徐々に増加してくる。後期高齢者（75歳以上）では，嚥下困難・骨粗鬆症・椎体骨折・褥瘡・不整脈・うつなどが急増する[8]。このように老年期は自身の健康についての不安や配偶者の介護，死別等を経験することになる。最近では超高齢者といわれる90歳以上の人口も増えてきており，健康寿命を延ばすことは急務である。

【References】
1) 日本女性医学学会. 女性医学ガイドブックー思春期・性成熟期編－2016年度版. 東京：金原出版；2016. p10-5.
2) 綾部琢哉. 日産婦会誌. 2008；**60**：N485-91.
3) 長塚正晃. 日産婦会誌. 2009；**61**：N657-63.
4) 安達知子. 日産婦会誌. 2007；**59**：N454-60.
5) 若槻明彦. 日産婦会誌. 2009；**61**：N238-42.
6) 塩田敦子. 日産婦会誌. 2011；**63**：N223.
7) 厚生労働省. 健康日本21(第二次) の推進に関する参考資料. 2012. p.25.
8) 大内尉義, 他. 日老医誌. 2000；**37**：469-71.

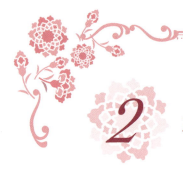

加齢・老化と Women's Health

a) 新潟大学大学院医歯学総合研究科循環器内科学
b) 新潟大学大学院医歯学総合研究科先進老化制御学

若杉嵩幸 [a] ／清水逸平 [a,b] ／南野 徹 [a]

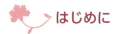

はじめに

　老化とは，加齢と共に個体の生理機能が低下し，その結果として外界からのさまざまなストレスに対する適応能力が低下した状態を示す。老化は細胞レベルでも生じることがわかっている。染色体の両端に存在するテロメア構造がDNAポリメラーゼによる不完全なDNA複製のために短縮し，生理的なレベルを超えて短縮するとDNA損傷として認識され，主にp53を介したシグナルにより細胞老化に陥る。老化に陥った細胞は分裂停止し，遺伝子発現レベルの変容を伴うという特徴を有する。細胞レベルでの老化が心不全や肥満・糖尿病といった老化関連疾患の中心的基盤病態を形成することがわかってきたが，老化の過程には未解明な点が多く存在する。老化のプロセスに性差が存在する可能性が示唆されている。例えば，肥満は男性においてより強く高血圧や血中インスリン，脂質レベルと相関することがわかっている。女性の寿命は概して男性より長いが，ホルモンや免疫細胞，活性酸素への反応性といった要素が関与している可能性が示唆されている。本稿では，女性における老化と生体の変化について，最近の知見も踏まえ，考えてみたいと思う。

閉経年齢と細胞老化

　テロメアは染色体の末端に存在し，染色体の安定化に不可欠な要素である。老化に伴いテロメアの短縮が生じ，一定の生理的なレベルを超えて短縮すると，細胞老化，アポトーシスに陥る。テロメア長は個体老化と深い関連があり，加齢に伴いテロメアが短縮すること，テロメアの短縮したヒトの集団では寿命が短いことが報告されている。

　閉経は骨密度，全身の代謝や心血管系変化など女性の健康状態に大きな影響を与える[1]。閉経年齢の高さは高齢者の死亡率の低さと相関すること，閉経年齢は母親と娘の間で強い相関があることが報告されているが，遺伝的要素を含め詳細な分子機構は不明な点が多い[2]。閉経年齢は生物学的老化の指標の1つとされており[3]，白血球のテロメア長（leucocyte telomere length：LTL）と閉経年齢に相関を認めるか複数の研究グループが検討を行った。50歳のトルコ人女性37人を対象とした研究では，閉経後女性のLTLは，閉経前女性のLTLより短かったとされている[4]。他にも閉経年齢とテロメア長に相関があることを示す報告がある一方で，癌に罹患した白人を対象とした研究ではLTLと閉経年齢の関連は否定的という結論であった[5, 6]。Rossenらが799名の閉経女性を対象とした最新の検討においても，LTLの短縮が閉経年齢と相関する可能性は否定的という結論となった。彼らは1999〜2002年に米国のNational Health and Nutrition Examination Surveyに登録された一般女性のデータを解析した。この調査には非ヒスパニック系白人女性が約79％，非ヒスパニック系黒人女性が約7％，メキシカンアメリカンが約4％含まれており，非ヒスパニック系白人・黒人では，LTLが長いと閉経年齢が高い傾向を示したが，反対にメキシカンアメリカンではLTLが長いと閉経年齢が低くなることがわかった。LTLの長さと閉経年齢には人種差が存在することが明らかとなり，Rossenらは，LTLの長さが閉経年齢の低さと相関するという仮説は否定的であると結論付けた（図1）[7]。

個体老化における閉経の役割に関してはいまだ未解明な点が多く，詳細な分子機序を明らかにすることに加え，閉経後の女性の健康を増進する方法の探索・開発に向けた努力が今後も重要と考えられる。

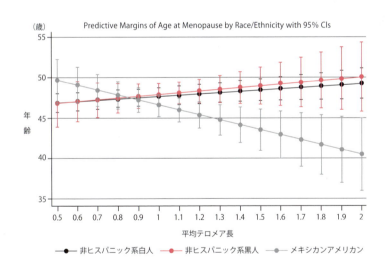

図1 人種による白血球のテロメア長と予測閉経年齢

非ヒスパニック系白人・黒人では，LTLが長いと閉経年齢が高い傾向がある。メキシカンアメリカンではLTLが長いと閉経年齢が低くなる傾向がある。

（文献7より引用）

身体機能低下とミトコンドリア老化

身体活動の低下は老化の指標の1つであり，身体機能の低下，QOL（quality of life）の低

下，死亡といった主要なリスクであるとされている。老化に伴う骨格筋力の低下が身体活動の低下と関連することも報告されている[8, 9]。身体活動が高いレベルに維持されている高齢者では疾病罹患率および死亡率が低いこともわかっている[10]。加齢とともに骨格筋内のミトコンドリアによるATP産生が低下することもわかっている[11, 12]。老化に伴いミトコンドリア機能が低下することは広く知られた事実であるが，ミトコンドリアDNA（mtDNA）の変異やミトコンドリア数の減少が主要な分子機序の1つと認識されている[13]。mtDNA変異導入マウスは個体老化が促進するが[14, 15]，加齢に伴うmtDNAの変異の蓄積レベルはそれに比べて低いため，mtDNAの変異が実際にどの程度老化形質を促進するか検討の余地が残っている。遺伝的に関連のない集団に対する横断的調査においても，mtDNAの変異の多様性や量的差があることも報告されている[11, 13, 16-18]。

Nairらは，娘・母・祖母と3世代の健康な女性を対象とし，ミトコンドリアの老化が加齢に伴う身体的衰えと関連するか検討を行った[13]。ミトコンドリアは母系遺伝するため，娘・母・祖母を解析の対象とすることで，同様のmtDNA配列を有する3世代の女性において，ミトコンドリア機能と老化との関連を検討することが可能となった。加齢に伴い，身体活動性の重要な決定因子である骨格筋の強さおよび最高酸素摂取量（peak VO$_2$）の低下がみられた（図2）。自由行動下における加速度は加齢とともに低下し，骨格筋におけるミトコンドリアの酸化能（oxidative capacity）やpeak VO$_2$と正の相関を示した（図3）。つまり，peak VO$_2$と骨格筋のoxidative capacityにも相関があると考えられた。mtDNAの変異の検討を行った結果，骨格筋のmtDNAの変異はタンパク質に翻訳されない

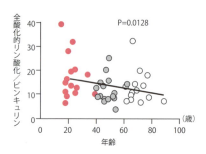

図2　酸化的リン酸化を行う筋タンパク量の年齢による変化

全身の最高酸素摂取量（peak VO$_2$）が加齢とともに低下する。

（文献19より改変）

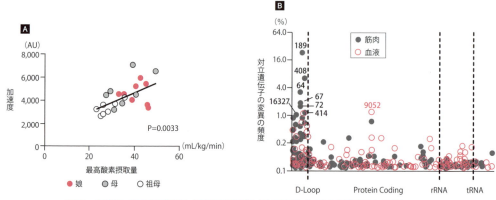

図3　加齢に伴う加速度と最高酸素摂取量の変化と対立遺伝子の変異

A：加速度と最高酸素摂取量（peak VO$_2$）が正の相関をしていることを示している。
B：mtDNAの変異の検討を行った結果である。骨格筋のmtDNAで非コード領域のD-Loopにある189と408では5%以上の変異が認められた。血液のmtDNAではこれらの領域の遺伝子配列の変異は認めなかった。また，他の領域でも有意と考えられるmtDNAの変異は認めなかった。

（文献19より改変）

ノンコーディング領域でのみ増加することがわかった（図3-B）。これらの結果は，加齢に伴う骨格筋機能の低下は，mtDNAの変異による影響は低いことを示唆している。加齢に伴い骨格筋におけるmtDNAやミトコンドリア関連タンパクが減少することで，ミトコンドリアのoxidative capacityが低下することが，骨格筋機能低下の機序としてより重要と考えられる。

NAD-dependent protein deacetylase sirtuin-3, mitochondrial（SIRT3）はミトコンドリアマトリックス内にあり，ヒストン脱アセチル化酵素であるSirtuin familyに属する。SIRT3は熱産生に関与しており，またミトコンドリアのメンブレンポテンシャルを減らし活性酸素種（reactive oxygen species：ROS）の産生を減らす一方で，ミトコンドリア呼吸を増やす役割を担うことが報告されている。NairらはSIRT3の発現が高齢女性の骨格筋で明らかに低下していることを見出した。この事実も，mtDNA変異以外の分子機序が，加齢に伴うミトコンドリアのoxidative capacityの低下の原因として重要であることを示唆している。

このユニークな研究により，3世代の女性の間でミトコンドリアDNAに機能不全に直結する明らかな変異が生じないことが明らかとなった。世代の進行に伴いミトコンドリアの機能が低下し，身体能力も衰えることもわかった。mtDNAの減少が主要な分子機序である可能性が高く，その減少を制御することで身体能力低下を抑制できる可能性が強く示唆された[19]。

免疫細胞の性差と加齢

免疫応答にも性差があることがわかっている。免疫細胞およびその応答にはエストロゲン・

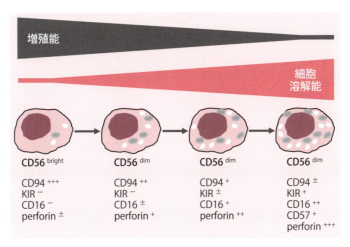

図4　ナチュラルキラー細胞の成熟

CD56^{dim} NK細胞の分化のモデルである。
NK細胞は成熟に伴い，CD56^{bright}からCD56^{dim}へ変化し，また他のマーカーも変化する。成熟に伴い増殖能は低下し，細胞溶解性が高まる。また，成熟とともにCD94の発現が減少する一方で，Killer cell Immunoglobulin-like Receptors（KIR）やCD16，perforinの1つ以上の発現が増加する。

（文献23より改変）

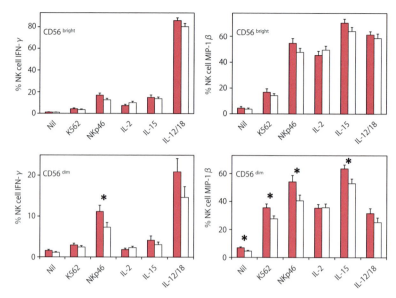

図5　各刺激に対するナチュラルキラー細胞の反応の性差

男女の血液から分離したCD56^{bright} NK細胞とCD56^{dim} NK細胞に対して，刺激をしない（Nil），K562白血病細胞と共培養（K562）およびNKp46（killer activation receptor familyの1つ），インターロイキン2，インターロイキン15，インターロイキン12/18を添加した際のINF-γ，MIP-1βの産生量について比較している．全体として，女性での産生能が男性を上回っている（* $p<0.05$）．

（文献24より改変）

プロゲステロン・テストステロン・X染色体遺伝子などが関わっている可能性が示唆されている[20]。加齢に伴い免疫細胞が老化し，質的変容が生じることがわかっている（免疫老化）。高齢男性は高齢女性に比べて易感染性であり，癌の有病率も高く，寿命も短いが[21, 22]，性ホルモンによる影響が少なくなっていると考えられる高齢者において，免疫系の性差を検討した研究はあまり存在しない。

ナチュラルキラー細胞（NK細胞）はその成熟段階により，さまざまな表面抗原を呈し（図4），分泌するサイトカインも変化する。CD56^{bright} NK細胞は細胞傷害性が弱く，CD56^{dim} NK細胞となるに従い細胞傷害性が強くなる。また，それぞれの成熟段階でさまざまなサイトカインやケモカインを産生する[23]。NK細胞の数は健康的な高齢者において維持されているが，NK細胞による細胞傷害をはじめとする機能は，加齢に伴い低下することがわかっている。加齢に伴うNK細胞の機能低下によりさまざまな感染症や癌の発症に加え，死亡率が上昇することも報告されている。老化細胞の除去は健康的な老化を促進することから，NK細胞の機能維持は老化のプロセスにおいて重要であると考えられる。

Lutzらは高齢の男女におけるNK細胞の機能に関して検討を行った[24]。加齢に伴い，NK細胞においてCD56^{bright}/CD56^{dim}比が低下することが報告されていたが，興味深いことにCD56^{bright}/CD56^{dim} NK細胞比は，高齢女性と比較して高齢男性でその比率が低いことがわかった。検討の結果，高齢男性においてCD56^{bright} NK細胞の骨髄やリンパ系組織における産生が低下して

いる可能性が示唆された。さまざまな刺激に対する反応性を検討した結果，CD56^{dim} NK細胞のもつ細胞傷害能などの反応性が，高齢男性と比較して高齢女性のほうが高いことが明らかとなった（図5）。この差は，NK細胞の成熟の過程が高齢男性でより抑制されていること，もしくは高齢女性のNK細胞の機能維持がなされていることに起因すると考えられる。性ホルモンの影響は加齢に伴い減少して行くと考えられるが，高齢男性と高齢女性の間でNK細胞の機能に相違がある点は大変興味深く，詳細な検討が待たれる。以上の結果より，加齢に伴う免疫老化により，NK細胞の果たす役割がより大きくなる可能性を示唆している。女性より男性で感染症や癌の発生率が高い原因の1つに，CD56^{dim} NK細胞の活性レベルが関与している可能性が高い。

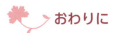
おわりに

老化のプロセスは不明な点が多く，性差が老化に及ぼす影響に関しては，その多くが未解明である。閉経年齢の高さは高齢者の死亡率の低さと相関し，閉経年齢は生物学的老化の指標の1つと考えられてきた。しかしながら，最近の知見により閉経年齢とテロメア長の関係には，人種差があることが示され，白血球のテロメア長が閉経年齢と相関するか否かに関してはさらなる検討が必要である。

身体活動の低下は老化の指標の1つであり，骨格筋力の低下が身体活動の低下と関連すると考えられている。老化に伴いミトコンドリア機能が低下するが，ミトコンドリアDNAの変異やミトコンドリア数の減少が主要な分子機序の1つと認識されている。ミトコンドリアは母系遺伝するが，娘・母・祖母と3世代の健康な女性を対象とした検討により，3世代の女性の間でミトコンドリアDNAに機能不全に直結する明らかな変異が生じないことがわかった。世代の進行に伴いミトコンドリアの機能が低下し，身体能力も衰えることも明らかとなったが，mtDNAの減少が主要な分子機序である可能性が示唆された。免疫応答にも性差があることがわかり，NK細胞の成熟過程や機能に性差があることが明らかとなった。性差の観点から老化研究を行うことで，これまで未知であった老化のプロセスや生命現象が明らかとなる可能性が高いと考えられる。

【References】

1) Matthews KA, et al. J Am Coll Cardiol. 2009；**54**：2366-73.
2) Daan NM, et al. Maturitas. 2015；**82**：257-65.
3) Sievert LL. Am J Hum Biol. 2001；**13**：429-33.
4) Aydos SE, et al. Arch Gynecol Obstet. 2005；**272**：113-6.
5) De Vivo I, et al. Cancer Epidemiol Biomarkers Prev. 2009；**18**：1152-6.
6) Prescott J, et al. Cancer. 2010；**116**：4275-82.
7) Shenassa ED, et al. Maturitas. 2015；**82**：215-21.
8) Herndon LA, et al. Nature. 2002；**419**：808-14.
9) Kirkwood TB, et al. Nature. 2002；**419**：794-5.

10) Chelius D, et al. J Proteome Res. 2002 ; **1** : 317-23.
11) Short KR, et al. Proc Natl Acad Sci USA. 2005 ; **102** : 5618-23.
12) Petersen KF, Science. 2003 ; **300** : 1140-2.
13) Wallace DC. Science. 1992 ; **256** : 628-32.
14) Trifunovic A, et al. Nature. 2004 ; **429** : 417-23.
15) Kujoth GC, et al. Science. 2005 ; **309** : 481-4.
16) Lanza IR, et al. Diabetes. 2008 ; **57** : 2933-42.
17) Linnane AW, et al. Lancet. 1989 ; **1** : 642-5.
18) Katayama M, et al. Biochem Int. 1991 ; **25** : 47-56.
19) Hebert SL, et al. J Gerontology A Biol Med Sci. 2015 ; **70** : 1409-17.
20) Oertelt-Prigione S. Autoimmun Rev. 2012 ; **11** : A479-85.
21) Kaplan V, et al. Am J Respir Crit Care Med. 2002 ; **165** : 766-72.
22) Siegel R, et al. CA Cancer J Clin. 2012 ; **62** : 10-29.
23) Moretta L. Blood. 2010 ; **116** : 3689-91.
24) Al-Attar A, et al. Mech Ageing Dev. 2016 ; **156** : 25-33.

Column

女性ホルモンの不思議

京都府立医科大学大学院医学研究科女性生涯医科学　北脇　城

　同じエストロゲン製剤でも，なぜ標的臓器によってその作用は異なり，同じ標的臓器に対しても製剤の種類によって作用が異なるのであろうか．

　相違が生じる機序は，①薬物動態，②受容体レベル，③組織特異性の3つに大別される．

①薬物動態：各製剤は，投与経路（経口・筋注・膣錠・経皮），体内での抱合などによる不活化，代謝物の活性などによって，各製剤に特有の薬物動態特性を呈する．

②受容体レベル：エストロゲンは必ずしもエストロゲン受容体（estrogen receptor：ER）だけに特異的に結合するわけではない．特に合成エストロゲン製剤は，プロゲステロン受容体，アンドロゲン受容体，グルココルチコイド受容体，あるいはミネラロコルチコイド受容体にそれぞれに特有の親和性をもって交差反応する．これらの作用が総合的に組み合わさって，各製剤特有の作用を呈する．

③組織特異性：組織によって代謝酵素の局在やその活性は異なり，ステロイド受容体の分布も異なる．全身にエストロゲンを投与しても，標的組織によってその作用は異なってくる．

　さらに，ERにはα，βだけではなく，オーファン受容体であるエストロゲン関連受容体（estrogen-related receptor：ERR）α，β，γ，そして膜結合型ER（G-protein-coupled estrogen receptor 1：GPER1）などがあり，ERの機能を複雑に修飾している（図）．

　ERRはリガンドを伴わないオーファン核内受容体であり，EREに結合し転写を調節する．ERRαはホモダイマーを形成したり，ERαとヘテロダイマーを形成したりして，EREに結合して転写をつかさどる．また，ERαやERRαに共通するコアクディベーターを取り合うことで，ERα標的遺伝子の転写活性を促進／抑制させたり，ERRα標的遺伝子の転写活性を促進／抑制させたりする．

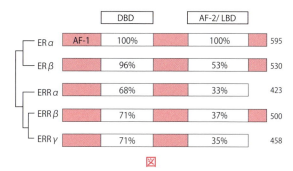

図

DBD：DNA binding domain（DNA 結合ドメイン），
LBD：Ligand binding domain（リガンド結合ドメイン），
AF：Activation function（活性化機能）．

(Stein RA, et al. Endocr Relat Cancer. 2006；13 (Suppl 1)：S25–32 より引用)

Chapter 2

女性のライフサイクル別 Women's Healthを阻害する疾患

Ⅰ 思春期・月経開始期

1 思春期の月経異常

こうむら女性クリニック　甲村弘子

月経周期の異常

　思春期では，排卵性周期が未確立である場合が多く，月経周期の異常を起こしやすい。月経周期が24日以内の場合を頻発月経，39日以上の場合を希発月経という。希発月経は卵胞期が長いために周期が長い場合や，卵胞発育が中断してしまう場合に見られる。頻発月経は，無排卵周期症や黄体期の短縮（黄体機能不全）によって引き起こされる。

　これまであった月経が3ヵ月以上停止したものを続発無月経という。その障害の部位により，中枢性（視床下部性，下垂体性），卵巣性，子宮性に分類される。原因疾患として，体重減少性無月経，神経性やせ症，運動性無月経，高プロラクチン血症，多嚢胞性卵巣症候群などが代表的である。思春期の続発無月経の誘因では減食による体重減少が最も多く見られる。

　注意深い問診と身体所見，内分泌検査などからその原因を検索する。妊娠希望のない場合，治療の基本はゲスターゲンテストにより無月経の程度を判定し，ホルムストローム療法またはカウフマン療法により消退出血を起こすことである。各疾患の詳細については他稿に譲る。一般に身体・精神両面からのアプローチが必要なことが多く，将来の妊孕性に関する説明にも配慮する。低エストロゲン状態が続く場合には，骨量低下に注意する。

月経困難症

1．病因と診断

　子宮内膜中に増加したプロスタグランジン（prostaglandin：PG）が関与し，子宮筋の収縮，血管攣縮，子宮筋の虚血などを引き起こし月経痛が起こる。月経随伴症状として動悸・めまい・頭痛・悪心・嘔吐・下痢などがある。

　器質的異常を認めない原発性（機能性）月経困難症と，器質的疾患によって起こる続発性（器質性）月経困難症の2種に分類される。後者では，子宮内膜症・クラミジア感染などによる骨盤内炎症・性器奇形（双角子宮・膣閉鎖など）に伴うものなどが挙げられる。

2. 機能性月経困難症に対する治療

1) 生活指導

痛みが強い状況を我慢する必要はなく，治療のために薬剤を使用して問題ないことをよく説明する。子宮や骨盤内の血流をよくするように下腹部を暖めることや，ストレッチ体操なども勧められる。

2) 薬物療法

①鎮痛薬

非ステロイド性抗炎症薬（NSAIDs）を用いる。痛みを感じてから服用するよりも，月経が開始してすぐに，痛みを感じる前に内服するほうがプロスタグランジンなどの産生が早く抑制されるため，効果が高い。

②低用量エストロゲン・プロゲスチン配合薬（LEP）

LEPは低用量経口避妊薬と同じ成分を有し，月経困難症の症状を軽減する。休薬期間中に剥奪する子宮内膜の量が減少し，子宮内膜でのPG産生も減少して子宮筋の収縮が緩和され，その結果，月経困難症が改善し月経血量も減少する。

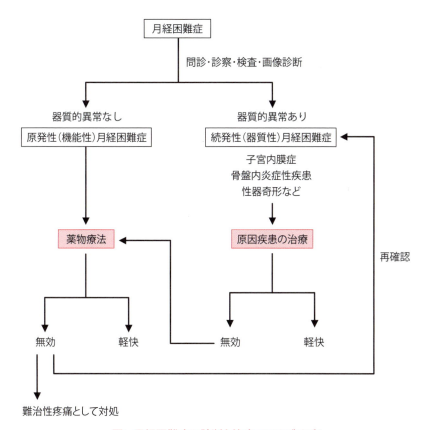

図　月経困難症の診断と治療のアルゴリズム

（文献1より引用）

③漢方薬

体力・体格が中等度以上いわゆる実証であるものには桂枝茯苓丸を，体格が中等度以下，いわゆる虚証であるものには当帰芍薬散を用いる。その他，証にあわせて投与する。

3．器質性月経困難症に対する治療

子宮内膜症では将来の妊孕性に配慮して継続的フォローアップが必要である。手術療法が適応となる場合もある。性器奇形（双角子宮・腟閉鎖など）では手術療法が適応となる。

検査や画像診断などから器質的疾患が疑われる場合は産婦人科など専門医へ紹介する。

月経困難症の診断と治療のアルゴリズムについて図に示す[1]。

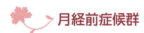

月経前症候群

1．病因と診断

月経3〜10日前の黄体期の間続く精神的あるいは身体的症状で，月経発来とともに減退ないし消失するものを月経前症候群（premenstrual syndrome：PMS）という。米国産婦人科学会（ACOG）のPMSの診断基準を表に示す[2]。

PMSは性ステロイドホルモンの濃度の異常により起こるものではなく，症状はこれらのホルモンの変動がきっかけとなって起こる。その発症機序として，性ステロイドホルモンと中枢神経系の神経伝達物質（セロトニン系・GABA系）との関係が注目されている。

表　PMSの診断基準（米国産婦人科学会）

1．過去3回の月経周期において，月経前の5日間に以下の身体症状または精神症状の少なくとも1つが存在する 　＜身体症状＞ 　　乳房圧痛・腹部膨満感・頭痛・四肢のむくみ 　＜精神症状＞ 　　抑うつ・怒りの爆発・イライラ・不安感・混乱状態・社会的引きこもり
2．これらの症状は月経開始後4日以内に軽快し，13日目まで再発しない
3．これらの症状は薬物療法，ホルモン内服，薬物あるいはアルコール使用によるものでない
4．症状は次の2周期の前方視的記録においても認められる
5．日常生活において明らかに支障をきたしている

（文献2より引用）

2．治　療

軽〜中等症のPMSには非薬物療法が推奨されている[3]。規則正しい生活・適度な運動・栄養などライフスタイルの改善である。栄養面では塩分・カフェイン・アルコールを控え，炭水化

物摂取を増やす。症状記録を付けさせることにより，患者は症状と月経周期との関連を認識して症状を受容する方向で本症の改善をみる場合も多く見られる。サプリメント（チェストベリー・セントジョーンズワート・ビタミンB_6・ビタミンE・カルシウム・マグネシウム）の有効性も報告されている。

　薬物療法には，ホルモン療法・漢方療法・向精神薬・対症療法などがある。身体症状の改善にはLEP製剤が用いられる。精神症状が強い月経前不快気分障害（premenstrual dysphoric disorder：PMDD）にはSSRI（selective serotonin reuptake inhibitors）が使用される[4]。黄体期のみの使用も持続使用も共に効果的であり，SSRIの種類を問わないとされる。本剤は欧米では承認されているが，日本でのPMS/PMDDに対する保険適用はないので，うつ症状に対する病名を付けて投薬することになる。

　本症の症状は月経周期に伴って起こるが，身体症状から精神症状まで多岐にわたる症状が出現し，バイオ・サイコ・ソーシャルモデルとしての捉え方が必要である。すなわち心身両面からのアプローチが重要となってくる。

【References】
1) 甲村弘子. 日医師会誌. 2012；**141**：111-3.
2) ACOG practice bulletin. Int J Gyaecol Obstet. 2001；**73**：183-91.
3) Shulman LP. Curr Pain Headache Rep. 2010；**14**：367-75.
4) Shah NR, et al. Obstet Gynecol. 2008；**111**：1175-82.

Ⅰ 思春期・月経開始期

2 卵巣機能不全

浜松町ハマサイトクリニック　吉形玲美

思春期における卵巣機能不全の原因

　思春期は，生殖能を獲得するための心身変化が遂げられる時期であり，女児は第二次性徴として乳房発育・陰毛発生・初経が見られる。初経の発来から数年をかけて性ホルモンの視床下部—下垂体—卵巣系のフィードバック機能・卵巣機能が確立されていく。

　初経は平均12歳頃に発来するが，日本産科婦人科学会の定義で，15歳以上の初経を「遅発月経」，18歳になっても発来しないものは「原発無月経」と定義されている。原発無月経には

表　原発性無月経の分類

① 中枢性（ゴナドトロピン上昇なし）	② 卵巣性（ゴナドトロピン高値）
―先天性 　・Kallmann 症候群 　・LMBB 症候群 　・Fröhlich 症候群 　・Prader Willi 症候群　　など	―先天性 　・ターナー症候群 　・アンドロゲン不応症 　・XX 性腺形成不全症 　・副腎性器症候群
―後天性　〈器質性〉 　・脳腫瘍（例：Fröhlich 症候群） 　・脳血管障害 　・脳　炎 　・結　核 　・手　術 　・放射線 / 抗がん薬治療後 　・外　傷 〈機能性〉 　・乳汁漏出症（高プロラクチン血症） 　・低栄養 　・精神的因子	―後天性 　・放射線 / 抗がん薬治療後 　・手　術 　・甲状腺機能低下症 　・糖尿病（１型）

（著者作成）

大きく分けて①ゴナドトロピン上昇を伴わない中枢性のもの，②ゴナドトロピン上昇を認める卵巣性と2つに分類され，先天性のものと続発性のものがある（表）。一方，続発無月経はこれまであった月経が3ヵ月以上停止したものを言うが，思春期では排卵周期の確立過程にあるため初経が発来していれば18歳頃までは自然経過を見てよいと考える。思春期において続発無月経の原因として代表的なものに体重減少性無月経・神経性無食欲症が挙げられる（p.46-7参照）。

思春期は生殖機能の獲得とともに卵巣から分泌されるエストロゲンによって骨量増加が最も著しい時期である[1]。最大骨量（peek bone mass：PBM）の獲得はその後の健康寿命にも影響を及ぼす。したがって15歳で初経が認められない女児には無月経の診断・鑑別について早めの精査介入が肝要である。

卵巣機能不全の診断

先天性性腺機能低下症では思春期になっても性ステロイドホルモンが欠乏し，第二次性徴が発現せず原発性無月経をきたすことがある。身体的特徴として思春期の低身長や肥満を示すことも多い。原発性無月経の頻度としてはターナー症候群を代表とする卵巣性が半数を占めるが，中枢性（視床下部―下垂体性）無月経も約2割を占める。続発無月経では中枢性が中心である[2]。このほか問診において幼少期の手術，抗がん薬・放射線治療などの既往，栄養状態や精神的因子などについても注意が必要である。診断は血液生化学検査，末梢血染色体・遺伝子検査のほか，無月経の原因検索と治療法選別のためホルモン負荷試験を行う。Ptest（プロゲステロンを投与）にて消退出血があれば，第1度無月経で視床下部機能障害による軽度排卵障害と判断される。EPtest（エストロゲン，プロゲステロンを投与）にて消退出血があれば第2度無月経で，視床下部・下垂体の障害によりFSH・LH分泌不全があるか，卵巣でのゴナドトロピン感受性低下が考えられる。EPtestでも消退出血が認められない場合は子宮性である（例：子宮奇形，子宮発育不全など）。

思春期における卵巣機能不全の問題―PBM獲得について

骨密度とエストロゲン分泌量の変化を図に示す。骨粗鬆症の予防は思春期に高いPBMを獲得し，閉経後の骨量減少を抑制することにある[3]。骨代謝に関わるホルモンは小児期の成長ホルモンが骨端の伸展を促し，女性は10～11歳頃から上昇するエストロゲンにより骨量が増え，最も骨量増加が著しいのは12～14歳とされている[1]。初経発来から約2年間に骨量増加が急激であるのは，エストロゲンの分泌上昇が骨端線閉鎖に作用しているためと考えられている。思春期の長期エストロゲン欠乏はPBMが獲得しえず，将来の骨粗鬆症や骨折のリスクへつながる。そのため思春期の女児には初経の発来の確認とともに長期無月経をきたしている場合には早期の対応が必要である。

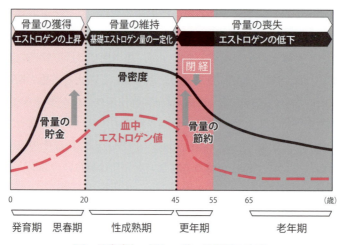

図　骨密度とエストロゲン分泌量の変化

（著者作成）

卵巣機能不全の治療

　思春期のホルモン補充療法（hormone replacement therapy：HRT）において，成人量のHRTは骨端線の閉鎖により成人身長が得られないことが懸念される。低身長が問題となる場合，成長ホルモン（growth hormone：GH）療法に低用量のエストロゲン補充療法（estrogen replacement therapy：ERT）であればGH療法による成長促進を阻害しないことがわかり，2007年に米国内分泌学会から，次いで2008年，本邦においてターナー症候群に対するHRTガイドラインが出された[4]。12歳以降，遅くとも15歳まで，身長が140cmに達した時点で低用量ERTから開始（例：エストラーナ®テープ0.72mg/枚を8分の1枚2日ごと，またはプレマリン®0.625mg/錠を8分の1（粉砕）から），6〜12ヵ月ごとに漸増，2〜3年かけて段階的に成人量まで増量する。思春期の卵巣機能不全による低エストロゲン症に対しては基本的にこれに準じて行うのが妥当である[5]。

【References】

1) 小林範子, 他. 最新女性医療. 2015；2：132-6.
2) 日本女性医学学会（編）. 女性医学ガイドブック—思春期・性成熟期編—2016年度版. 東京；金原出版：2016：p.24-39.
3) 松下 宏. 最新女性医療. 2015；2：114-9.
4) 日本産科婦人科学会/日本産科婦人科医会（編）. 産婦人科診療ガイドライン婦人科外来編2014. 日本産科婦人科学会：2014.
5) 粒来 拓, 他. 最新女性医療. 2015；2：11-6.

MEMO

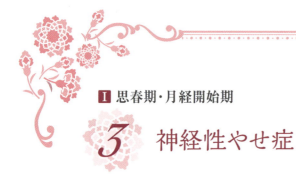

Ⅰ 思春期・月経開始期

3 神経性やせ症

政策研究大学院大学保健管理センター　鈴木眞理

病型と病態

　神経性やせ症（anorexia nervosa）はやせが主症状で，小食の制限型で発症し，途中から飢餓の反動で過食して排出行為（自己誘発性嘔吐，下剤や利尿薬などの乱用）を行う，むちゃ食い／排出型になることが多い。低血糖性昏睡や電解質異常，再栄養時のrefeeding症候群などの合併症がある。死亡率は3.1〜11％と精神疾患の中では高く，飢餓死や感染症が死因になる。成長期には身長の伸びの鈍化，最大骨量（peak bone mass：PBM）の低下，初潮遅延が起こる。また，骨軟化症・骨粗鬆症・無月経・酸蝕歯が起きる。

　やせはストレス回避行動とみなされる。飢餓が引き起こす精神症状や認知障害も治療導入を妨げる。精神科疾患（強迫性障害・社交不安障害・人格障害・発達障害・アルコールや薬物依存）の合併例がある。

疫　学

　米国の13〜18歳女子の有病率は0.2〜0.3％である。本邦では小学校中学年から発症が女子に多く見られ，女子の中学生・高校生の有病率はそれぞれ0.17〜0.40％と0.17〜0.56％である。

診　断

　本邦の神経性やせ症の診断基準は①－20％以上のやせ，②食行動の異常，③体重や体型への歪んだ認識，④無月経，⑤30歳以下の発症である。炎症性腸疾患など器質的疾患の否定が重要である。ICD-10ではBMI＜18.5 kg/m^{2}である。DSM-5では体重の基準と無月経は削除され，体重は重症度判定に利用される。

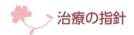治療の指針

　患者は，体重を強制的に増やされると警戒しているので安心して相談できる治療関係を築く。栄養療法の導入は容易ではなく，患者が体重増加の恐怖より，体重増加の利点が大きいと自覚できるような動機付けに尽きる。やせの程度を数値化できる臨床検査とストレスと食行動の相関に気付かせる心理教育を行って，入院回避，通学許可などの段階的に目標体重を決める。食品のこだわりや恐怖に配慮した栄養指導を行う。家族や学校・職場の協力でストレス要因を軽減して治療環境を整える。ある程度栄養状態が回復すると思考力や認知が改善するので，認知の歪みを是正して適切なストレス対処能力を向上させる心理的治療を行う。

　本来のストレス要因である対人関係や進路問題などの解決を援助して，本人に適した社会復帰を支援する。保険収載薬はなく，漢方を含めた薬物療法は胃腸や精神症状に対症的に行われる。思春期の家族療法以外にエビデンスのある精神療法の報告はない。月経は標準体重の最低85％以上で再来する。骨粗鬆症は体重増加が最も有効で，ビタミンD製剤は悪化を阻止できる。内科的緊急入院の適応は，a. 全身衰弱，b. 重篤な合併症（低血糖性昏睡・感染症・腎不全・不整脈・心不全・電解質異常など），c. 標準体重の55％以下のやせ（15歳未満では標準体重の70％以下あるいは急激な体重減少）である。労作制限は病状悪化や事故の回避だけでなく体重増加の動機付けに使用できる（表）。摂食障害全国基幹センター専門職向け資料（http://www.ncnp.go.jp/nimh/shinshin/edcenter/）で国内外の治療ガイドラインを閲覧できる。

表　やせの程度による身体状況と活動制限の目安

%標準体重	身体状況	活動制限
55 以下	内科的合併症の頻度が高い	入院による栄養療法の絶対適応
55〜65	最低限の日常生活にも支障がある	入院による栄養療法が適切
65〜70	軽労作の日常生活にも支障がある	自宅療養が望ましい
70〜75	軽労作の日常生活は可能	制限つき就学・就労の許可
75 以上	通常の日常生活は可能	就学・就労の許可

15歳以上の症例の臨床経過解析結果に基づく。

（備考）
- 標準体重の50％未満の患者の60％に低血糖による意識障害が認められる。
- 標準体重の55〜65％では思考力の低下や消化機能障害のため，一般に摂食のみによる体重増加は困難なことが多く，入院による栄養療法が勧められる。また，走れない，機敏な動作ができないなど日常生活に支障が多く，転倒等の危険がある。
- 標準体重の65〜70％では重篤な合併症の併発率は低下するが，身体能力の低下があり，通常の就学・就労は避けるべきである。ただし敢えて就学・就労を希望する場合は，通学時の付き添いや送迎，出席時間の短縮，隔日通学，保健室での補食，体育の禁止，短縮勤務などの対応が必要である。
- 標準体重の70〜75％では就学・就労が許可できるが，水泳，長距離走，遠足，登山，体育系クラブ活動等の運動や重労作の労働は禁止する。75％以下では成長障害が生じ，骨粗鬆症が悪化する。
- 標準体重の75％以上で重労作の身体活動を状況に応じて許可する。

（『神経性食欲不振症のプライマリケアのためガイドライン』（2007年）より引用）

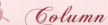

機能性低血糖症

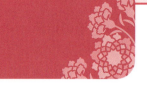

稚枝子おおつきクリニック／東京女子医科大学産婦人科学　武者稚枝子

　低血糖症は，一般に「血糖値が正常範囲を超えて低下した場合や血糖値が急速に低下した場合などに自律神経系および中枢神経系の機能異常をきたした状態」をいう[1]。症状は（1）血糖値が正常範囲を超えて低下した結果生じる，発汗，不安，動悸，頻脈，手指の振戦や顔面蒼白などの「交感神経症状」と，（2）血糖値が50mg/dL程度に低下したことによる，頭痛，視力障害，複視，空腹感，引き込まれるような異常な眠気や生あくび，重症例での意識レベルの低下や異常行動，けいれん，昏睡状態などの「中枢神経症状」に大きく二分される。診断には5時間の血糖負荷試験を行い，血糖値とインスリン分泌値を測定する。

　低血糖症の原因分類を表に示す。実際の診療では，⑤の機能性（反応性）低血糖症によるものが非常に多く存在する。機能性低血糖症は，糖分の過剰摂取による膵臓機能の破綻，アルコールの多飲，脂質の過剰摂取，不規則な食事，ビタミン・ミネラルの摂取不足，ストレスなどが原因とされており，ほとんどの現代日本人がそのリスクをもつと思われる。

　女性の場合，鉄欠乏がベースにあることから（Column 鉄欠乏性貧血，pp.98-99），ただ，美味しいだけではなく，消化のよい炭水化物や糖質に偏る傾向がある。月経前の過食時には，本来，肉や魚など鉄分の豊富な食材を食べるのが理にかなった本能的行動と考えられるが，糖質・炭水化物の過剰摂取に偏ることがほとんどである。当然，翌朝は低血糖状態であり，過食してしまった罪悪感だけでなく，

表　低血糖症（hypoglycemia）の原因分類

①	**インスリンまたはインスリン様成長ホルモン（IGF-II）の分泌または作用の過剰** …薬剤（特にインスリン，スルホニル尿素薬，速効短時間作用型インスリン分泌促進剤＜グリニド薬＞など糖尿病治療薬）によるものの頻度が高い。 インスリノーマ，IGF-II産生腫瘍＜後腹膜などの巨大間葉系腫瘍が多い＞，インスリン自己免疫症候群などまれな原因として挙げられる。
②	**インスリン拮抗ホルモンの欠乏によるもの** …副腎不全，下垂体前葉機能不全
③	**肝からの糖放出（糖新生）の低下または抑制** …肝不全，先天性の酵素欠損症
④	**糖消費の亢進** …肝の巨大腫瘍（通常空腹時に起こるが，食後数時間で起こるものは，胃切除後の反応性低血糖が多い）
⑤	**機能性（反応性）低血糖症：膵臓の機能失調が主因** …糖分の過剰摂取による膵臓機能の破綻，アルコール多飲，脂質の過剰摂取，不規則な食事，ビタミン・ミネラルの摂取不足，ストレスなど。

低血糖症状としての抑うつ感，易疲労感，頭のまとまりのなさ，やる気のなさが強くなる。当院で鉄欠乏の不定愁訴を訴える女性に5時間血糖負荷試験を行ったところ，すべてが機能性低血糖症であった。

　原因不明の不定愁訴を訴える患者さんには，是非食事の内容を聞いてほしい。せんべいや100％野菜ジュースや果物，アルコールなどにも注意する。つらく寂しく悲しい時，甘く優しい顔をして癒してくれる糖や炭水化物…。でも，それはほんの「一瞬」のまやかしであり，「麻薬的」でもある。薬が切れるように，血糖値も下がり過ぎて不快な症状が出現し，再び糖を渇望するようになる。治療では，まず甘いものに頼らなくてはならないほどにつらさがあることを理解して共感すること，そして機能性低血糖症という病態があることを説明する。糖質制限が基本だが，糖質を摂取する場合はグリセミック指数（glycemic index：GI）値の低い食品を選び，食事の順番を工夫する。意識してタンパク質・ビタミン・ミネラルの摂取量を増やすよう指導する。

【Reference】
1）矢澤幸生. 山口 徹, 他（編）. 今日の治療指針2009年版. 東京：医学書院；2009. p.543-4.

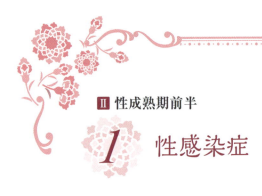

II 性成熟期前半

1 性感染症

慶應義塾大学医学部産婦人科　田中京子

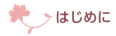

性行為（オーラルセックス等も含む）によって感染する病気の総称を「性感染症」といい，性器クラミジア感染症・性器ヘルペス感染症・尖圭コンジローマ・淋菌感染症・カンジダ症・梅毒・後天性免疫不全症候群（エイズ）・腟トリコモナス症・細菌性腟症などがある。

近年は性行為の多様化により性器だけではなく口腔にも感染が及んだり，性感染症の多くは症状が軽いため本人が自覚しないままにパートナーに感染を拡大してしまうといった症例が見られる。ここでは，厚生労働省が定点把握疾患としている4つの性感染症について述べる。

1．性器クラミジア感染症

現在，性器クラミジア感染症は最も患者数の多い性感染症で（図），「クラミジア・トラコマチス」によって感染し，女性では子宮頸管と卵管に炎症を起こし，不妊や子宮外妊娠の原因となる。感染が上行性に進行すると，骨盤腹膜炎を起こして下腹部痛の原因となり，肝周囲炎を

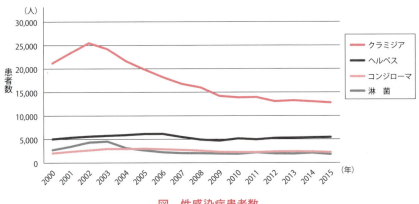

図　性感染症患者数

起こすこともある。また，分娩時に胎児に経腟的に感染するリスクもあり，新生児肺炎や結膜炎を起こす。自覚症状が乏しく本人が感染に気が付かないまま病状が進行する人も少なくない。性交為によりピンポン感染するため，パートナーも同時に治療する必要がある。

2. 性器ヘルペス感染症

　ヘルペスウイルスに感染することで，性器に潰瘍または水疱性病変ができて，痛みや発熱を起こす疾患である。重症化すると高熱が出たり外陰部に潰瘍を形成し，著しい疼痛を伴う。治療を受けて症状は治まっても，免疫力が低下すると，骨盤の神経節に潜んでいたウイルスが活動を活発化させ再発してしまう。妊娠中に感染すると新生児が全身性のヘルペスに感染することがあり，ひどい場合には死亡してしまうことがある。ヘルペスウイルスにはⅠ型・Ⅱ型があり，Ⅰ型ヘルペスウイルスは主に咽頭に感染し，Ⅱ型ヘルペスウイルスは性器に多いとされてきたが，近年部位による差異は乏しくなっている。

3. 尖圭コンジローマ

　低リスクのヒトパピローマウイルス（human papillomavirus：HPV）の感染によって，外陰部・肛門・尿道口・子宮頸部に乳頭状病変を形成する疾患で，かゆみを感じることがある。現在，HPVワクチンにはサーバリックス®（HPV16, 18）とガーダシル®（HPV 6, 11, 16, 18）の2種が認可されており，このうちガーダシルは子宮頸がんと尖圭コンジローマの予防を目的として開発されたワクチンである。12〜26歳の女性に公費接種を行っているオーストラリアでは，2007年に尖圭コンジローマや前がん病変である異形成の罹患数の減少が報告されている。

4. 淋菌感染症

　淋菌に感染することで子宮頸管や尿道に炎症が起き，おりものの量が増えたり，尿道炎では排尿時の痛みや膿が混じった尿が出ることがある。骨盤内に炎症を起こすと不妊の原因となる場合がある。また，妊娠中に感染すると出産時の感染で新生児が淋菌性結膜炎を起こすことがある。

おわりに

　性感染症はさまざまな年齢の女性に起こり得るありふれた疾患であるが，気付かずに放置していると重症化したり，特に若い女性にとっては不妊の原因ともなり得る。また，自分自身だけでなく，パートナーや妊娠中であれば胎児・新生児にまで影響が及ぶ。おりものの性状が変わったり，匂いがきついなどの症状があるときには早めに産婦人科受診することを勧める。

II 性成熟期前半

2 若年性の子宮内膜症

倉敷平成病院婦人科　太田郁子

はじめに

　子宮内膜症は，1860年にRokitanskyらによって病理学的に精査された疾患であるが，19世紀においては卵巣チョコレート囊胞や子宮腺筋症といった臓器の変形で診断されるmiddle generation（30歳代後半〜40歳代後半）の疾患であった．1927年にSampsonが子宮内膜症は，①進行性であり，②月経困難症を呈し，③卵管からの月経血の逆流が起因しているという移行説を提唱した．これにより子宮内膜症の症状が月経困難症であること，若年より発症し進行する過程で臓器の変形が生じることが示唆された．その後，月経困難症が発症してからファーストコンサルトまでが約1年，画像で診断されるまで約7年と報告されている．したがって，20世紀以降において子宮内膜症は若年からの疾患と位置付けられるようになった（図）．

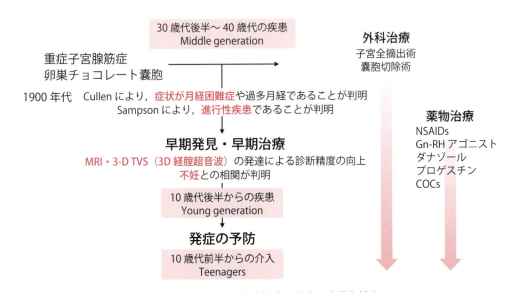

図　子宮内膜症，子宮腺筋症の歴史から見た流れ

子宮内膜症の発症はいつから？

　表に示すように、初経前・初経後の月経困難症および骨盤痛を呈する少女に腹腔鏡検査を施行すると11〜13歳で12%、16〜17歳で40%に子宮内膜症腹膜病変を認めたと報告されている。つまり子宮内膜症は初経前からすでに存在している。子宮内膜は新生児期から子宮内に存在しているため、初経前から腹膜病変が生じても論理的な破綻はない。これらの病変は月経困難症、間欠的な骨盤痛となって現れるが、腹腔鏡検査のみが診断手段であり、ほとんどが無診断のまま放置されることになる。そして、卵巣チョコレート嚢胞・子宮腺筋症といった画像診断可能なステージまで、子宮内膜症（endometriosis）の診断が付かないまま鎮痛薬によるコントロールが行われてきた。そして21世紀に入り、腹腔鏡の技術の著しい向上により腹腔鏡検査は普及し、現在子宮内膜症は10歳代前半の疾患という概念が一般的になりつつある。

表　慢性骨盤痛および月経困難症を認める小児の腹腔鏡検査による原因検索

診断	患者数（%）				
	11〜13歳	14〜15歳	16〜17歳	18〜19歳	20〜21歳
子宮内膜症	2(12)	9(28)	21(40)	17(45)	7(54)
術後癒着	1(6)	4(13)	7(13)	5(13)	2(15)
漿膜炎	5(29)	4(13)	0(0)	2(5)	0(0)
卵巣嚢腫	2(12)	2(6)	3(5)	2(5)	0(0)
子宮奇形	1(6)	0(0)	1(2)	0(0)	1(8)
その他	0(0)	1(3)	2(4)	1(3)	0(0)
異常なし	6(35)	12(37)	19(36)	11(29)	3(23)

（Emans, et al Reproduced from Pediatric and Adolescent Gynecology 5th Editionより引用）

若年性子宮内膜症に対するアプローチ

　小児の腹腔鏡検査で認められる腹膜子宮内膜症病変はred spot（別名：immigrant spot）と呼ばれ、生じては消退し、定点を持たない。このred spotが頻発し定点発生するとblueberry spotと呼ばれる固定された子宮内膜症病変となる。この時点で、子宮内膜症は慢性疾患となり長期にわたるコントロールが必要となり得る。したがって、red spotの時点で頻回な定点発生を抑制できれば、慢性化を阻止することができる。これに有効な手段は、red spotが生じて発生する月経困難症を呈した時点で、子宮内膜細胞の増殖を抑制するプロゲステロンを付加することである。しかし、10歳代前半の月経周期は未熟で、卵胞の発育は認められても排卵まで至らないことが多く、本来排卵後に起こる卵胞の黄体化と、その黄体より放出される黄体ホル

モンが欠失している。そのためunopposed estrogenにより，子宮内膜症は10歳代前半で急速に進行するのである。当院においても，16歳で両側の卵巣チョコレート囊胞を認め手術療法を要したり，15歳で深部子宮内膜症が認められる症例を経験した。したがって，月経困難症を呈する10歳代前半には可能な限り，早期に超低用量ピル（lowdose estrogen progestins：LEP）を投与することが望ましい。本邦の月経困難症に適応のあるLEPはエチニルエストラジオール0.02mgであり，初経発来6ヵ月以降は投与可能である。またエチニルエストラジオール0.02mgは，17β-エストラジオールの血中濃度に換算すると，約200～400pg/mLに相当し骨形成・性成熟に対しても大きな影響はない。

　現在，米国ではPediatric-Adolescent Gynecologist（小児-思春期婦人科医）が育成されており，小児の性成熟および月経困難症に対する正しい知識の啓発と治療が積極的に行われ始めた。これにより子宮内膜症のみならず，月経モリミナやターナー症候群なども早期診断され，早期治療にあたられている。LEP製剤は血栓症リスク（静脈血栓症で2～3倍）が懸念されるが，だからこそ若年のうちに使用することが望ましい製剤である。

　子宮内膜症は，①進行性，②35～50％が不妊症を呈する，③卵巣チョコレート囊胞を始めとしてがん化のリスクを有する疾患である。また，女性の8人に1人は存在する非常に一般的な疾患である。それゆえ月経困難症は古来より「生理痛」，つまり女性であれば誰でも経験する生理現象と捉えられてきた。しかし，慢性化し不妊治療・反復手術を余儀なくされる女性は少なくない。

おわりに

　若年の月経困難症は10歳代前半であっても，初経6ヵ月以上経過していれば，早期から継続的なLEP製剤によるコントロールが望ましい。これはプロゲステロンを付加することで，子宮内膜症の慢性化を抑制し得るからである。10歳代は性成熟の過程にあり，無排卵周期を呈することが多く，unopposed estrogenによる子宮内膜症の急速な慢性化，悪化が起こり得る。したがって，10歳代であってもMRI検査を含めた画像診断は必要であり，チョコレート囊胞などの画像的診断が付いた時点で，ジエノゲストなどの投与も考慮すべきであると思われる。ジエノゲストは，排卵は高い確率で抑制するが，卵胞の発育は保たれ，低エストロゲン状態を呈することはまれであり，血中エストロゲンの測定を行いながら使用すれば若年にも有効な選択肢であると考える。

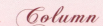

「DOHaD」は「ドーハッド」と読みます

東北大学大学院医学系研究科発生発達神経科学分野　大隅典子

「小さく産んで大きく育てる」という言葉の出典は不明だが，小さな胎児のほうが出産時のリスクが少ないと聞いて，体重制限を厳しく守る妊婦も多い．あるいは，若い女性の「スリム願望」が近年ますます強くなっているためであろうか．結果として，わが国は1980年以降，低体重出生児が年々増加し，この状態はOECD諸国の中でも際立っている．

実は，低体重出生児には，成人になってからの病気のリスクがあることは，もっと知られるべきであろう．第2次世界大戦時にオランダで生じた大飢饉の折に胎児であった集団において，成人になってからの肥満が増加することを米国のSusserらが見い出し，1976年にNew England Journal of Medicine誌に報告した．その後，心臓疾患，糖尿病，さらに統合失調症の発症も増加することが発表された．一方，英国のBarkerらは，英国の地方ごとのコホートデータより，出生時体重の平均値と成人になってからの虚血性心疾患発症率との間の負の相関性を1986年にLancetに報告し，「胎児プログラミング説」を提唱した．

この「胎児プログラミング説」では，胎児期に低栄養であった個体が，生まれてから豊富な栄養状態に置かれると，低栄養に適応してしまったために不具合が生じると説明された．現在では健康状態や病気の原因は胎児期にまで遡れるという意味で「DOHaD」，すなわち"Developmental Origin of Health and Disease"という，より広い概念が提唱されている．残念ながらよい日本語訳がないために，「ドーハッド説」などと呼ばれることが多い．

そもそも妊娠期の葉酸不足などが胎児の発生異常をもたらすことについては，先天異常学の常識であった．現在では，DOHaDのメカニズムとしてエピゲノムレベルの理解が進みつつある．つまり，環境要因によりDNAの塩基配列レベルではなく，そのメチル化やヒストンの化学修飾が異常となることが，個体のその後の成長や恒常性の維持，加齢の仕方にまで影響するものと考えられる．

DOHaDでは，妊婦の子宮環境がもっぱら気にされることが多いが，胎児の中ではさらに次の世代の生殖細胞も発生しつつある（図）．また，男性の加齢のように，父親からの次世代への影響もある．残念ながら紙幅も尽きたので，この点については，他の機会を待ちたい．

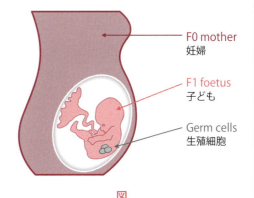

図
（Drake AJ, et. al. Trends Endocrinol Metab. 2010 ; 21 : 206-13. より引用）

II 性成熟期前半

3 子宮頸がん・子宮頸部異形成

藤田保健衛生大学医学部産婦人科　藤井多久磨

　わが国では子宮頸がんは年間1万人以上が罹患し，3,500人が死亡している。特に30歳代ではおよそ200人が死亡しており，若年者に比較的多い疾患の1つとも言える。検診はがんの早期発見に有効な手段であるが，行政検診として平成26年度地域保健・健康増進事業報告を見ると全国で440万人が検診を受けていた[1]。年齢別に検診を受診している割合を見てみると20～34歳では全体の21.3％の割合となっている。一方，最終的に原発性のがんと診断されたものは全体では2,029人（がん発見率としては0.046％）であり，これを年齢別に見てみると20～24歳は1.23％，25～29歳では6.8％，30～34歳では16.4％の割合であった。したがって，20～34歳の年齢層では全体のがん患者に対して24.4％を占めることがわかった。20～34歳ではがん発見率の割合に比べて，検診受診者の全体に占める比率が低いことが改めてわかる。特に30～34歳では浸潤がんで発見された場合，妊孕能の温存が問題となる。この点，わが国の晩婚化・少子化傾向を鑑みた場合に大きな影を落としていると言える。

　さて，検診受診者における要精検者の割合は1.96％であるが，これを年齢別に見てみると20～24歳は4.05％，25～29歳では3.4％，30～34歳では3.11％となっており，若年者ほど要精検と判定される頻度が高いことがわかった。これはヒトパピローマウイルス（human papillomavirus：HPV）感染を細胞診の異常と捉えている可能性が高い。若年者の場合，ほとんどのHPV感染は一過性であり，HPVのDNA検査では1年以内に検出できなくなるケースが多い[2]。一方，発がんに関与するリスク因子はHPVの持続感染と言われている。したがって，検診にて異常を指摘された場合，継続的な検査は必須である。しかしながら細胞診異常であっても，通常は無症状であり，病院を受診する動機に欠ける傾向がある。すなわち，検診にて要精検と判定されても結果として未受診となる可能性が高い。実際に精検対象者の未受診は全年齢層では9,921人であり，これを年齢別にみてみると20～24歳は全体の9.4％を占め，25～29歳では14.1％，30～34歳ではそれぞれ17.0％の割合であった。すなわち，未受診者の40.5％がこの年齢層で占められていることがわかった。せっかく検診を受診しても精検未受診であれば，的確な診断に至らない。このことは，がんを早期に発見するという検診システムがうまく機能していないことを意味している。

治療が必要である上皮内がん（carcinoma *in situ*：CIS）は全年齢層で1,271名であり，これを年齢別に見てみると20〜24歳は全体の1.57％，25〜29歳では8.5％，30〜34歳では20.2％であった。すなわち，CIS全体の30.3％がこの20〜34歳の年齢層である。CISの標準治療は子宮頸部の円錐切除術であり，子宮は温存可能であるが，妊娠や出産に影響が出る可能性のある治療であることは留意しなければならない。

　子宮頸部異形成は全年齢層で26,991名であり，これを年齢別に見てみると20〜24歳は7.1％，25〜29歳では13.4％，30〜34歳では19.4％であり全体の39.9％を占める。異形成の程度は明らかでないが，この年代に多い疾患であることは議論の余地がなく，手術などの介入をすべきか否かの判定をするためには精検の受診が必須である。

　HPV感染予防ワクチンは産婦人科診療ガイドライン2014によれば[3]，最も推奨される接種対象年齢は10〜14歳で，キャッチアップ対象年齢は15〜26歳である。性交渉前に接種することで発がんに関与するHPV16，18型の感染をかなりの高い確率で予防できる。現在の検診システムでは完全には異常者の拾い上げやがんの発見ができない現実を踏まえると，公衆衛生上，ワクチン接種は効率のよいがん予防対策の手段となっている。現在のところ，効率の良い子宮頸がん予防としては10〜14歳でワクチン接種を行い，その後20歳を過ぎたら検診を受診するというのが良い。

【References】
1) 総務省．平成26年度地域保健・健康増進事業報告．2016年3月30日公表．http://www.e-stat.go.jp/SG1/estat/List.do?lid=000001149139．（閲覧：2016-9-30）
2) Schiffman M, et al. Lancet. 2007；370：890-907.
3) 日本産科婦人科学会/日本産婦人科医会．産婦人科診療ガイドライン婦人科外来編2014．東京：2014；p.54.

II 性成熟期前半

4 妊娠合併症（妊娠糖尿病，妊娠高血圧症候群）

東京女子医科大学産婦人科　秋澤叔香

妊娠糖尿病の定義

妊娠糖尿病とは，妊娠中に初めて発見された糖代謝異常のことである。妊娠前から既に糖尿病と診断されている場合や，妊娠中に"明らかな糖尿病（overt diabetes in pregnancy）"と診断された場合は妊娠糖尿病に含まない。

妊娠糖尿病の診断基準

妊娠中に発見される耐糖能異常（hyperglycemic disorders in pregnancy）には，①妊娠糖尿病（gestational diabetes mellitus：GDM），②妊娠時に診断された明らかな糖尿病（overt diabetes in pregnancy）があり，表1の基準により診断する[1]。

妊娠糖尿病の診療のポイント

肥満の有無，耐糖能低下や巨大児分娩の既往，糖尿病の家族歴があるかなどは妊娠糖尿病の危険因子である。全妊婦に妊娠糖尿病のスクリーニング検査を妊娠初期と中期に行う。スクリーニング陽性者には経口ブドウ糖負荷試験（75gOGTT）を行う。GDMの周産期合併症として，巨大児に基づく分娩遷延，肩甲難産，妊娠高血圧症候群などが挙げられる。GDM妊婦の血糖コントロールは母児の周産期予後に重要であり[2]，血糖自己測定，食事は4〜6分割食といった食事療法が行われる。コントロール不良例にはインスリン療法が適宜行われる。妊娠32週以降は胎児well-beingをNST（ノンストレステスト），BPS（biophysical profile score）で適宜評価し[3]，問題があれば早期に入院管理を考慮する。週数増加につれ巨大児の頻度が増加するため，妊娠37週以降は子宮頸管の熟化をみて分娩誘発も考慮されるが帝王切開率は変わらないとの報告もあり慎重な対応が必要である[4, 5]。妊娠末期にはインスリンの需要量は約2倍となり産褥期にはインスリンの需要量は急激に減少する。GDM妊婦は糖尿病発症率が高いことから，分娩後6〜12週のOGTTの再検査が勧められる[6]。

表1　新しい妊婦糖尿病診断基準

1) 妊娠糖尿病（GDM）：75gOGTTにおいて次の基準の1点以上を満たした場合に診断する。
① 空腹時血糖値 ≧92mg/dL（5.1mmol/L）
② 1時間値 ≧180mg/dL（10.0mmol/L）
③ 2時間値 ≧153mg/dL（8.5mmol/L）
2) 妊娠時に診断された明らかな糖尿病（overt diabetes in pregnancy）：下記のいずれかを満たす場合に診断する。
① 空腹時血糖値 ≧126mg/dL
② HbA1c（NGSP）≧6.5% [HbA1c（JDS）≧6.1%]
③ 確実な糖尿病網膜症が存在する場合
④ 随時血糖値≧200mg/dL，あるいは75gOGTTで2時間値≧200mg/dLで上記①〜③のいずれかがある場合

註1：国際標準化を重視する立場から，新しいHbA1c値（%）は，従来わが国で使用していたJapan Diabetes Society（JDS）値に0.4%を加えたNational Glycohemoglobin Standardization Program（NGSP）値を使用するものとする。
註2：HbA1c＜6.5%（HbA1c（JDS）＜6.1%）で75gOGTT 2時間値≧200mg/dLの場合は，妊娠時に診断された明らかな糖尿病とは判定し難いので，High risk GDMとし，妊娠中は糖尿病に準じた管理を行い，出産後は糖尿病に移行する可能性が高いので厳重なフォローアップが必要である。

（文献1より引用）

妊娠高血圧症候群の定義

妊娠高血圧症候群とは，妊娠20週以降分娩後12週までに高血圧がみられる場合，または高血圧に蛋白尿を伴う場合のいずれかで，かつこれらの症状が妊娠の偶発合併症ではないものをいう。蛋白尿は＞0.3g/日，高血圧は収縮期血圧 ≧140mmHgもしくは拡張期血圧 ≧90mmHg時に診断される。

妊娠高血圧症候群の診療のポイント

妊娠高血圧症候群と診断された場合には原則的に入院管理とする。妊娠高血圧症候群は胎児機能不全・胎児発育不全・子宮内胎児死亡・常位胎盤早期剥離・HELLP症候群・子癇・播種性血管内凝固症候群（disseminated intravascular coagulation syndrome：DIC）など妊娠を中断するような重篤な合併症を併発しやすいが，入院はそれらを早期診断し介入するためである[7]。NST，超音波検査でBPP（biophysical profile score）や臍帯動脈血流速度波形の測定・血液学検査・生化学検査・凝固系検査を行う。収縮期血圧が160mmHg以上，かつまたは拡張期血圧110mmHg以上が反復して認められる場合には蛋白尿を呈さなくても母児のリスクが増加するため降圧薬（ヒドララジン，メチルドパ，Ca拮抗薬他）の投与[7,8]やMgSO$_4$による痙攣予防を考慮する。収縮期血圧が180mmHg以上，かつまたは拡張期血圧が120mmHg以上の場合には，「高血圧緊急症」と定義され子癇や重症PIHがこれに該当する。この場合，速やかな降圧治療の開始やMgSO$_4$による痙攣予防が必要となる[9]。MgSO$_4$投与時には尿量・呼吸数・腱反射を観察しながら副作用の出現に注意し血中Mg濃度のモニタリングを行う（Mg有効血中濃度は4〜7mEq/L）。妊娠28週未満に発症した症例は，妊娠の延長により児の予後改善が期待

表 2 妊婦中毒症のターミネーション適応指針

A. 母体側因子
1）入院，安静，薬物療法に抵抗して症状が不変あるいは増悪をみる場合
2）子癇，常位胎盤早期剝離，新規の眼底出血，胸・腹水の貯留の増加，肺水腫，頭蓋内出血，HELLP症候群を認める場合
3）腎機能障害の出現した場合 GFR≦50mL/min，血中クレアチニン値≧1.5mg/dL，尿酸値≧6mg/dL，BUN≧20mg/dL，乏尿＜300mL/日または20mL/h以上の結果を総合的に判断する。
4）血行動態の障害や血液凝固異常のある場合，例えば血液濃縮症状やDICを認める場合 （Hct≧40%，血小板数≦10万，DICスコアの上昇傾向も参考とする）
註：3），4）の数値は絶対的なものではなく，経時的に検査を施行し，増悪傾向を認めた場合に適応とする。
B. 胎児側因子（胎児が胎外生活可能であることを原則とする）
1）胎児発育不全
2）胎児機能不全
3）胎盤機能の悪化 妊娠32～36週でのE$_3$＜10mg/日，随時尿中E$_3$/Creat比＜10，血中hPL≦4μg/mL （連続的に測定し30%の低下の場合） 最終的には母体と胎児側因子を総合的に判断し諸事情を考慮のうえ，医師の判断に委ねる。 付記）産科ガイドライン2011[7)]では妊娠高血圧腎症のターミネーションを考慮する基準として以下の項目を挙げている 調節不可能な高度高血圧（180/110 mmHg前後）出現 体重増加（>3.0kg/週） 尿蛋白喪失量増大（>5.0g/日） NST，BPPで胎児well-beingの悪化傾向を適宜評価 胎児発育の2週間以上の停止 血小板減少傾向が明らかでありかつ血小板＜10万/μLもしくはAST/LDHの異常値出現 アンチトロンビン（AT）活性減少傾向が明らかであり，かつAT活性が＜60%もしくはAST/LDHの異常値出現

（1990年日本産科婦人科学会提唱「妊娠中毒症のターミネーションの指針」より作成）

できるため母体の臓器障害発症の可能性，児の成熟度および胎内環境を考慮し分娩時期を決定する（表2）[10)]。重症の病型そのものは帝王切開の適応にならないが，早急に分娩を終了すべきリスクが緊迫している場合は説明と同意の上，帝王切開を行うことが勧められる[7)]。

【References】

1) 中林正雄, 他. 糖尿病と妊娠. 2011；**11**：85-92.
2) ACOG practice bulletin.Obstet Gynecol. 2001；**98**：525-38.
3) Mondestin MA, et al. Am J Obstet Gynecol. 2002；**187**：922-6.
4) Kjos SL, et al. Am J Obstet Gynecol. 1993；**169**：611-5.
5) Witkop CT, et al. Obstet Gynecol. 2009；**113**：206-17.
6) 平松祐司, 産婦治療. 2006；**93**：123-8.
7) 日本妊娠高血圧学会（編）．妊娠高血圧症候群（PIH）管理ガイドライン2009. 東京：メジカルビュー社；2009：p.205-6.
8) 日本高血圧学会高血圧治療ガイドライン作成委員会（編）．高血圧治療ガイドライン2014. 東京；2014.
9) WHO. WHO Recommendations for Prevention and Treatment of Pre-Eclampsia and Eclampsia. 2011.
10) 日本産科婦人科学会/日本産科婦人科医会（編）．産婦人科診療ガイドライン産科編2011. 東京：日本産科婦人科学会；2011. p.130-5.

母性看護学からみた Women's Health

帝京平成大学ヒューマンケア学部看護学科　河端恵美子

　母性とは，女性のリプロダクティブ・ヘルス（性と生殖に関する健康），特に「産む性」に視点を当てた概念とすれば，Women's Healthとは，リプロダクティブ・ヘルスを含めた女性の身体面・心理面・社会面を対象とした健康のすべてに関する概念である。

　現在の日本の看護教育（主として大学教育，専門学校等のこととして述べる）における母性看護学の教育内容は，「母性看護の概念」，「人間の性と生殖」，「女性のライフサイクル各期における看護」，「周産期にある人と家族の看護」の4つの項目から構成されている。

　女性のライフサイクルを小児期・思春期・成熟期・更年期・老年期の5つの時期とすれば，母性看護学で扱う教育は，思春期・成熟期・更年期・老年期の看護である（図）。

　また，成熟期におけるリプロダクティブ・ヘルスとしてのマタニティサイクルがあり，その時期は，妊娠期・分娩期・産褥期/育児期の看護も母性看護学の範疇である。一方，現在のように年齢40歳以上の母親の出産が，平成27年度出生数の5.5%（資料：厚生労働省「人口動態統計」）も占めるなど成熟期と更年期との境が曖昧な状況にもなってきている。

　現在，母性看護学の主な講義や演習・実習は，リプロダクティブ・ヘルスにおける妊娠期・分娩期・産褥期・新生児の生理と看護援助技術を中心として実施されている。その理由として，母性看護学領域の教育内容が他の看護教育分野とは違う新しい内容であり，リプロダクティブ・ヘルスに関する教育内容だけでも理解する内容は多く，また援助技術も特殊であることによる。そのため，女性の生涯を通じての健康を対象としたWomen's Healthの教育に与えられる時間はわずかで，母性看護学の4つの項目のうち「性と生殖」，「ライフサイクル各期における看護」の部分だけである。実際の教育現場では，母性看護学概論（1単位）の講義で数コマ（例：1コマ90分）教育されているのみである。

　そのため，Women's Healthは専門教育として大学院教育や助産師教育課程の中で教育されている。しかし，人口構成の女性と男性の比は，年齢が高齢化すればするほど女性の構成比率は高い。専門教育でのWomen's Healthの教育も必要であるが，今の日本における高齢出産の増加や超高齢社会の現状からは，看護教育におけるWomen's Health教育の充実を図ることこそが緊要とされる。

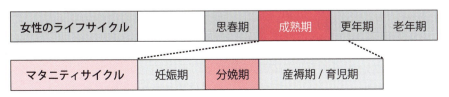

図　母性看護教育における女性のライフサイクルとマタニティサイクル

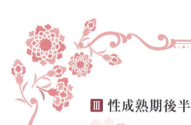

III 性成熟期後半

1 妊孕性低下・不妊症

那須赤十字病院産婦人科　太田邦明

　女性の晩婚化と挙児希望年齢の高齢化などの社会的要因により，加齢に関連した不妊症が増加してきている。加齢による妊孕性の低下は，加齢による"卵子の質の低下"が主な原因と考えられているが，詳細なメカニズムはいまだに不明である。加齢に伴う不妊症に対して，有効な治療法がないのが現状である。

　女性の妊孕性は加齢と共に低下することが知られている。しかし，それらを示す研究報告は少ない。その理由の1つとして，1960年代に経口避妊薬と子宮内避妊具の使用が広まり，「自然に任せると妊孕性がどうなるのか」という単純な回答に対する研究モデルを立てることが困難となったためである。

　18〜19世紀までは避妊という手段が存在しなかったため，「自然に任せた場合の妊孕性」のデータが存在する。現在でも宗教的あるいは文化的に避妊をしない人々の集団があり，最近，それらの集団の異なる時代（17〜19世紀）の欧米6ヵ国のデータをまとめた報告がされた[1]。その報告によると，時代と地域が異なっても，最後の出産を行った年齢に有意差を認めなかった。また，婚姻年齢が早ければ出産数は多く（15〜20歳で8〜12人），婚姻年齢が遅ければ出産数は少なかった（35〜60歳で0〜3人）。しかし，婚姻年齢が違っても，最後の出産を行った年齢は一律に約41歳であった。また，妊娠未経験者は婚姻年齢の高齢化につれて増加し，15〜20歳で3〜5％，30〜35歳で8〜11％であった。最後の出産年齢をプロットするとS字カーブとなり，20歳で3％未満，25歳で4.5％，30歳で7％，35歳で12％，38歳で20％，ここから急速に増加し，41歳で50％，45歳で90％，50歳で100％であった。したがって，自然妊娠しなくなる時期は41歳前後である。しかし，これらの研究では加齢以外の交絡因子が多く含まれている。例えば，加齢による性交渉の減少などを除外することはできない。

　そこで，これらの交絡因子を除外した研究報告として，非配偶者間人工授精（artificial insemination with donor's semen：AID）の治療成績を検討したものがある。それによるとAIDを12周期行った累積妊娠率は，25歳以下では73％，26〜30歳では74％，31〜35歳では62％，35歳以上では54％であった[2]。これは自然妊娠の場合と同様の結果であり，AIDにおける妊娠においても女性の加齢に伴い妊孕性は低下することが判明している。

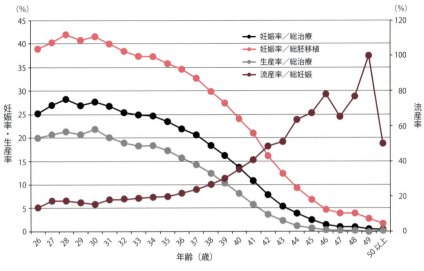

図　ART 妊娠率・生産率・流産率（2012年）

（文献3より引用）

　生殖補助医療（assisted reproductive technology：ART）においても治療成績は女性の加齢により低下する。2012年の本邦のART登録データでは，胚移植（embryo transfer：ET）あたりの妊娠率および生産率（出産率）は，25歳では41.7％・20.1％，30歳では41.5％・21.8％，38歳では29.8％・12.4％，40歳では24.0％・8.1％，42歳では16.0％・3.6％，45歳では6.8％・0.7％であった（図）[3]。

　一方で，若年女性の提供卵子（ドナーエッグ）を用いたARTの成績はレシピエントの年齢上昇とは無関係に高い生産率が得られる報告が散見されており，自験例でも50歳代の妊娠・出産がある。

　このことから，女性は何歳になっても自身の健常な子宮と提供された良好胚があれば妊娠・出産が可能であることを意味する。その一方で，加齢による妊孕性の低下の主な原因は「加齢による卵子の質の低下」であることを強く示唆するものである。

　今後，不妊治療の現場では晩婚化や女性の社会進出を背景に，不妊女性の高齢化はさらに進むと予想される。加えて，環境の悪化や複雑化する社会からのストレスの影響等を受けて卵子の質の低下がますます顕著になると，既存のARTでも治療困難なケースが増加することが考えられる。

References

1) Eijkemans MJC, et al. Hum Reprod. 2014；29：1304-12.
2) Schwartz D, et al. N Engl J Med. 1982；306：404-6.
3) http://plaza.umin.ac.jp/~jsog-art/2012data.（閲覧：2016-6-14）

Ⅲ 性成熟期後半

2 遺伝性乳がん卵巣がん

慶應義塾大学医学部産婦人科　平沢　晃／青木大輔

BRCA1/2遺伝子変異と乳がん・卵巣がん

　遺伝性乳がん卵巣がん（hereditary breast and ovarian cancer：HBOC）は*BRCA1*遺伝子または*BRCA2*遺伝子（*BRCA1/2*）の生殖細胞系列変異が原因の遺伝性腫瘍である。*BRCA1/2*遺伝子変異保持者（mutant carrier）では，家系内に乳がんや卵巣がん（卵管がん・腹膜がんを含む）などが好発する。HBOCは常染色体優性遺伝の形式をとるため，子供が遺伝子変異を受け継ぐ可能性は男女に関わらず50％であり，常染色体上に存在する一方のアレル（allele）に異常があれば易罹患性となり，家系内に関連腫瘍罹患歴が複数世代間で存在する。

　全乳がんの5〜10％，全卵巣がんの10〜15％がHBOCであると考えられており，HBOC家系では非遺伝性（散発性）の乳がんや卵巣がんと比較して若年性発症・重複がん発症・両側乳がん発症などが見られるという特徴がある。

家族歴聴取と遺伝カウンセリング

　HBOCをスクリーニングするためには，まず家族歴を聴取する。HBOCのリスクが高いと考えられる例では，詳細な遺伝学的リスク評価が必要となり，場合によっては遺伝子診療部門を紹介する。米国産科婦人科学会（The American College of Obstetricians and Gynecologists：ACOG）は，表1に示した変異を有する可能性が20〜25％以上である場合，遺伝的リスク評価を推奨するとしている[1]。なお，わが国における関連学会認定制度として臨床遺伝専門医や認定遺伝カウンセラーなどの制度がある。

BRCA1/2遺伝子検査

　*BRCA1/2*の遺伝学的検査を受けるかについては自由意志に基づく選択とし，家系員内の事情を考慮しつつ，家系内で関連腫瘍を発症した人から検査を開始することが望ましい。これら

表1　遺伝学的リスク評価に関する指針

下記のケースでは乳がんや卵巣がんを起こす遺伝子素因を有する可能性が20〜25%以上あり，遺伝学的リスク評価を推奨する．

- 乳がんと卵巣がん（腹膜がん，卵管がんを含む）両方の既往歴をもつ女性
- 卵巣がん*に罹患し，第1度近親者（母，姉妹，娘）および第2度近親者（祖母，孫娘，叔母，姪）に卵巣がんか閉経前乳がんまたはその両方の罹患者がいる女性
- 卵巣がん*に罹患したアシュケナジー系ユダヤ人家系の女性
- 50歳以下で発症した乳がん，または第1/2度近親者に年齢に関わらず卵巣がん*または男性乳がんの罹患者がいる女性
- 40歳以下で乳がんの診断を受けたアシュケナジー系ユダヤ人家系の女性
- BRCA1/2変異を有することが知られている第1/2度近親者をもつ女性

*腹膜がん，卵管がんを含む

（文献1より引用）

の検査は生殖細胞系列の遺伝子変異を調べるものであり，末梢血など正常細胞由来のDNAを解析する．BRCA1/2遺伝子変異はアシュケナジー系ユダヤ人などの一部の集団を除いてはhot spotが存在しない．発端者にBRCA1/2遺伝子変異が見つかった場合，その血縁者に対しては発端者と同じ部位に変異があるかを調べる．この検査をシングルサイト検査という．

BRCA1/2遺伝子変異保持者の管理について

　HBOCに関わらず遺伝性腫瘍の研究・診療のエンドポイントは，通常のがん診療と同じ「がん死の低減」であり，その目的のためのがん予防策を講じる（表2）．BRCA1/2遺伝子変異保持者に対するがん一次予防法（がん発症を予防する）としては，リスク低減手術としてのリスク低減卵管卵巣摘出術(risk reducing salpingo-oophorectomy：RRSO)およびリスク低減乳房摘出術（risk reducing mastectomy：RRM）があり，また化学予防法として卵巣がんに対する経口避妊薬や乳がんに対するタモキシフェンの効果などが報告されている．これらのうち現時

表2　BRCA1/2遺伝子変異例に対するがん予防法

A．一次予防（がんを発症させないようにしてがん死の低減を目指す）
- リスク低減手術
    - ▶ リスク低減卵管卵巣摘出術
    - ▶ リスク低減乳房摘出術
- 化学予防法
    - ▶ 経口避妊薬（卵巣がん予防）
    - ▶ タモキシフェン（乳がん予防）

B．二次予防（がんの早期発見・早期治療によってがん死の低減を目指す）
- サーベイランス

（著者作成）

点で最も効果が高いがん一次予防法はRRSOである。

RRSOは乳がんや卵巣がんの発症リスク低減効果のみならず，乳がん・卵巣がんによる死亡・全死亡を低減することが報告されている[2, 3]。このようにRRSOは乳がんや卵巣がんの発症リスクを低減するのみならず生命予後を改善することがほぼ確実とされていることから，国内外のガイドラインで「推奨」されている。

RRSO後の女性のヘルスケアについて

RRSOは，今後の挙児希望がなくなった年齢を目安に施行されることが多い。そのため閉経前の両側卵巣摘出に伴ういわゆる卵巣欠落症状の発症を余儀なくされる。また，将来における脂質異常症や骨粗鬆症の高リスク群となるため，RRSO後の女性のヘルスケアの問題については術前から十分に話し合う必要がある。

RRSO後のホルモン補充療法（hormone replacement therapy：HRT）についても検討をする必要がある。RebbeckらはBRCA1/2遺伝子変異保持者女性462症例を対象に両側卵巣卵管摘出術を実施した女性におけるHRTと乳がん発症リスクの関係を検討した[4]。RRSOは従来の報告と同様に乳がん発症リスク低減効果を認め，さらにHRTの有無によって乳がん発症リスクに差は見られなかったことから，RRSO施行例にHRTを行っても乳がん発症リスクは再上昇しないことを示した。ただし，本研究のフォローアップ期間は平均3.6年であり，さらなる長期フォローデータが求められる。

RRSO後のHRTは最長で自然閉経の年齢まで考慮する[5]。近年はRRSO後のHRTについては，変異遺伝子（BRCA1またはBRCA2）・乳がんの既往・卵巣がんの既往等に応じた個別化が提唱されている。Finchらは，乳がんの既往がないBRCA1変異陽性例に対してはRRSO施行後，自然閉経の年齢（50〜52歳）までHRTを施行することを「提唱（may be offered）」する一方，BRCA2変異陽性の女性におけるHRTの安全性に関するデータは限られているため，HRTを「考慮（may be considered）」するとしている[6]。さらに乳がん既往のあるBRCA1/2遺伝子変異陽性の女性に対するHRTを禁忌としている一方で，乳がんの既往がないRRSO施行後の女性には自然閉経の年齢までHRTを「行うべき（should be offered）」であると提唱している[6]。

なお，本邦におけるRRSOの実地臨床では術後更年期症状の改善のため漢方薬にて対処している事例もある[7]。

おわりに

RRSOは本邦において2008年より実地臨床で行われているが，未発症者（健常人）に対する介入という観点から，現時点では倫理委員会などの承認を得た上で実施することが望ましい[7]。なお本邦において現時点（2016年7月現在）で遺伝性腫瘍に対する遺伝カウンセリング・遺伝性腫瘍に対する遺伝学的検査およびリスク低減手術に関わる治療費などは保険収載されておらず自費診療となっている

2014年に欧州医薬品庁（European Medicines Agency：EMA）や米国食品医薬品局（Food and Drug Administration：FDA）は*BRCA1/2*遺伝子変異陽性卵巣がん患者に対してPARP阻害薬のOlaparibを承認した。また*BRCA1/2*遺伝子変異とさまざまな抗がん薬の感受性との関連も明らかになってきている。今後，本邦においても*BRCA1/2*遺伝子の検査は，抗がん薬や分子標的薬の選択に際してコンパニオン診断としても有用となることが確実である。

【References】
1) ACOG Committee on Practice Bulletins--Gynecology, et al. Obstet Gynecol 2009；113：957-66.
2) Domchek SM, et al. JAMA. 2010；**304**：967-75.
3) Marchetti C, et, al. BMC Womens Health. 2014；**14**：150.
4) Rebbeck TR, et al. J Clin Oncol. 2005；**23**：7804-10.
5) National Comprehensive Cancer Network. NCCNガイドライン 日本語版 乳がんおよび卵巣がんにおける遺伝学的/家族性リスク評価 2015年 第2版(http://www.tri-kobe.org/nccn/guideline/gynecological/japanese/genetic_familial.pdf)
6) Finch A, et al. Womens Health(Lond). 2012；**8**：543-55.
7) Hirasawa A, et al. Jpn J Clin Oncol. 2013；**43**：515-9.

III 性成熟期後半

3 子宮筋腫

京都大学大学院医学研究科器官外科学講座婦人科学産科学　近藤英治
京都医療センター　小西郁生

はじめに

　子宮筋腫は平滑筋細胞で構成される良性腫瘍で，50歳までにおよそ70％の女性が罹患する。子宮筋腫は初経を迎えるまでは発生せず，一般には性成熟期に増大し閉経後に退行する。また，妊娠すると短期間で急速に増大することもある。このように，子宮筋腫は女性ホルモン環境がダイナミックに変化する女性のライフステージに応じて発育・増殖する。子宮筋腫は発生部位，発育する方向，その数や大きさにより過多月経・月経困難症・不妊症・流産などさまざまな症状を引き起こし，子宮摘出の原因第1位を占めている。性成熟期女性の健康が損なわれることによる社会的損失は計り知れず，女性の健康を守るためには子宮筋腫を適切に取り扱うことが重要である。

病因

　子宮筋腫は罹患率に人種差（白人と比較して黒人に多い）があることや，1親等以内に子宮筋腫の家族歴がある女性は発生リスクが高いことが報告されており，その発生には遺伝的要因が関与していると考えられている[1,2]。
　近年，筋腫に*MED12*遺伝子変異や染色体再構成（HMGA2やRAD51B座位の転座など）が高頻度に認められることが報告され[3,4]，これらの異常が子宮筋の幹細胞や前駆細胞に生じることで筋腫が発生するという説が提唱されている。

性ステロイドホルモン

　子宮筋腫の発生・増大にはエストロゲンに加えてプロゲステロンが重要な役割を果たしている。Fujiiらは，モルモットに大量の性ステロイドホルモンを投与すると子宮体部・大網・腹膜に多発性の腫瘤が形成されるが，エストロゲンの単独投与では腫瘤は線維芽細胞で構成され，

エストロゲンとプロゲステロンを併用した場合のみ平滑筋細胞で構成される腫瘍が発生することを明らかにした[5]。また，Ishikawaらは子宮筋腫のxenograftモデルを用い，筋腫はエストロゲンとプロゲステロンを共に投与すると増大するが，その発育は選択的プロゲステロン受容体修飾薬（selective progesterone receptor modulator：SPRM）の1つであるmifepristone（RU-486：MEP）を投与すると抑制されること，また，エストロゲンのみでは筋腫は増大せず，エストロゲンによるプロゲステロン受容体発現の誘導・維持とプロゲステロンの作用が筋腫の発育には不可欠であることを報告した[6]。臨床的にも性腺刺激ホルモン放出ホルモン（GnRH）アゴニスト治療中にエストロゲン補充療法を行っても筋腫のサイズが変わらないことを経験しており，これらの基礎的および臨床的知見は筋腫の発生・増大にプロゲステロンが重要な役割を担っていることを支持している。

発育部位による分類と症状

子宮筋腫の大多数は子宮体部に発生する。まれに頸部に発生するが，頸部筋腫は周辺に平滑筋組織が少ないため球形でなく多様な形をとることが多い。体部の筋腫は，発育部位と方向により漿膜下筋腫・筋層内筋腫および粘膜下筋腫に分類される（表）。子宮筋腫は多発性であることが多く，3種類の筋腫が混在することもある。粘膜下筋腫や大きな筋層内筋腫により子宮内腔が変形している場合は，月経に伴う症状（過多月経・過長月経・月経困難症）や不妊症を引き起こす。

表　子宮筋腫の分類

①漿膜下筋腫	子宮漿膜直下に発育する。有茎性の筋腫や，子宮広間膜内を側方に発育する筋腫もある。	
②筋層内筋腫	子宮筋層内に発育する。	
③粘膜下筋腫	子宮内腔に向けて発育する。筋腫が腟内に脱出（筋腫分娩）する場合もある。	

検査・診断

内診・超音波検査を行い，臨床的に「子宮筋腫」と診断する。臨床的に「子宮筋腫」と考えられる腫瘍を認め，①急速な増大，②閉経後の増大，③内診で新生児頭大以上の子宮，④不正性器出血，⑤下腹部痛，⑥非典型的な超音波所見のいずれかを認める場合は悪性腫瘍の可能性を否定するためにMRI検査が必要である。子宮筋腫は周囲の正常組織を圧排するように増殖し，その典型像はT2強調画像で境界明瞭な低信号を示す腫瘍として描出される。T2強調画像で高信号が認められる場合は，①浮腫や液状変性をきたした子宮筋腫，②平滑筋の特殊な組織型である富細胞平滑筋腫や脂肪平滑筋腫，③悪性度不明な平滑筋腫瘍（smooth muscle tumors of uncertain malignant potential：STUMP）や平滑筋肉腫の可能性がある[7,8]。子宮平滑筋肉腫の特徴は出血・壊死・浸潤性増殖である。したがって，①内部の出血を示唆する「T1強調

画像での腫瘍内高信号域の存在」と，②周囲組織への浸潤を示唆する「腫瘍の境界不明瞭」を認める場合は子宮肉腫を強く警戒する。さらに，③拡散強調画像で高信号（変性は低信号を呈し鑑別に有用である。富細胞平滑筋腫は細胞密度が高く高信号を示す）を示す場合は子宮肉腫の可能性が高まる[8,9]。しかし，子宮肉腫と変性筋腫を鑑別する明確な画像診断基準はなく，手術でしか確定診断が得られないこともある。

治療

子宮筋腫は良性の腫瘍であり，すべての筋腫が治療を要するわけではない。臨床的に「子宮筋腫」であると考えられ，症状がない場合は6ヵ月ごとに経過観察を行う。一方，治療の対象となる「子宮筋腫」とは①症状のあるもの，②挙児希望があり不妊の原因と考えられるもの，③挙児希望があり将来妊娠継続や分娩の障害となる可能性が高いもの，④MRIで非典型的子宮筋腫の所見を示すものが挙げられる。

子宮筋腫の治療における選択肢は多岐にわたるため，患者の年齢・症状・妊娠希望の有無・社会的背景などを考慮して，最善と考えられる治療法を選択する。

1．薬物療法
1) GnRHアゴニスト

子宮筋腫に対する薬物療法として最も頻繁に使用されている。偽閉経療法により筋腫は縮小し，症状は改善するが，エストロゲン低下作用のため更年期様症状や骨密度低下などの副作用がある。通常，投与期間は6ヵ月以内であり，投与終了後は卵巣機能の回復と共に筋腫は再び増大する。したがって，GnRHアゴニストは根本的治療法とはなり得ず，①手術までの待機治療，②筋腫核出術時の出血量軽減を目的とした術前治療，③閉経直前の逃げ込み療法として使用される。

2) SPRM

子宮筋腫に対する選択的プロゲステロン受容体修飾薬（SPRM）の有用性は，これまでに多くの臨床試験で証明されている。すなわち，SPRMであるMEP療法，ulipristal acetate（CDB-2914；UPA），asoprisnil，telapristoneは，いずれも子宮筋腫体積を縮小させ子宮出血を早期に抑制しQOLを改善させる[10]。UPAは既に海外で子宮筋腫に対する適応が承認され実臨床で使用が開始されている。UPAは低エストロゲン状態に起因する副作用を伴わず，筋腫の縮小効果が治療終了後も持続する例も報告されている[11]。UPAは長期投与（12週×4コース）の安全性および有効性も確認されており[12]，かなり理想に近い子宮筋腫治療薬であると言える。

2．手術療法

子宮筋腫に対する手術療法には，子宮全摘術と子宮筋腫核出術の2つがある。子宮全摘術は根治療法であるが，妊孕能が失われる。子宮筋腫核出術は妊孕能が温存される一方で，筋腫が

再発する可能性がある。筋腫は周囲の正常な子宮筋層を圧排するように発育するので，大きさ・個数・部位に関わらず，必ず核出術を行うことが可能である。子宮全摘術および子宮筋腫核出術の術式には従来の腹式，腟式に加えて最近では内視鏡手術も普及している。粘膜下筋腫に対しては子宮鏡下手術が行われることもある。レゼクトスコープによる切除が一般的であるが，経腟的に鉗子で把持可能な粘膜下筋腫は捻除術も可能である。捻除術は筋腫の取り残しがなく，子宮穿孔も起こしにくい。

3．その他

子宮動脈塞栓術やMRガイド下集束超音波療法を実施する施設もあるが健康保険の適応はない。マイクロ波による子宮内膜焼灼術は子宮内膜全面を焼灼し，過多月経を改善させる。妊孕能は失われるが，合併症などの理由で標準治療が行えない場合に有用である。

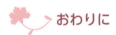

おわりに

子宮筋腫を取り扱う場合に最も大切なことは悪性疾患を除外することである。子宮肉腫を臨床的に「子宮筋腫」と診断し，核出術や長期観察を行った場合は重大な問題を招く可能性がある。未婚女性や挙児希望のある女性であっても，悪性腫瘍の可能性が高い場合は子宮を摘出せざるを得ない。一方で，悪性腫瘍の可能性を危惧するあまり，安易に未婚・未産女性に子宮摘出を行うよう誘導してはいけない。子宮筋腫は良性腫瘍であり，その取り扱いは患者の社会的背景・価値観により大きく異なる。女性の健康を守るため，個々の症状に応じて十分なインフォームドコンセントのもとに治療方針を決定することが望まれる。

【References】

1) Parker WH. Fertil Steril. 2007；**87**：725-36.
2) Bulun SE. N Engl J Med. 2013；**369**：1344-55.
3) Mäkinen N, et al. Science. 2011；**334**：252-5.
4) Mehine M, et al. N Engl J Med. 2013；**369**：43-53.
5) Fujii S, et al. Am J Obstet Gynecol. 1981；**139**：164-72.
6) Ishikawa H, et al. Endocrinology. 2010；**151**：2433-42.
7) 今岡いずみ, 他. 産婦治療. 2006；**92**：237-42.
8) 近藤英治, 他. 産と婦. 2012；**79**：1455-62.
9) Tamai K, et al. Eur Radiol. 2008；**18**：723-30.
10) Bouchard P, et al. Fertil Steril. 2011；**96**：1175-89.
11) Luyckx M, et al. Fertil Steril. 2014；**102**：1404-9.
12) Donnez J, et al. Fertil Steril. 2016；**105**：165-73. e4.

Ⅲ 性成熟期後半

4 卵巣嚢腫

順天堂大学医学部附属順天堂医院産科・婦人科　増田彩子／北出真理

はじめに

　性成熟期後半の女性にとって卵巣嚢腫は好発疾患の1つであり，ライフスタイルを大きく変化させ得るため，早期の診断を要する。また卵巣腫瘍はその発生組織型により極めて多種類の腫瘍が存在し，その中でさらに良性・境界悪性・悪性に分類される。性成熟期後半，特に閉経前に発症する卵巣嚢腫に対しては，常に悪性のリスクを除外する必要がある。しかし，卵巣嚢腫を有する女性には茎捻転のリスクがある一方で症状に乏しいことも多く，がん検診等で偶然に発見される可能性も高い。

　本稿では良性卵巣嚢腫に限定して言及するが，悪性卵巣腫瘍に関しては「Ⅳ.更年期 4.卵巣がん」の項目を参照していただきたい。

卵巣嚢腫の分類と診断

1. 表層上皮性・間質性腫瘍
1）漿液性腫瘍

　卵巣上皮が卵管上皮へ分化することで発生する漿液性腫瘍は，嚢胞壁の薄い単房性の嚢胞であることが多い。MRIやCT等の画像診断では，水と同様の信号を呈する。腫瘍マーカーはCA125が指標となるが，良性の場合は上昇がみられない場合も少なくない。一方，200〜300U/mLを超える場合は，悪性も念頭に置き精査を行う必要がある。

2）粘液性腫瘍

　卵巣上皮が子宮頸管腺上皮や腸管上皮へ分化し，粘液を産生した結果生じた腫瘍が粘液性腫瘍である。多房性であることが多く，時に腹腔内を占拠するほどの巨大卵巣腫瘍となることもある。MRIでは各房で異なる信号を呈することもある。腫瘍マーカーはCA19-9が指標となる場合が多いが，特異的なマーカーではない。

2．性索間質性腫瘍

　性索間質性腫瘍にはエストロゲン産生性の莢膜細胞腫瘍や顆粒膜細胞腫瘍などがあるが，エストロゲン産生腫瘍の存在下には不正出血や閉経後の月経様出血がみられる場合が多い。線維腫も性索間質性腫瘍に分類されるが，画像上は充実性腫瘤を呈し，漿膜下子宮筋腫やGISTとの鑑別を要する。

3．胚細胞腫瘍

　胚細胞腫瘍の中で，最も頻度が高いものは，成熟嚢胞性奇形腫で，皮様嚢腫とも呼ばれる。茎捻転を起こしやすく，急性腹症により初めて医療機関を受診することもある。嚢胞内には皮膚組織や毛髪・脂肪・骨などさまざまな成分が含まれるため，超音波断層法では多彩な像を呈する。MRIではT2強調画像でのchemical shift artifact の存在や，脂肪抑制画像での信号抑制が特徴的であり（図），腹部X-Pや骨盤内CTで石灰化像を呈する場合もある。腫瘍マーカーはCA19-9が代表的であるが，悪性の場合にはSCCの上昇がみられることもある。

　35歳以上の約1％が悪性転化すると言われており，50歳以上の場合は注意を要する。若年の場合，まれではあるが抗NMDA受容体脳炎の原因となる場合もある。

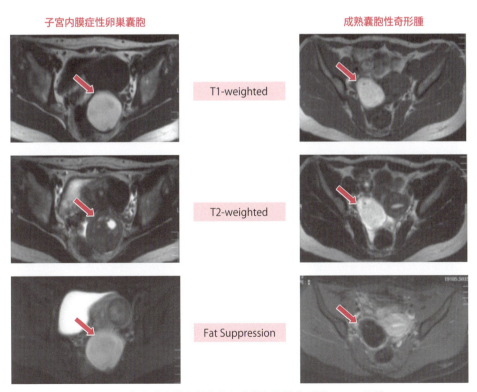

図　子宮内膜症性卵巣嚢胞と成熟嚢胞性奇形腫のMRI比較

4. 類腫瘍病変

1）機能性囊胞

卵巣が囊胞性に腫大していても，生理周期による機能性囊胞や妊娠時に生じる黄体囊胞は真の腫瘍ではない。このような囊胞は時間経過とともに縮小あるいは消失するため，経過観察を要する。

2）子宮内膜症性囊胞

骨盤子宮内膜症の病態の1つであり，卵巣周囲癒着を合併する場合が多い。30～40%に深部子宮内膜症の合併も見られるが，その場合は高度な月経困難症や排便時痛，肛門の奥の痛み，性交痛などを呈する。子宮内膜症の病態は慢性炎症に類似し，卵巣組織やダグラス窩に高度な線維化をおこすため，卵巣予備能が低下する場合もある。子宮内膜症の30～50%に不妊症を合併するとの報告もある。また他の卵巣囊腫と比べて，囊胞の破裂（囊胞内容液のリーク）や感染を呈する可能性が高いとされている。

画像診断としては，超音波検査で囊胞内部に均一の砂粒状エコー像を呈し，MRIではT1強調画像で高信号を示す（図）。腫瘍マーカーとしてはCA125，CA19-9が代表的である。40歳以上の場合，また囊胞径が4cmを超える場合はがん化のリスクが上昇するため，フォローアップの際には注意を要する。

治療法

卵巣囊種に対する主訴・囊腫径・患者年齢・組織型を総合的に判断して決める必要がある。手術を行う場合は，挙児希望があれば妊孕能温存を考慮し囊腫摘出術を選択するが，悪性の可能性がある場合を含め妊孕能温存の必要がなければ付属器切除が適応となる。術式には開腹手術と腹腔鏡手術があるが，近年は低侵襲で術後癒着が少ない腹腔鏡手術が主流である。ただし，子宮内膜症性囊胞は唯一ホルモン療法が有効であり，将来的な妊娠を希望する女性に対しては手術療法と薬物療法を組み合わせるのが望ましい。

まとめ

このように卵巣囊腫は性成熟期女性のライフスタイルに関与するが，患者のQOLを高めるためには産婦人科医が個々の疾患について熟知し，早期診断の上，個々の患者に応じた適切な治療を提供することが望ましい。

プラセンタと更年期女性のヘルスケア

小池レディスクリニック　小池浩司
高山赤十字病院産婦人科　小池大我

　急性期の更年期症状に対してホルモン補充療法（HRT）が第1選択とされる。しかし，WHI（women's health initiative）報道に見られるような副作用の懸念のため，HRTを望まない女性も多く，普及率は極めて低い。こうした状況で，HRTを「補完・代替する療法」も求められている。中でも，われわれが注目しているプラセンタがその有効性と安全側面からその可能性を秘めていると思われる。

　従来からヒト・プラセンタの注射製剤があり，更年期障害などに用いられてきた。最近，注射剤と同様の効果を期待する目的で，ブタから抽出された経口プラセンタエキス（PPE）が開発された。そこで，このPPEがHRTの補完・代替療法となり得るのかどうかを検討した。更年期症状を有する女性76名を対象に当帰芍薬散投与群（TJ23群）あるいはPPE投与群（JBP100群）の2群に無作為に割り付けたのち，当帰芍薬散あるいはPPEを投与して，24週間にわたって更年期症状の改善状況を観察した[1]。更年期症状の改善効果の指標としては，小山らが考案した簡易更年期指数（SMI）を用いた。図に示したように，PPEの投与は24週後のSMIスコアをTJ23群に比べて有意に軽減させた。さらに，各症状群に対するサブ解析を「のぼせ・ほてり」，「不眠」，「うつ」，「疲労感」，「イライラ」，「関節痛」などについて行ったところ，同様の効果が示された。また，PPEの肩こりや膝関節痛に対する有効性をVASスケールにて評価した結果，PPE投与により肩こりや膝関節痛の程度を有意に改善させた[2,3]。またPPE投与はスキンアナライザーでの計測で有意に目じりのしわを減少させ[4]，培養系において皮膚線維芽細胞からのコラーゲン産生を増加させ[5]，動物実験モデルにて認知機能を改善させた[6]。

　これらのことから，PPEはHRTの補完・代替療法に加え，アンチエイジングを担う可能性も期待できる。

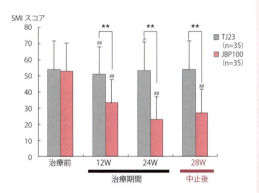

図　更年期婦人におけるブタ・プラセンタの簡易更年期指数（SMI）に及ぼす効果

ノンパラメトリック分析（Mann-Whitney U test）
*p<0.05 **p<0.01 significantly different from TJ23.
（Wilcoxon signed rank test）
# p<0.05 ## p<0.01 vs. 治療前

【References】
1) Koike K, et al. Climacteric. 2013；**16**：28-35.
2) Koike K, et al. Climacteric. 2013；**16**：447-52.
3) Koike K, et al. Climacteric. 2012；**15**：30-5.
4) Yoshikawa C, et al. Climacteric. 2014；**17**：370-6.
5) Yoshikawa C, et al. Gynecol Obstet. 2013；**3**：186-9.
6) Takuma K, et al. J Pharmacol Sci. 2012；**120**：89-97.

Ⅲ 性成熟期後半

5 早発卵巣不全

聖マリアンナ医科大学産婦人科学　五十嵐　豪／鈴木　直
ローズレディースクリニック　石塚文平

はじめに

早発卵巣不全（primary ovarian insufficiency：POI）は40歳未満の高ゴナドトロピン性無月経であり，①40歳未満の無月経が4ヵ月以上，②4週間以上の間隔を空けて測定した2回の卵巣刺激ホルモン（follicle stimulating hormone：FSH）値が25mIU/Lと定義されている[1]。

発症頻度は全女性の約1％と考えられている[2]。2013年に行われた国内のアンケート調査では，本邦における早発卵巣不全の患者数はおよそ7,200人と推定されたが[3]，前述の発症頻度よりも少ない人数であったため今後検証が必要である。

不妊治療とホルモン補充療法

POIに対する不妊治療の第一選択は，海外では第三者の卵子提供による生殖医療であり妊娠率は25～40％と高い[4]。しかし日本では法的整備等の関係から推奨されてはいない。現状では原子卵胞体外活性化療法（in vitro activation：IVA）が有効な不妊治療[5]であるが，妊娠率は10％に満たない。各市町村の児童相談所が窓口となる里親制度や特別養子縁組制度[6]の活用も1つの選択肢となり得る。

POI患者に対してホルモン補充療法（hormone replacement therapy：HRT）を行う際のエストロゲン製剤投与量は，17β-E_2経皮貼付剤100μg/日や結合型エストロゲン（CEE）製剤0.625～1.25mg/日の投与（更年期障害にHRTとして使用される量の倍量），黄体ホルモン製剤はメドロキシプロゲステロン酢酸エステル（MPA）10mg/日，12～14日間/毎月～2ヵ月の内服が勧められている[7]。また，投与期間は自然閉経の年齢（50歳くらい）までが推奨されている[8]。

早発卵巣不全の長期予後

POI患者では，若年からエストロゲンの欠如により脂質プロファイルの悪化[9]や冠動脈疾患，骨粗鬆症のリスクと共に死亡率（早世）も上昇する[10]。また，手術などにより早い時期に閉経となった患者は認知機能の悪化，アルツハイマー病，パーキンソン症候群と関連がある[11, 12]。

これに対してPOI患者に対するHRTは，ホット・フラッシュやうつ病，認知症，泌尿器系疾患の症状改善に有用であり，冠動脈疾患や骨粗鬆症，アルツハイマー病に対するリスク低減の可能性も示唆されている[13]。聖マリアンナ医科大学アゼリア外来通院中のPOI患者70名は全員HRTを施行しているが，頸動脈プラークを70名中18.6％に有しているものの，脂質プロファイルの平均に異常を認めず，また骨量も保たれていた（表）。

POI患者の生命予後にHRTは大きな役割を果たしているが，肥満，脂質異常症，糖尿病，高血圧症の予防，禁煙の推進や定期的な骨量の評価が必要である[10, 14]。また，妊孕性（妊娠力）の問題やさまざまな疾患のリスクを負っていることへの不安に対する，精神的なサポートも重要である。

表　POI患者70名の脂質プロファイルと若年成人平均（YAM）値

平均年齢	42.8±5.0（歳）
平均総コレステロール値	200.3±29.4 (mg/dL)
平均LDLコレステロール値	109.4±26.3 (mg/dL)
平均HDLコレステロール値	70.8±15.7 (mg/dL)
平均中性脂肪値	101.1±62.1 (mg/dL)
平均YAM値	99.5±12.6（％）

（著者ら作成）

【References】

1) ESHRE Guideline Group on POI, et al. Hum Reprod. 2016；**31**：926-37.
2) Coulam CB, et al. Obstet Gynecol. 1986；**67**：604-6.
3) 五十嵐 豪, 他. 日女性医会誌. 2014；**21**：120-8.
4) Naredi N, et al. Med J Armed Forces India. 2013；**69**：357-60.
5) Kawamura K, et al. Proc Natl Acad Sci USA. 2013；**110**：17474-9.
6) 厚生労働省. 里親委託ガイドライン．
   http://www.mhlw.go.jp/stf/shingi/2r98520000018h6g-att/2r98520000018hlp.pdf.（閲覧：2016-9-21）
7) No authors listed. Obstet Gynecol. 2011；**118**：741-5.
8) Kalantaridou SN, et al. Ann NY Acad Sci. 2000；**900**：393-402.
9) Gulhan I, et al. Menopause. 2012；**19**：1231-4.
10) Podfigurna-Stopa A, et al. J Endocrinol Invest. 2016［Epub ahead of print］．
11) Bove R, et al. Neurology. 2014；**82**：222-9.
12) Rocca WA, et al. Womens Health (Lond). 2009；**5**：39-48.
13) Panay N, et al. Best Pract Res Clin Obstet Gynaecol. 2009；**23**：129-40.
14) Løkkegaard E, et al. Maturitas. 2006；**53**：226-33.

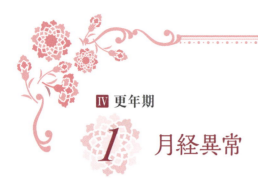

IV 更年期

1 月経異常

女性クリニックWe！富山　種部恭子

40歳代から閉経移行期のホルモンレベルの変化と月経異常

閉経移行期は月経周期が不安定であり，月経不順や予期できない機能性出血によりQOLは著しく低下する。

原始卵胞の減少により35歳頃からインヒビンBの分泌は低下し，ネガティブフィードバックがきかなくなる。これによりエストラジオール（以下，E_2）分泌がよく保たれるのに比し，相対的に卵胞刺激ホルモン（FSH）が上昇し，発育卵胞のリクルートメントが早まることで周期は短縮する（図①）[1]。42歳前後が周期短縮のnadirである。その後，インヒビンの低下はさらに顕著になり，FSHに比してE_2はむしろ上昇する。42〜46歳頃からは無排卵周期が増加し，E_2の上昇および無排卵周期により子宮内膜がhyperplasticになり，予期せぬ過多月経や大量出血をきたすことがある（図②）。

さらに，卵胞数が減少すると無排卵周期の割合が高くなり，不定期な大量出血のエピソードや長期間続く破綻出血が起こりやすくなる（図③）。しかし，閉経の約1年前まではむしろE_2レベルは十分に維持される。閉経の約1年前からは急激に卵胞の閉鎖が進行し，E_2は低下，月経は稀発になる（図④）。だが，周期が稀発になっても，黄体形成ホルモン（lutenizing hormone：LH）が完全に上昇するまでは約4分の1に排卵を伴うとされており，予期せぬ妊娠に注意を払う必要がある。

40〜50歳代の月経異常の治療

頻発・遷延・多量の出血の場合は，まず妊娠を否定した上で原因の検索を行いながら出血をコントロールする。異常な子宮出血については，国際産婦人科連合（FIGO）が「PALM-COEIN」分類を提唱しており[2]，見逃しのないスクリーニングのために参考にされたい。

無排卵周期に起因する子宮内膜と卵胞発育のかい離がある場合は，プロゲスチンまたはエストロゲン・プロゲスチン配合薬によるhormonal curettageを図り，短期的な出血コントロー

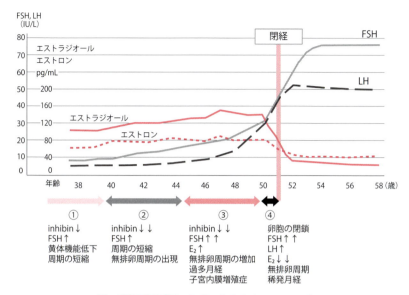

図　閉経移行期における血中ホルモンのレベル

（文献1より作成）

ルを行う。低用量エストロゲン・プロゲスチン配合薬で止血およびhormonal curettageが可能な場合もあるが，低用量で出血のコントロールがつかない場合は中用量またはデポ剤を使用する。

　同様の出血トラブルを繰り返す場合や，毎月の周期短縮・過多月経・遷延月経の場合，著者はリスクのない健康な女性であれば経口避妊薬（oral contraceptives：OC）を選択肢の1つとして提示している。特に月経トラブルの回避に加えて避妊を必要としている場合には，OC使用を勘案すべきである[2]。プロゲスチン単剤を用いるゲスターゲン（Holmstrom）療法より周期のコントロールが行いやすく，予期せぬ妊娠の不安もない。

　40歳代以降のOC使用に当たっては重篤な副作用のリスクに対して慎重な管理が必要ではあるが，合併症がなく禁忌に該当しなければ使用は可能である。この場合，十分なリスク・ベネフィットの情報提供を行い，インフォームド・チョイスを促すことが重要である。慎重なリスク評価を行い，動静脈血栓症などの早期発見のため，月経異常の発生から速やかに受診してもらえるよう手厚く教育啓発することがキーポイントである。

【References】

1) Fritz MA, et al. editors, Clinical Gynecologic Endocrinology and Infertility. 8th ed. Philadelphia：Lippincott Williams & Wilkins；2010. p.673-748.
2) American Congress of Obstetricians and Gynecologists. Guidelines for Women's Health Care. 4th ed. Washington, DC：American Congress of Obstetricians and Gynecologists；2014. p.573-82.

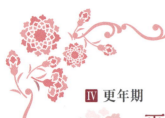

Ⅳ 更年期

2 更年期障害（のぼせ・ほてり・めまいなど）

小山嵩夫クリニック　小山嵩夫

はじめに

　女性の長期的な健康維持・増進の観点から更年期障害について述べる。更年期障害は閉経前後，すなわち45歳くらいからの10年間くらいのうちで数年間にわたって，いわゆる不定愁訴が日常生活に多大な影響を与えるほど出現することをいう。すべての女性に出現するわけではなく，2〜3割程度の女性に発症するといわれている。症状がひどい数年間を上手に過ごした場合と，症状に振り回された数年間を過ごすとでは，人生後半のQOLにも大きな影響を与えることが判明してきており，適切な管理が期待される。

症　状

　のぼせ・ほてり・めまい等のほか，発汗，家事が面倒，不眠などのうつ気分・動悸・湿疹・食欲不振・腰痛など全身にわたって，いろいろな症状が出現する。更年期についての知識がないと，症状ごとに受診する「ドクターショッピング」になりやすい。1つの症状が続くこともあるが，症状が移り変わったり，同時にいくつも出現することもよく見られる。すなわち，動悸が数ヵ月も続いたかと思うと，湿疹が出現したり，胃のもたれ感が持続するなど珍しいことではない。症状が多彩に見られることも更年期症状の特色と言える。
　多彩な症状を客観的に捉える試みとして，更年期指数がよく用いられる。わが国で最もよく用いられる指数として簡略更年期指数（simplified menopausal index：SMI）がある（表）[1]。代表的な10項目については点数をつけ，100点満点で点数が高いほど症状が重いとしている。50点以上を更年期症状と判断して治療の対象としている。うつ症状や心身症的な症状の場合は，一般に70点以上を示すことが多い。

表　簡略更年期指数（SMI）

症　状	症状の程度（点数）				点数	症候群	割合(%)
	強	中	弱	無			
①顔がほてる	10	6	3	0		血管運動神経系症状	46
②汗をかきやすい	10	6	3	0			
③腰や手足は冷えやすい	14	9	5	0			
④息切れ，動悸がする	12	8	4	0			
⑤寝つきが悪い，または眠りが浅い	14	9	5	0		精神・神経系症状	40
⑥怒りやすく，すぐイライラする	12	8	4	0			
⑦くよくよしたり，憂うつになることがある	7	5	3	0			
⑧頭痛，めまい，吐きけがよくある	7	5	3	0			
⑨疲れやすい	7	4	2	0		運動・神経系症状	14
⑩肩こり，腰痛，手足の痛みがある	7	5	3	0			
				合計点			

＊症状に応じ，自分で点数を入れて，その合計点をもとにチェック
＊日本人が訴えることの少ない，蟻走感，感覚鈍麻など知覚神経症状は，大きい症候群項目からは省略した。
＊簡略更年期指数の評価法
　0〜25点＝問題なし
　26〜50点＝食事，運動に気をつけ，無理をしないように
　51〜65点＝更年期－閉経外来で生活指導カウンセリング，薬物療法を受けたほうがよい
　66〜80点＝長期（半年以上）の治療が必要
　81〜100点＝各科の精密検査を受け，更年期障害のみである場合は，更年期－閉経外来で長期の治療が必要

（文献1より引用）

原因

原因としては卵巣機能の低下によるエストロゲン分泌低下，人間関係を中心とした環境要因，本人の気質要因などが組み合わさって更年期症状を発症させると考えられている。40歳代中頃〜50歳代前半にかけては，家庭内・職場においても頼りにされる世代であり，ストレスもかかりやすく，いろいろな原因を考えて対応する必要がある。

判断

卵巣機能の低下については，年齢・月経の状態・血中ホルモン｛エストラジオール（E_2）・卵胞刺激ホルモン（follicle-stimulating hormone：FSH）｝の測定で判断可能である。血中E_2 50pg/mL以下，FSH 30mIU/mL以上を同時に満たしていれば卵巣機能の低下が開始したと推測する。環境要因・気質要因については，問診・カウンセリングが必要となり，ある程度の時間が必要となる。すべての要因が3分の1ずつで更年期症状を形成しているわけではないため，何が主たる原因であるかを見極めることも重要である。

治療

　卵巣機能の低下については，エストロゲンを補充するホルモン補充療法（hormone replacement therapy：HRT）が有効である。HRTを希望しない場合は，漢方・サプリメントもよく用いるが，原因療法ではないためHRTに比べ治療効果は落ちる。

　環境要因についてはカウンセリングを行う。原因がはっきりしている場合は，一緒に対策を考えることも有効である。気質要因についてはカウンセリングと共に精神科薬剤を用いることもあるが，精神病ではないため症状を緩解する程度（なるべく少量）に抑える。

　わが国では，更年期障害の症状に対症療法の薬剤を用いることが非常に多い。動悸には心臓の薬，湿疹には抗アレルギー薬，胃もたれには胃薬，うつ気分には抗うつ薬，不眠には睡眠薬の類いであるが，これらは服薬を続けても基本的な治療をしているわけではないので，短期的に用いる場合を除き，なるべく避けたい治療である。

おわりに

　更年期障害は閉経前後の数年間に出現しやすく，その間の日常生活に大きな影響を与えることが多い。適切な治療を行えば数ヵ月くらいでかなりの改善が認められるが，主たる原因が人間関係（例：夫や姑など）にある場合は長引くことも多い。

　更年期は人生後半の折り返し点とも言われ，更年期以外に出現しやすい骨粗鬆症・動脈硬化症・認知症などへの有力な予防対策を取ることができる時期とも言える[2]。更年期障害の治療に際して更年期ドックも受け，自分の状態を把握しておくことは賢明と言えよう[3]。

【References】
1) 小山嵩夫. 日医師会誌. 1993；**109**：259-64.
2) Notelovitz M. Ann NY Acad Sci. 1990；**592**：239-41.
3) 小山嵩夫. 産婦治療. 2009；**98**：932-5.

MEMO

Chapter 2 女性のライフサイクル別 Women's Health を阻害する疾患

Ⅳ 更年期

3 子宮体がん

慶應義塾大学医学部産婦人科 進 伸幸／平沢 晃／青木大輔

はじめに

近年，子宮体がんは，食事やライフスタイルの欧米化や晩婚化などに伴い，罹患数が増加してきている。国立がん研究センターがん対策情報センターによると，2015～2019年における1年間平均での罹患数推定値は，子宮体がんは11,900人と，子宮頸がんの10,600人，卵巣がんの8,700人より高い[1]。日本産科婦人科学会によると発症年齢は50歳代が最も多い（図）[2]。特に上皮性の子宮体がんは，ホルモン依存性腫瘍であることが指摘されている。しかしながら，実際はホルモン依存性であるタイプⅠとホルモン非依存性であるタイプⅡに分類される。子宮体がんは，子宮頸がんにおけるヒトパピローマウイルス（HPV）に対するワクチン接種のような決定的な予防対策は確立されていない。したがって，種々の子宮体がん発がんリスクを理解して，リスクに応じて早期発見に努める姿勢が求められる。

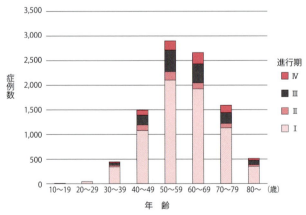

図 子宮体がんの治療登録症例数（年齢・進行期別）
日本産科婦人科学会腫瘍委員会登録 2014年度子宮体がん登録411施設
（文献2より改変）

子宮体がんの2つのタイプ

　タイプⅠは若年者や閉経前の中年女性に発生することが多く，子宮体がん全体の約70%を占める。プロゲステロン拮抗がないまま過剰のエストロゲン持続刺激を受け，一連の前がん病変（内膜増殖症）を経て発生する。エストロゲン受容体陽性，プロゲステロン受容体陽性であることが多く，形態学的に高分化から中分化の類内膜腺がんを呈し，多くの筋層浸潤は浅層にとどまり，リンパ節転移は少なく，予後は比較的良好である。内膜全体が肥厚し，多くの症例でがん病巣の周辺部に子宮内膜増殖症を伴う。肥満・糖尿病・排卵障害・エストロゲン補充療法・多囊胞性卵巣症候群・顆粒膜細胞腫・子宮体がんの家族集積性などと関連がある。発がんの過程で，PTEN遺伝子の変異，メチル化などが生じ，マイクロサテライト不安定性（microsatellite instability：MSI）の亢進，K-RAS遺伝子の変異，β-カテニンの不活化などによりがん化が起こるとされている。タイプⅠの前駆病変は子宮内膜増殖症とされている。Kurmanらによると，長期間における無治療観察結果より，単純型・複雑型・単純型異型・複雑型異型の各種内膜増殖症からのがん化率は，それぞれ，1%・3%・8%・29%と報告され[3]，段階的に移行する可能性も考えられている。

　タイプⅡはエストロゲン依存性がなく，閉経後に発症することが多いとされている。一般的に肥満や糖尿病との関連は低く，内膜増殖症を経ずにがんが de novo に発生する。低分化の類内膜腺がんや漿液性腺がん，明細胞腺がんなどの特殊組織型のがんが含まれる。子宮体がん全体の約30%を占め，高齢者が多く，筋層浸潤が深層に及び，リンパ節転移も高率で予後不良である。タイプⅡの前駆病変については，漿液性腺がんに関しては，Kurmanらは非浸潤性の異型細胞増殖である子宮内膜上皮内腫瘍（endometrial intraepithelial carcinoma：EIC）を提案しており[4]，このEICではTP53の過剰発現が86%に見られ，類内膜腺がんの前がん病変である異型内膜増殖症での発現は1%以下であることから，両タイプの発がんには大きな差異があることが示されている。

発がんリスク因子

　発がんのリスク因子は，環境因子（生理的因子・病的因子），遺伝的因子に分かれる[5]。
　生理的因子としては，妊娠回数（多いほどリスク低下），動物性脂肪摂取（多いほどリスク上昇），アルコール摂取（多いほどリスク上昇），コーヒー摂取（多いほどリスク低下），大豆イソフラボン摂取（1日120mg摂取でリスク低下，150mgを60ヵ月摂取でリスク上昇）などがある。病的因子としては，肥満（高度ほどリスク上昇），糖尿病（リスク上昇），多囊胞性卵巣（リスク上昇），エストロゲン産生性腫瘍（リスク上昇），エストロゲン単独投与による補充療法（リスク上昇），エストロゲンと黄体ホルモンとの併用持続的投与法（リスク低下），経口避妊薬（oral contraceptires：OC）投与（リスク低下），タモキシフェン（リスク上昇）などが報告されている。
　子宮体がん発症の遺伝的因子として代表的なものにLynch症候群（遺伝性非ポリポーシス性大腸がん（hereditary non-polyposis colorectal cancer：HNPCC））がある[6]。アムステルダ

ム基準Ⅱが用いられることが多いが，詳細は成書を参照されたい。Lynch症候群での子宮体がん発症率は20〜60％とされており（発症の平均年齢は48〜62歳），一般のpopulation riskが2.7％であるのに比較すると10倍以上である[7]。Lynch症候群の診断基準をよく理解した上で家族歴聴取を綿密に行い，リスクを判断する姿勢が求められる。Lynch症候群家系のハイリスク例に推奨される婦人科的管理としては，子宮内膜組織診と経腟超音波検査を30〜35歳より毎年施行することが勧められる[8]。

子宮体がんの行政検診の問題点と内膜細胞診の限界

子宮頸がん検診は死亡率の減少につながるエビデンスがあり，検診の成功例としてその有用性は確立されている。一方，子宮体がん検診は発見率に関する報告はあるものの，罹患率の減少効果や死亡率減少効果に言及した報告はなく，内膜細胞診は子宮体がん検診の確立した方法とは言えない。国の施策として子宮体がん検診を施行しているのは日本だけである。内膜細胞診により，子宮体がんを検出する感度は79〜95％（疑陽性も含めて），偽陰性率13％と報告されている。海外における検討でも，子宮内膜組織診との比較で，感度は84〜97％と報告されているが，いずれも不正出血などの有症状者を対象に含んだ解析である[9]。若年子宮体がんに多いのは類内膜腺がんG1であるが，高分化型であるほど核異型が弱く，感度が低くなる。さらに，前がん病変としての内膜増殖症の感度は高くはなく，特に核異型のない増殖症の場合の診断は難しい。

治　療

子宮体がんの基本治療は子宮全摘と両側付属器切除であり，転移リスクに応じて，骨盤リンパ節郭清，傍大動脈リンパ節郭清が追加されるが，詳細は成書を参照されたい。最近，低侵襲治療の方向性を示す変化として，早期体がん（ⅠA期が推定される類内膜腺がんG1/2）に対する腹腔鏡下手術が2015年4月に保険診療として承認されたこと，子宮体がんのセンチネルリンパ節マッピングまたはナビゲーション手術が臨床研究として少数の施設で検討され始めたことなどが挙げられる。術後化学療法についても成書を参照されたいが，第Ⅲ相臨床試験のJGOG2043の結果が判明すれば，子宮体がんの化学療法の標準治療が日本から世界に対して発信されることが期待されている。分子標的薬としては血管新生阻害薬やmTOR阻害薬などのデータが臨床試験にて集積されつつある。

予　後

日本産科婦人科学会婦人科腫瘍委員会第57回治療年報[10]より，2009年に治療開始した症例の治療成績から，進行期別の5年生存率はⅠ期94.6％・Ⅱ期89.4％・Ⅲ期78.4％・Ⅳ期25.0％であった。子宮体がん全体としての治療成績の向上のためには，早期発見への努力が何より重要である。

【References】

1) 国立研究開発法人国立がん研究センターがん対策情報センター. がん情報サービス（医療者向け）. http://ganjoho.jp/professional/.（閲覧：2016-9-30）
2) 日本産科婦人科学会（編）. 日産婦誌. 2016；68：1117 -60.
3) Kurman RJ, et al. Cancer. 1985；56：403-12.
4) Ambros RA, et al. Human Pathol. 1995；26：1260-7.
5) 長谷川清志, 他. 臨婦産. 2010；64：1605-15.
6) Lynch HT, et al. N Engl J Med. 2003；348：919-32.
7) http://www.ncbi.nlm.nih.gov/books/NBK1211/
8) 平沢 晃, 他. 日本臨床. 2012；70（増4）：292-6.
9) 青木大輔, 他. 子宮体がん検診. がん検診の適正化に関する調査研究事業新たながん検診手法の有用性評価報告書, 1版, 財団法人日本公衆衛生協会. 仙台, 2001；p.177-210.
10) 日本産科婦人科学会婦人科腫瘍委員会：婦人科腫瘍委員会報告第57回治療年報. 日産婦誌. 2016；68：1161-231.

Ⅳ 更年期

4 卵巣がん

東京慈恵会医科大学産婦人科　駒崎裕美／岡本愛光

疫 学

2014年の卵巣がん罹患数は5,924例であり，特に40〜59歳は2,760例と卵巣がん患者の46.6%を占め，中高年に多い疾患といえる[1]。また，各進行期の占める割合はⅠ期43.2%，Ⅱ期9.1%，Ⅲ期27.6%，Ⅳ期7.2%であり[1]骨盤内臓器であるため初期の段階では自覚症状に乏しく，Ⅲ・Ⅳ期で発見される症例も少なくない（図1）。

2014年の卵巣がん死亡者数は4,840例であり，そのうち45〜59歳の死亡数は1,054例と，卵巣がんによる死亡者の21.8%を占めている[2]。

また，進行期が重要な予後因子とされる。2014年の報告では，各進行期による5年生存率はⅠ期90.5%，Ⅱ期78.8%，Ⅲ期46.0%，Ⅳ期25.1%でありⅢ・Ⅳ期症例の予後は不良である（図2）[3]。

卵巣がんには，さまざまな組織型があるが，本邦では漿液性がんが35.7%と最も多く，次いで明細

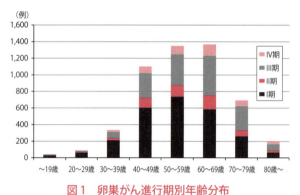

図1　卵巣がん進行期別年齢分布

（文献1より改変）

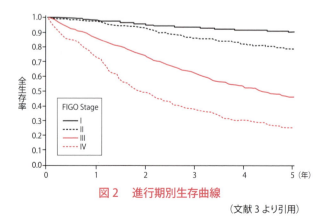

図2　進行期別生存曲線

（文献3より引用）

胞がん24.8％，類内膜がん17.5％，粘液性がん9.6％である[1]。諸外国と比べ明細胞がんの占める割合が多いことが特徴である。

治 療

卵巣がん治療の基本は，手術で残存腫瘍なく腫瘍を摘出した上で効果的な抗がん薬治療を行うことである。

1．手術療法

手術療法の目的は，①卵巣腫瘍の確定診断を行い，その組織型と進行期を決定すること，②病巣の完全摘出を目指した最大限の腫瘍減量を行うこと，である。正確な進行期決定を行うための術式としては，子宮全摘術＋両側付属器摘出術＋大網切除術に加えて，腹腔内細胞診＋腹腔内各所の生検＋骨盤・傍大動脈リンパ節郭清術＋腹腔内各所の播種性病変の切除を行い，最大限の腫瘍減量術を行うことが望まれる。しかし，進行卵巣がんの場合には腫瘍の可及的摘出のみで終わる場合も少なくない。

手術の完遂度は卵巣がんの重要な予後因子である。特に進行がんにおいて残存腫瘍径は予後と相関するといわれており，残存腫瘍径が小さいほど，つまりcomplete surgeryにできたほうが予後良好という報告が多い[4,5]。

2．化学療法

標準的な初回化学療法は，パクリタキセル＋カルボプラチン療法（TC療法）である[6,7]。また，TC療法の改良の試みとしてdose-denseTC（ddTC）療法が本邦から発信され，全生存期間（OS），無増悪生存期間（PFS）共に有意な改善を認め，今後国際的に標準治療となる可能性がある[8]。現在，ddTC療法群と投与量や投与間隔が同じままで，カルボプラチンを腹腔内投与する群を比較するランダム化第II/III相試験が本邦で進行中であり結果が期待される。

2013年11月にはベバシズマブが卵巣がんに対する効能・効果追加の承認を取得し，その有用性が注目されている。その他，ポリADPリボースポリメラーゼ（PARP）阻害薬やがん免疫療法についての臨床試験も進んでおり，その効果が期待される。

【References】
1) 日本産科婦人科学会婦人科腫瘍委員会. 日産婦誌. 2016；**68**：1155-222.
2) がん研究振興財団. がんの統計'15. http://ganjoho.jp/data/reg_stat/statistics/brochure/2015/cancer_statistics_2015_date_J.pdf.（閲覧：2016-9-21）
3) 日本産科婦人科学会第57回治療年報. 日産婦誌. 2016；**68**：1161-231.
4) Winter WE 3rd, et al. J Clin Oncol. 2008；**26**：83-9.
5) Winter WE 3rd, et al. J Clin Oncol. 2007；**25**：3621-7.
6) du Bois A, et al. J Natl Cancer Inst. 2003；**95**：1320-9.
7) Ozols RF, et al. J Clin Oncol. 2003；**21**：3194-200.
8) Katsumata N, et al. Lancet. 2009；**374**：1331-8.

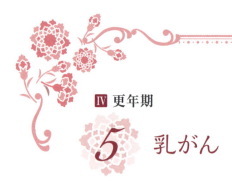

Ⅳ 更年期
5 乳がん

国立がん研究センター中央病院乳腺・腫瘍内科　清水千佳子

疫　学

わが国の地域がん登録全国推計によると，乳がん罹患数は年々増加しており，2011年には年間約81,000人と推計されている[1]。1975～2000年までの四半世紀で，国内の乳がん罹患数は3.4倍・年齢調整罹患率は2.2倍に，また2001年からの10年間でさらに倍増した。欧米の白人では年齢階級別罹患率が年齢と共に上昇するのに対し，国内では30～40歳代にかけて罹患リスクが上昇し，ピークが40歳代後半～50歳代の更年期にあるのが特徴的であるが，20歳代～高齢者まで幅広い年齢層の女性が罹患する疾患である。一方，乳がんは女性の全死亡の約2.2％，悪性疾患による死亡の約8.6％（悪性腫瘍による死亡数では第5位）を占め，特に若年女性の悪性腫瘍による死因のトップである[1]。

全乳がんの約15～20％は家族集積性があり，その半数は*BRCA1/2*（遺伝性乳がん卵巣がん），*p53*（Li-Fraumeni症候群），*PTEN*（Cowden症候群）など原因遺伝子が特定された遺伝性腫瘍である。散発性の乳がんの発症には内因性，外因性のエストロゲンへの曝露が発がんに関与していると考えられている。

病　態

乳腺疾患の主訴となる自覚症状は腫瘤である。このほか，乳房痛・異常乳頭分泌・乳房の変形・乳房皮膚の変化（陥凹・発赤・浮腫）・リンパ節腫大などを訴えることもある。マンモグラフィ検診の普及に伴い，検診異常も主訴として増加しているが，検診が生命予後の改善に寄与しているかどうかには議論がある。

骨・軟部組織・肺・胸膜・肝臓・中枢神経系などは転移の好発部位である。

診断

確定診断には病理組織学的検査が必須である。乳腺腫がんに対し11～18Gの生検針を用いて腫瘤を組織として削り取る針生検（core needle biopsy）が行われることが多い。広がり診断にはマンモグラフィ・超音波・造影MRIなどが用いられる。遠隔転移の検索にはCT検査・骨シンチグラフィなどが用いられる。UICC-TNM分類による臨床病期分類の概略を表1に示す[2]。

予後や薬物療法の選択には，エストロゲン受容体（ER），プロゲステロン受容体（PgR），human epidermal growth factor receptor 2（HER2），Ki67などのバイオマーカーの評価が重要である。実地臨床では免疫組織染色を用いるが，近年では更に多遺伝子アッセイを行うこともある。

表1　乳がんの臨床病期（UICC-TNM分類）の概略[2]

原発巣（T）	遠隔臓器転移なし（M0）			鎖骨上下リンパ節，腋窩＋傍胸骨リンパ節（N3）	遠隔臓器転移あり（M1）
	腋窩リンパ節（N）				
	なし（N0）	可動性あり（N1）	可動性なし（N2）		
2cm未満（T1）	I	ⅡA	ⅢA	ⅢC	Ⅳ
2～5cm（T2）	ⅡA	ⅡB			
5cm以上（T3）	ⅡB				
皮膚浸潤，胸壁固定，炎症性乳がん（T4）	ⅢB				

＊0期：非浸潤がん（TisN0M0）

治療

0期乳がんは非浸潤がんであり，手術が標準治療である。I～Ⅳ期は基底膜を超えて浸潤する浸潤がんである。I～ⅢA期は，臨床診断で原発巣と腋窩リンパ節までに限局する癌で，手術によって肉眼的根治が得られる病期であり，臨床病期とバイオマーカーに応じて術後薬物療法を行う（表2）[3]。腫瘍径が小さい場合は乳房部分切除と放射線療法を併用した乳房温存療法が選択肢となる。近年では乳房全摘後，一期的もしくは二期的に乳房再建を行うことも増えてきた。腫瘍径が大きい場合，術前薬物療法を行う場合もある。新たに診断される乳がんの約8割は0～ⅢA期の根治切除を目指した手術可能なステージで発見されている。

ⅢB，ⅢC期の乳がんは，局所進行性乳がんとも呼ばれ，定型的な手術による根治切除が不可能なため薬物療法を先行し，効果に応じて局所療法（手術・放射線療法）を行う。Ⅳ期の再発乳がんでは乳房に対する局所療法の意義は不明であり，薬物療法と緩和ケアによって延命を図ると共に症状緩和・QOLの維持を図る。

表2 乳がん術後薬物療法の指針[3]

臨床的分類	推奨される術後薬物療法	備考
トリプルネガティブ（ER陰性HER2陰性）	アンスラサイクリンとタキサンを含む化学療法	*BRCA*遺伝子病的変異陽性の場合はプラチナ系も考慮
ER陰性HER2陽性		
T1a, リンパ節転移陽性	薬物療法なし	パクリタキセル+トラスツズマブ1年間を考慮
T1b-c, リンパ節転移陽性	化学療法+トラスツズマブ	アンスラサイクリン投与困難例はドセタキセル/カルボプラチン/トラスツズマブを考慮
T2以上またはリンパ節転移陽性	アンスラサイクリンに引き続くタキサン+トラスツズマブ（1年間）	
ER陽性 HER2陽性	上記に加え閉経状況に応じたホルモン療法	
ER陽性 HER2陰性（Luminal disease）		
ホルモン非感受性マーカーなし（Luminal A-like）	ホルモン療法単独	リンパ節転移4個以上陽性の場合は化学療法を考慮
閉経前低リスク	タモキシフェン5年	
閉経前その他のリスク	タモキシフェン5〜10年または卵巣機能抑制+タモキシフェンまたは卵巣機能抑制+エキセメスタン	
閉経後低リスク	タモキシフェン5年	
閉経後その他のリスク	アロマターゼ阻害剤より開始。5年超のホルモン療法。	5年超のアロマターゼ阻害剤の安全性データなし。
ホルモン療法非感受性マーカーあり（Luminal B-like）	上記のホルモン療法に加え化学療法	
Luminal B-likeであるが化学療法省略を支持する要素あり		多遺伝子アッセイで"良い"結果がでた場合

（サンクトガレン・国際コンセンサス会議, 2015）

　薬物療法は，殺細胞性化学療法・ホルモン療法・分子標的療法に分類される。ホルモン療法はERまたはPgRが陽性の場合に，分子標的療法のうちトラスツズマブ・ラパチニブ・ペルツズマブ・トラスツズマブ エムタンシンなど抗HER2療法はHER2陽性の場合に適応となる。個別の化学療法についての効果予測マーカーは確立していないが，多遺伝子アッセイは術後化学療法の効果予測マーカーとして一部活用されるようになってきた。

乳がんとWomen's health

　乳がんの治療は，病期に応じて手術・放射線療法による局所療法と，バイオマーカーに応じた薬物療法による集学的治療を行うことが多い。II期までであれば，5年生存率は90%を超え，治療後の健康も含めた「サバイバーシップ」に焦点が当てられるようになった。殊に化学療法による卵巣機能障害や長期にわたるホルモン療法は，更年期障害や不妊・骨粗鬆症・脂質代謝異常など女性の健康に影響を与える。また，ゲノム医療への関心の高まりに伴い，先制医療（例：遺伝性乳がん卵巣がんに対する予防的卵巣・卵管切除など）の体制整備のニーズも高まってきている。

　乳がんの生涯罹患リスクは12人に1人とも言われており，男女問わず多くの人が直接的・間接的に出会う可能性のある悪性腫瘍であるだけに疾患についての啓発は重要である。

【References】
1) 国立がん研究センター．最新がん統計. http://ganjoho.jp/reg_stat/statistics/stat/summary.html.（閲覧：2016-9-30)
2) Sobin LH, et al, editors. TNM Classification of Malignant Tumours. 7th ed. Oxford：Wiley-Blackwell；2009.
3) Coates AS, et al. Ann Oncol. 2015；**26**：1533-46.

Ⅳ 更年期

6 中高年の子宮内膜症

東京大学医学部附属病院女性外科　平田哲也／大須賀　穣

はじめに

　子宮内膜症は，月経困難症・慢性疼痛・不妊などの問題を引き起こし，女性のQOLを著しく害する疾患である．昨今の結婚・出産の高齢化に伴い，子宮内膜症の罹患者数は増加してきており，それに伴って妊娠を希望する40歳以上の子宮内膜症患者も増加していると考えられる．特に子宮内膜症性卵巣嚢胞は，サイズが大きい場合には手術療法を選択されることが多く，慎重な取り扱いが必要である．

　手術療法には慎重に取り扱うべき2つの問題点がある．1つは手術による卵巣機能低下を最低限に抑えるべく慎重な手術手技が必要であることと，もう1つは子宮内膜症性卵巣嚢胞は再発率が高いということである．再発率の低下のためには，完全な病変切除が望まれる．手術療法において，卵巣機能の温存と再発率の低下（つまり病変の完全切除）は相反する目標である．しかしながら，ホルモン療法などの術後管理によって，再発を抑制することにより繰り返しの手術を避けるというストラテジーで，その目標は両立すると考えている．そこで，われわれの施設における術後の再発および，その後の管理に関する検討から今後の中高年における子宮内膜症管理の問題点を明らかにすることにした．

　また，40歳以上の子宮内膜症性卵巣嚢胞には悪性化という問題点もあり，妊娠の希望がない患者に対しては，卵巣機能の温存ではなく40歳未満の患者より高頻度に付属器切除が選択される．悪性化の点も踏まえて，中高年における子宮内膜症管理の問題点について本稿で明らかにすることにした．

子宮内膜症，子宮内膜症手術と卵巣機能の低下について

　近年，子宮内膜症性卵巣嚢胞の手術が妊孕性に与える影響が問題視されている．昨今，卵巣予備能の指標として検査（anti mullerian hormone：AMH）が行われるようになり，子宮内膜症性卵巣嚢胞摘出後にAMHの値が低下することがわかった[1,2]．以前より子宮内膜症性卵巣

囊胞摘出後の患者と無処置の患者の比較において，最終的な臨床妊娠率は低下しないものの，採卵数が有意に低下することが報告されている。また，卵巣囊胞摘出をした40歳以下の両側子宮内膜症性卵巣囊胞患者のうち2.4％が卵巣機能不全となること[3]，他にも両側子宮内膜症性卵巣囊胞摘出術を行った患者に比べて有意に閉経時期が早いとの報告[4]もある。以上より，卵巣囊胞摘出術は卵巣機能を低下させる可能性があることに留意すべきであり，また卵巣囊胞摘出時に意図せずに摘出されてしまう正常卵巣組織は，腹腔鏡下手術の経験・技術に左右されることも報告[5]されており，手術自体も卵巣機能の温存のために慎重に行う必要があると考えられる。

子宮内膜症の術後再発について

まず，われわれの施設で子宮内膜症性卵巣囊胞摘出術を施行し，術後最低2年間経過観察ができた224例において，術後再発について後方視的検討を行った[6]。まず，子宮内膜症性卵巣囊胞の術後の再発率は30.4％であった。これについては多数の施設より報告（表1）があり，術後1〜5年の間に11〜49％で子宮内膜症性卵巣囊胞の再発が報告されている[7]。そこで，当院での症例につき再発関連因子について解析をしたところ，術後妊娠はオッズ比0.29と明らかな再発減少に関与していた。また，卵巣囊胞の直径と過去の薬物治療は再発増加に関与していた。

術後の妊娠が再発率の抑制に関連していることが示唆されたため，経口避妊薬（oral contraceptives：OC）/低用量エストロゲン－プロゲスチン（low dose estrogen-progestin：

表1 子宮内膜症性卵巣囊胞摘出術後の再発率について

著者	観察期間	再発率
Gbezzi, et al.	1年	12.10％
Alborzi, et al.	2年	17.30％
Parazzini, et al.	2年	14.40％
Koga, et al.	2年	30.40％
Vercellini, et al.	3年	12.0％
Liu et, al.	3年	32.30％
Busacca et, al.	4年	11.70％
Bussaca et, al.	4年	24.60％
Kikuchi et, al.	5年	31.70％

表2 OC/LEP術後投与が再発率に与える影響について

著者	観察期間	非投与群の再発率	投与群の再発率
Takamura, et al.	24ヵ月	44％	3％
Vercellini, et al.	28ヵ月	56％	9％
Seracchioli, et al.	24ヵ月	29％	11％

LEP）の術後投与が再発を抑制すると推測した．われわれの施設の検討では，2005～2006年までの子宮内膜症性卵巣囊胞摘出術後の87名に対し，OC/LEPの使用で再発抑制が期待できる可能性を説明した上で，希望者に術後OC/LEPを投与し2年間の経過観察をした[8]．2年間最後までOC/LEPを内服しなかった39症例のうち17症例（43.5％）で再発が認められたが，OC/LEPを投与した34症例では再発症例は1例（2.9％）であった．これは，再発率が10分の1程度に抑制されたことになる．14例はOC/LEPを投与したが途中で中止した14症例のうち2例（14.3％）に再発がみられた．他施設からも，術後のOC/LEP投与の有効性について同様の報告がある[9,10]（表2）．最近では，ジエノゲストが子宮内膜症の術後再発を抑制するという報告[11]もあり，術後のホルモン療法の選択肢も広がった．当科でも40歳以上の子宮内膜症患者においては，血栓症のリスクなどを鑑み，ジエノゲストを用いることは多い．いずれにしても，OC/LEP・ジエノゲストといった術後ホルモン療法が，術後の再発率を抑制する戦略の中で重要な位置を占めている．

子宮内膜症性卵巣囊胞摘出術後の患者の転帰

　では，術後再発をした患者の場合，その後どのような治療を行っているのか．今度は，術後再発をした子宮内膜症患者の転帰についても追跡することにした．当科において腹腔鏡下子宮内膜症性卵巣囊胞摘出術を行った365例のうち，術後2年のうちに再発したのは86例であった．そこで，これらの症例のその後の転帰に関して検討した．再発後平均7年の観察期間において，約3分の1にあたる26例において再手術が必要となった．そのうち7例は両側付属器切除，9例は片側付属器切除を施行した．再発率の低下を目指すと共に，再発症例の管理も今後さらに重要になると考えられた．最近の報告によると2回目の手術でも再発率が3年で21.3％，5年で37.5％と初回の手術とほぼ同等の率である[12]．また，最近の報告では2回目の手術は初回の手術よりも卵巣に与えるダメージは大きく，2回目の手術に関しては慎重にならなくてはいけない[13,14]と報告されている．したがって，多数回の手術を避けるべく再発抑制のための術後ホルモン療法が重要である．

子宮内膜症性卵巣囊胞の悪性転化について

　子宮内膜症性卵巣囊胞は0.3～1.6％で悪性化するという報告[15,16]があり，特に明細胞腺がん・類内膜腺がんといった組織型の卵巣がんの合併頻度が高い[17,18]．したがって，子宮内膜症性卵巣囊胞の管理において，悪性化の除外は常に念頭に置いておく必要がある．特に，40歳以上・囊胞径が10cm以上で子宮内膜症性卵巣囊胞のリスクが増加すると「子宮内膜症取り扱い規約」において報告されている．したがって，中高年の子宮内膜症性卵巣囊胞については，定期的な経過観察が望ましい．40歳以上の中高年では，特に注意が必要であるが，画像検査上，壁在結節の有無に特に注意が必要である．現在，わが国において前向きコホート研究として「本邦における子宮内膜症のがん化の頻度と予防に関する疫学的研究」が継続中である．この研究により，子宮内膜症性卵巣囊胞の悪性転化の頻度および囊胞摘出術による悪性転化の予防効果

の有無などが明らかになることが期待される。

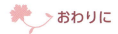おわりに

　子宮内膜症性卵巣嚢胞は慢性炎症性疾患であり，手術回数を最小限にするために長期間にわたり管理していく必要がある．子宮内膜症性卵巣嚢胞に対する繰り返しの手術は，腹腔内癒着の増悪・卵巣機能の低下，さらには早発閉経を引き起こす可能性がある．両側子宮内膜症性卵巣嚢胞摘出術を施行した患者は，片側子宮内膜症性卵巣嚢胞の摘出術を行った患者に比べて有意に閉経年齢が若いという報告もある．妊孕能の温存という観点のみならず，子宮内膜症を罹患した中高年女性のヘルスケアにおいても術後の再発抑制と共に再発後の管理は今後の重要な課題である．また，子宮内膜症性卵巣嚢胞の悪性化という点では卵巣嚢胞摘出術による悪性転化の予防効果はいまだ不明である．40歳以上での悪性化頻度が高いことから，再発後の管理においても悪性化の問題は注意を要する．その意味でも，中高年の子宮内膜症性卵巣嚢胞の管理については，今後のさらなる検討が待たれるところである．

【References】
1) Raffi F, et al. J Clin Endocrinol Metab. 2012；97：3146-54.
2) Somigliana E, et al. Fertil Steril. 2012；98：1531-8.
3) Busacca M, et al. Am J Obstet Gynecol. 2006；195：421-5.
4) Coccia ME, et al. Hum Reprod. 2011；26：3000-7.
5) Muzii L, et al. Fertil Steril. 2011；95：2116-9.
6) Koga K, et al. Hum Reprod. 2006；21：2171-4.
7) Koga K, et al. Front Biosci(Elite Ed). 2013；5：676-83.
8) Takamura M, et al. Hum Reprod. 2009；24：3042-8.
9) Vercellini P, et al. Am J Obstet Gynecol. 2008；198：504 e1-5.
10) Seracchioli R, et al. Fertil Steril. 2010；93：52-6.
11) Adachi K, et al. Gynecol Endocrinol. 2016；1-4. [Epud ahead of print]
12) Kim ML, et al. Am J Obstet Gynecol. 2014；210：216 e1-6.
13) Muzii L, et al. Fertil Steril. 2015；103：738-43.
14) Ferrero S, et al. Fertil Steril. 2015；103：1236-43.
15) Kobayashi H, et al. Int J Gynecol Cancer. 2007；17：37-43.
16) Kim HS, et al. Br J Cancer. 2014；110：1878-90.
17) Pearce CL, et al. Lancet Oncol. 2012；13：385-94.
18) Brinton LA, et al. Cancer Epidemiol Biomarkers Prev. 2005；14：2929-35.

Column

鉄欠乏性貧血

稚枝子おおつきクリニック／東京女子医科大学産婦人科学　武者稚枝子

貧血とは，血液中のヘモグロビン（＝血色素）または赤血球が減少した状態をいう。Hb濃度は年齢や性により異なるとされ，世界保健機関（WHO）による貧血の診断基準では成人（有経）女性はHb 12.0g/dL，妊婦ではHb 11.0g/dLを下回るものとされ，成人男性はHb 13.0g/dLが下限値となっている[1]。しかし，Hb濃度（g/dL），赤血球数（個/mm^3），ヘマトクリット（％）で代用されており，常に血漿量の増減による相対的変化を考慮しなければならず，実際の診断では見逃しも多い（鉄が十分でなければ，鉄を多く含むタンパク質の摂取量も不十分であると考えられる。低タンパク血漿ではHb値は実際より高値となる）。

貧血の中でも最も多い鉄欠乏。成人男性が食事で摂取する鉄の量は1日約10mgとされ，その約10％の約1mgが吸収される。一方，尿・汗・便などにより，毎日約1mgの鉄を喪失しているとされ，正常成人では鉄の需要と供給のバランスは保たれているとされる。しかし，有経女性は毎月の月経のために鉄の供給バランスが崩れることになる。月経量は20〜140mL/月とばらつきがあるが，平均80 mL/月とすると約1mg/日の鉄を喪失していることになる。成人男性と同じ量の鉄を摂取したとしても，毎日約1mg吸収して約2mg喪失していることになり，当然，赤字である。成長期であればさらに鉄の需要が増す。1回の妊娠によって失われる鉄の総量は全身の貯蔵鉄総量（約1g）に匹敵するとされる。授乳ではさらに約30mg/月，すなわち約1mg/日喪失する。閉経後は少し回復するものの，意識して鉄分の多い動物性タンパク質を摂取しなければ鉄欠乏は続いてしまう。

鉄の働きと鉄欠乏の症状を表1・2に示す。めまいや動悸だけでなく，鉄欠乏が起こると皮膚症状や

表1　鉄の働き	
1	赤血球を作る
2	体内に酸素を運ぶ
3	骨・皮膚・粘膜の代謝に働く
4	コラーゲンの生合成
5	白血球・免疫に及ぼす影響
6	知能・情動に及ぼす影響
7	消化管に及ぼす影響
8	身体活動・横紋筋に及ぼす影響

表2　鉄欠乏の症状≒不定愁訴			
1	立ちくらみ，めまい，耳鳴りがする	9	歯茎からの出血，身体にアザができる
2	疲れやすい，肩がこりやすい	10	胸が痛む，頻脈
3	湿疹ができやすい	11	身体を動かすと動悸や息切れがする
4	頭痛や頭が重いことがよくある	12	むくみがある
5	カゼをひきやすい，微熱がある	13	爪が変形し，割れやすい
6	洗髪時，毛が抜けやすい	14	食欲不振，便秘や下痢
7	注意力の低下，イライラ，憂うつ	15	口角口唇炎，舌が赤くスベスベする
8	神経過敏，音に敏感		など

※慢性の場合，長年の鉄欠乏状態に体が順応してしまっているため貧血の自覚症状は乏しいことがある。

精神神経症状，消化器症状などさまざまな症状を呈する。しかし症状があっても，Hb値でみると，男性では「所見あり」とされる一方，女性や老人では「基準値内」として「異常なし，原因不明」となってしまう。

そもそも，基準値とは何か。健康とされる集団の内，95％が基準内に入る値を示したものである。女性であれば有経者が入るため値が低くなり，老人では食事の摂取量が少ないことが多く，何も他に原因がなくても低値となる。鉄欠乏は貯蔵鉄の減少から始まる。貯蔵鉄は1,000mgが理想とされるが，フェリチンに換算すると100〜120ng/mLとされる。フェリチンが80ng/mLを下回ると何らかの鉄欠乏の症状が生じるとされ，性差や年齢に関係ない。

ではなぜ，長い間，女性の鉄欠乏は問題にならないのか？　これにはエストロゲンが深く関与していると思われる。エストロゲンはセロトニンの原料であるアミノ酸であるトリプトファンの吸収を促進させる。エストロゲンがあるために内膜が肥厚し月経が起こり鉄欠乏となるが，エストロゲンのより守られているとすれば皮肉である。

東洋医学でいう未病や女性の不定愁訴と呼ばれる症状の多くが，鉄欠乏の症状と一致する。かつて「女性を診たら妊娠と思え」と習ったが，これからは「女性を診たら貧血と思え」といえそうである。

【Reference】
1) WHO. Criteria for the diagnosis of anemia, Nutritional anaemias Report of a WHO scientific group. WHO technical report series；1968：405. p9-10, WHO Geneva.

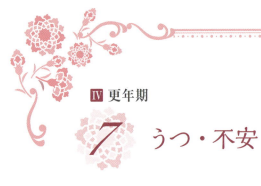

Ⅳ 更年期
7 うつ・不安

東京医科歯科大学大学院精神行動医科学分野精神科　西川　徹
大宮厚生病院精神科　甫母瑞枝

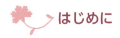はじめに

1. 更年期とは

　更年期とは，「女性の加齢の過程において生殖期から老年期への移行の時期」をいう。

　健常女性の閉経は平均50歳であり，卵巣機能の低下が始まり閉経に至る45〜55歳の期間を通常，更年期と呼ぶ。内分泌学的には卵巣のエストロゲン，プロゲステロンの分泌は40歳代から徐々に低下し，更年期に急激に低下して老年期には卵巣機能は停止する。ネガティブフィードバックにより，視床下部のゴナドトロピン放出ホルモン，下垂体の卵胞刺激ホルモン，黄体化ホルモンは逆に上昇する。そのため血液検査での閉経の目安として，血中のエストラジオール（E_2）が20pg/mL以下かつ卵胞刺激ホルモン（FSH）が30mIU/mL以上が使用されている[1]。

2. 精神障害における性差と更年期

　一般にうつ病や不安障害は男性よりも女性に多いとされ，その比率は日本や諸外国でも一貫して1.5〜2倍と報告されている[2]。うつ病は40歳代半ば〜閉経までの期間（更年期の前半）に発症しやすいことが指摘されており，更年期障害との鑑別が重要である。一方，婦人科外来で更年期障害と診断されたケースの約半数に何らかの精神障害の診断がついたという報告[3]があり，その内訳としてはうつ病を中心とする気分障害（26〜28％），不安障害（9〜13％）が高頻度であったとしている。よって，女性が更年期にうつ病を発症しやすいということは，ある程度周知されてきているが，2013年に改訂された米国精神医学会の精神疾患の診断・統計マニュアルDiagnostic and Statistical Manual of Mental Disorders（現在第5版DSM-5）において，新しく月経前不快気分障害に関しては気分障害の中に独立した診断名として採択されたが，更年期うつ病という診断名はない。したがって，憂うつ・意欲の低下・喜びが感じられないなどの抑うつ症状がほぼ毎日あり，本人が苦痛を覚えている，社会的な機能を損なっていることが2週間以上続けば，うつ病と診断される。

更年期の精神障害の要因

1. 生物学的要因

　うつ病の主たる病態としてはセロトニン神経系の伝達低下説があり，現に抗うつ薬のほとんどは脳内のセロトニン伝達の機能亢進を促して効果発現している。女性ホルモンのエストロゲンはセロトニン神経系に対して促進系に働くことが多く，その働きによりエストロゲンは抑うつ状態の改善や満足感・幸福感を高めることと関連しているとされている。またプロゲステロンはγ-アミノ酪酸（γ-aminobutyric acid：GABA）系の機能を高めることで抗不安効果を持つとされる[4]。更年期にみられるエストロゲン，プロゲステロンの急激な低下は，直接，神経伝達物質の調整に関与し，うつ病を発症させる可能性がある。ホルモンが恒常的に低下した閉経後よりも，閉経移行期のほうが抑うつ症状は強いこともあり，ホルモンが低下していく「変動」が精神症状に影響している可能性が示唆されている[5]。

2. 心理社会的要因

　更年期女性に起こる変化は，さまざまな意味での喪失体験であることが多く，それらが抑うつ症状を引き起こしていると考えられる。家庭においては子供の巣立ち・親や近親者との死別を経験することが多くなる。また，自分自身や配偶者の健康問題が起こる時期であり，健康な自分を喪失する時期である。これら喪失の理解は，後述する精神療法に重要であるため，治療者が患者本人の喪失体験を把握することが大切と思われる。

更年期精神障害でみられる症状

　更年期のうつ病では他の年代のうつ病と同じように，抑うつ気分や制止が基底にみられるものの，不安や焦燥感・苦悶感・落ち着きのなさが前景に立つものが多い。治療介入を受けずに経過すると，次第に心気的傾向の不安が強まり，場合によっては心気妄想など精神病的要素の強い病像にまで発展する。

リスクファクターと鑑別

　Parryは既往に月経前症候群・月経前不快気分障害・産後うつ病など，月経に関連した精神障害があった女性は更年期にうつ病になりやすいことを指摘している[6]。更年期のうつ病になりやすいリスクファクターを表に示した[7]。更年期のうつ病患者で，のぼせやホットフラッシュの血管運動神経症状などの更年期障害を併存することがあり，更年期障害とうつ病の鑑別が困難であることも多い。希死念慮や強い自責感・アンヘドニア（快感消失）など，うつ病に特徴的な症状を呈している場合には，積極的な治療介入が望まれる。

表　更年期のうつ病のリスクファクター

女性ホルモンに関連する 既往／既存症	生活習慣・健康に関連する リスクファクター	心理社会的 リスクファクター
・月経前症候群（PMS） ・月経前不快気分障害（PMDD） ・産後うつ病 ・子宮摘出手術	・うつ病の既往 ・身体疾患の存在 ・運動不足 ・喫煙	・配偶者がいないこと ・一人っ子 ・閉塞に対する陰性的な態度 ・社会的ストレス 　（夫の病気，借金など）

（文献7より引用）

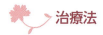

治療法

通常は外来診療で軽快することが多いが，不安焦燥が強く日常生活に困難が伴っている場合には，自殺予防という安全面からも入院加療が望ましい。入院した場合には電気けいれん療法も選択肢に挙げられる。

1. 薬物療法

更年期のうつ病に対しての薬物療法は，基本的なうつ病の治療ガイドラインと同じである。現在は第1選択として，選択的セロトニン再取り込み阻害薬（selective serotonin reuptake inhibitor：SSRI）とセロトニン・ノルアドレナリン再取り込み阻害薬（serotonin noradrenalin reuptake inhibitor：SNRI）などの抗うつ薬が推奨される。不安症状が強い場合にはベンゾジアゼピン系抗不安薬や少量の抗精神病薬を併用する。また，日本ではまだ一般的ではないが，抗うつ薬に閉経後ホルモン補充療法の併用も有益な選択肢と言える[8]。しかし少ないとは言え，乳がん発症リスクや血栓形成傾向が指摘されているため，リスク・ベネフィットを見極めて投与を考慮する。また，日本では更年期症状の緩和目的に漢方薬が用いられることも多く，副作用が少なくて患者にも受け入れられやすい。

2. 精神療法

うつ病患者への関わり方としては，傾聴や共感を中心とする支持的精神療法が主体であるが，更年期の女性に関しては喪失体験などのライフイベント，本人の人生上における更年期の位置付けを治療者が理解した上での対応が望まれる。更年期障害による身体症状が不安を増強させていることもあり，身体症状のメカニズムの説明・教育により患者が安堵することがある。

3. 電気けいれん療法（electroconvulsive therapy：ECT）

不安焦燥が強く希死念慮がみられる場合や，薬物療法で改善が得られない場合には，効果の発現が早く安全な治療法として電気けいれん療法が選択肢に挙げられる。電気けいれん療法とは，頭部の電極から短時間の電流を流すことによりけいれん発作を誘発し，重度の抑うつ・緊張病の

症状を改善させる療法である。1938年から行われている療法で歴史は古く，エビデンスも多いが，全身性のけいれん発作により骨折などの重大な有害事象が比較的多かった。日本では1980年頃より修正型電気けいれん療法が広まり，現在では修正型が推奨され，一般的になっている。これは全身麻酔・筋弛緩薬投与下で身体のけいれん発作を抑制し，脳波上のみのけいれん発作を誘発させる方法である。精神症状への効果は変わらないとされ，安全性は格段に高まった。ただし，副作用として一過性の記憶障害がしばしば生じる点は原法と同様である。

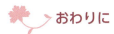

おわりに

更年期は言葉通り，老年期に向かって大きく身体的・環境的に「変わっていく」時期である。また，多くの喪失体験を受容し，乗り越えるという課題を与えられる。日本独自の障害名である「更年期障害」の患者の中に，うつ病患者が多く存在するという事実に対して社会の認知度を上げていく必要がある。

【References】

1) 中澤直子. 心療内科. 2003；**7**：27-33.
2) Parker G, et al. Int Rev Psychiatry. 2010；**22**：429-36.
3) 後山尚久. Pharma Medica. 2001；**19**：23-34.
4) Wang M. Front Endocrinol(Lausanne). 2011；**2**：44.
5) 平島奈津子（編著）. 上島国利（監）. 治療者のための女性のうつ病ガイドブック. 東京：金剛出版；2010. p.63.
6) Parry BL. Am J Psychiatry. 2008；**165**：23-7.
7) 赤穂理絵. 松島英介, 他（編）. 女性のうつ病. 東京：メディカル・サイエンス・インターナショナル；2015. p.167.
8) Altshuler LL, et al. Postgrad Med. 2001；(Spec No)：1-107.

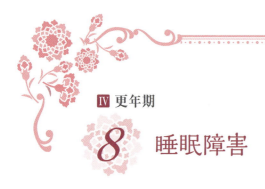

Ⅳ 更年期

8 睡眠障害

愛知医科大学医学部睡眠科　眞野まみこ／塩見利明

はじめに

女性の更年期障害の症状は，ほてり・のぼせなどの血管運動神経症状と，肩こり・腰痛などの運動器系症状・疲労感・イライラ・抑うつなどの精神神経症状と多彩である。その中で12,603人を対象とした大規模研究において，閉経期女性で睡眠障害を有する割合が38％とされ[1]，重要な位置を占める。閉経期には以前に比べて睡眠に関する愁訴も増える。閉経後期には不眠症状が特に増加し[2]，ホットフラッシュがあると頻度はより高くなる。

更年期女性が不眠症状を訴える際に重要な睡眠障害としては，不眠症・閉塞性睡眠時無呼吸・レストレスレッグス症候群がある。

不眠症

米国睡眠医学会における睡眠障害国際分類第2版（ICSD-2）では，睡眠開始・持続・固定あるいは質に繰り返し障害が認められ，眠る時間や機会が適当であるにも関わらずこうした障害が発生し，その結果何らかの日中障害がもたらされることを「不眠症」と定義している。2014年改訂の第3版（ICSD-3）では，「不眠障害」として慢性不眠障害・短期不眠障害・他の不眠障害の3つにまとめられた（表1）。

わが国の不眠症状を有する成人の有症率は，男性で17.3％・女性で21.5％と推定され，この割合は加齢に伴い高くなる傾向がある。また，女性のホルモン変化に随伴した不眠の特徴として，のぼせや発汗などによる入眠困難・睡眠効率の低下・頻回の中途覚醒が挙げられる。さらに，更年期女性においては家庭内・社会的変化による多面的なストレスや不適切な睡眠衛生が不眠につながることも多い。

不眠症の薬物療法としては，従来のベンゾジアゼピン系睡眠薬・非ベンゾジアゼピン系睡眠薬に加えメラトニン受容体作動薬・オレキシン受容体拮抗薬などの新薬も登場している。また最近では，非薬物療法として不眠症向けの認知行動療法（cognitive behavioral therapy for

表1 ICSD-2における不眠症とICSD-3における不眠障害の比較

不眠症（ICSD-2）	不眠障害（ICSD-3）
不眠症の全般的診断基準	慢性不眠障害：A〜Fを満たす。
A. 入眠困難・中途覚醒・早朝覚醒・慢性的な睡眠の質の悪さ〔睡眠をとっても疲れが回復しない（熟眠困難）〕	A. 下記の患者による訴えが1つ以上ある： 　1）入眠困難　2）中途覚醒 　3）早朝覚醒　4）就床抵抗 　5）眠るために保護者・介護者の介助が必要。
B. 訴えは，適切な睡眠環境下で生じる。	B. 訴えは，適切な睡眠環境下で生じる。
C. 下記の患者による訴え（夜間の睡眠困難と関連する日中の機能障害）が1つ以上ある。 　1）疲労・倦怠感 　2）注意，集中，記憶の障害 　3）社会的機能の低下 　　（家庭，職場，学校など） 　4）気分障害，易刺激性 　5）日中の眠気 　6）意欲，活力，主体性の低下 　7）仕事中や運転中のミスや事故の多発性 　8）睡眠不足に伴う緊張，頭痛，胃腸症状 　9）睡眠に関する不安	C. 下記の患者による訴え（夜間の睡眠困難と関連する日中の機能障害）が1つ以上ある。 　1）疲労・倦怠感 　2）注意，集中，記憶の障害 　3）社会的機能の低下 　　（家庭，職場，学校など） 　4）気分障害，易刺激性 　5）日中の眠気 　6）問題行動（多動，衝動性，攻撃性） 　7）意欲，活力，主体性の低下 　8）仕事中や運転中のミスや事故の多発性 　9）睡眠に関する心配・不満
不眠症の下位分類 　1. 適応障害性不眠症（急性不眠症） 　2. 精神生理性不眠症 　3. 逆説性不眠症 　4. 特発性不眠症 　5. 精神疾患による不眠症 　6. 不適切な睡眠衛生 　7. 小児期の行動性不眠症 　8. 薬剤や物質による不眠症 　9. 身体疾患による不眠症 　10. 特定不能（非器質性）の不眠症 　11. 特定不能〔生理的（器質性）〕の不眠症 　他の睡眠障害では説明できない。	D. 週に3回以上，生じる。
	E. 3ヵ月以上持続する。
	F. 他の睡眠障害では説明できない。 　・睡眠関連呼吸障害 　・過眠障害 　・概日リズム睡眠・覚醒障害 　・パラソムニア 　・睡眠関連運動障害 　・その他の睡眠障害
	短期不眠障害 　上記のA，B，C，FとEが3ヵ月未満（なお，D（頻度）は不問）。
持続期間 　上記の1.は3ヵ月未満，4.は小児期に発症，その他10.と11.以外は1ヵ月以上。	その他の不眠障害

Insomnia：CBTI)[3] も注目されている。不眠症に対するCBTはいまだ保険適応はないが，その改善効果の報告も多く，今後保険適応がなされるようCBTの認知度をさらに高めていく必要がある。

閉塞性睡眠時無呼吸（表2）

閉塞性睡眠時無呼吸（obstructive sleep apnea：OSA）の主症状としての日中の眠気は年齢と負の相関関係を示すとの報告もあり，若年者と比して中高年では不眠，特に熟眠不良（睡眠維持障害）が主訴となり得る．疫学調査において，OSA発症率の推定男女比は2：1 ～ 3：1である[4]が，50歳以上の女性においてはOSAの発症率が増加し，高齢者層では男女差は多くないことが報告されている．しかしながら，女性においては医療機関未受診の潜在的なOSA患者が多いとされる．

閉経後女性においてOSAの発症率が上昇する原因として，エビデンスは得られていないが，エストロゲン・プロゲステロンによるホルモン補充療法によりOSA発症リスクが約4分の1にまで改善することが報告されており，女性ホルモンの減少が主要因となっているものと推定される．女性のOSAにおける減量指導（肥満是正）以外の治療法としては，持続的陽圧呼吸療法（continuous positive airway pressure：CPAP），口腔内装置が主流である．

表2　成人の閉塞性睡眠時無呼吸の判断基準

判断基準
（AとB）またはCで基準を満たす． A．以下のどれか1つを認める． 　1．患者が眠気，休めない睡眠，疲労感，あるいは不眠の症状を訴える． 　2．患者が呼吸停止，喘ぎ，窒息感で目覚める． 　3．ベッドパートナーや他の観察者が患者の睡眠中に習慣性いびき，呼吸の中断，あるいは両方を報告する． 　4．患者が高血圧，気分障害，認知機能障害，冠動脈疾患，うっ血性心不全，心房細動，あるいはⅡ型糖尿病と診断されている． B．終夜睡眠ポリグラフ検査（PSG）あるいはセンター外睡眠検査（OCST[1]）で以下を認める． 　1．優位な5以上の閉塞性呼吸イベント（閉塞性あるいは混合性無呼吸，低呼吸，あるいは呼吸異常関連覚醒反応[2]〔RERA[3]〕）が，PSGでは睡眠1時間あたり，OCST[1]では記録時間中に認められる． または， C．終夜睡眠ポリグラフ検査（PSG）あるいはセンター外睡眠検査（OCST[1]）で以下を認める． 　1．優位な15以上の閉塞性呼吸イベント（無呼吸，低呼吸，あるいはRERA[3]）が，PSGでは睡眠1時間あたり，OCST[1]では記録時間中に認められる．
記
1．OCSTでは，記録されないことが多いEEGを原則として判定される実際の睡眠を記録しないため，PSGと比較して1時間あたりの閉塞性呼吸イベントを一般的に過小評価する．呼吸イベント指数（respiratory event index：REI）を総睡眠時間でなく記録時間に基づいたイベントの頻度を表すために使用してもよい． 2．呼吸イベントは最新版のAASMによる睡眠と随伴イベント判定マニュアルに準じて定義される． 3．RERAと低呼吸イベントは睡眠からの覚醒反応に基づいており，OCSTではEEGクライテリアによる覚醒反応が特定できないため，判定できない．

レストレスレッグス症候群（図）

レストレスレッグス症候群（restress legs syndrome：RLS）の有病率は，日本の人口の数％（質問法で4％，面接法で1％程度）であると言われている[5]。小児から高齢者まで幅広い年齢層で発症するが，特に40歳代半ば以降の女性に多く，女性患者数は男性の約1.5倍と報告されている。女性優位で，高齢女性に多いという特徴がある。RLSの合併は，慢性の治療抵抗性不眠症の1割を超える。そのため，一般的な不眠治療によって効果がない場合にはRLSの合併を疑ってみる価値がある。

RLSは，足や腕を動かしたいという強い欲求と足や腕の深部の不快な異常感覚（ムズムズ・痛痒い・筋肉が泡立つなど）があり，じっとしていられず脚を動かしたくなる。症状が表れやすいのは夕方から夜にかけて多く，カフェイン・アルコール・ニコチンの摂取でその頻度が増す場合がある。これにより，入眠障害や再入眠障害などの不眠症状を呈する。さらには，日中の眠気や生活に支障をきたすこともある。

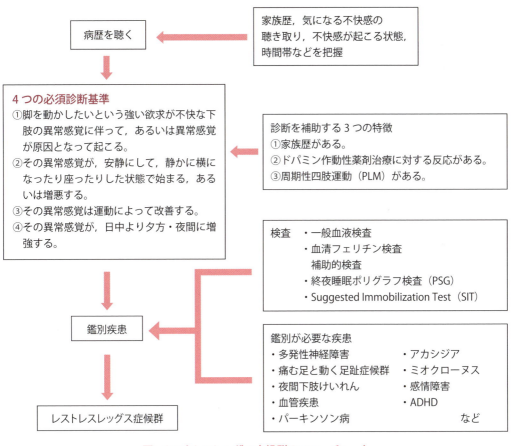

図　レストレスレッグス症候群のフローチャート
（Allen RP, et al. Sleep Med. 2003；4：101-19. より一部改変。監修：井上雄一先生）

RLSでは，50〜80％に睡眠時周期性四肢運動（periodic limb movements in sleep：PLMS）を随伴する。自覚症状がなくPLMSにより熟眠障害・中途覚醒・日中の眠気を呈する場合は周期性四肢運動障害（periodic limb movement disorder：PLMD）という。PLMDは加齢と共に増加し，30〜50歳で5％，50〜65歳で30％，65歳以上では45％に見られる。診断には，臨床症状が必須でPLMSが存在しても睡眠障害のない場合はPLMDとは診断されない。

　RLSの治療薬としては，内服薬としてプラミペキソール塩酸塩水和物・ガバペンチンの保険適用が承認され，2013年2月には初の貼付薬であるロチゴチンも登場し治療の選択肢が広がっている。

【References】
1) Kravitz HM, et al. Menopause. 2003；**10**：19-28.
2) Lee KA, et al. In：Meir H, et al. editoes. Principles and practice of sleep medicine.5th ed. Amsterdam. Elsevier；2011.p.1592-601.
3) 内田亜希子, 他.医事新報. 2014；**4731**：65-71.
4) Eichling PS, et al. J Clin Sleep Med. 2005；**1**：291-300.
5) Nomura T, et al. Sleep Biol Rhythm. 2008；**6**：139-45.

睡眠と女性医療
～更年期症候群における睡眠障害の治療～

倉敷平成病院婦人科　太田郁子

●● はじめに

　女性医療を担う上で，思春期から更年期，老年期まで睡眠障害はさまざまな女性のライフステージで問題となる。これは女性ホルモンが自律神経と密接な関係があるからである。したがって睡眠障害から，若年から長い睡眠導入剤服用を余儀なくされることもある。特に更年期以降の女性の不眠について，ホルモン補充療法や寝具の工夫により改善を試みたので報告する。

●● 睡眠の種類

　女性医療における睡眠は①心因性：不安・ストレスによるもの，②内分泌性：ホルモンバランスによるもの，③精神疾患に起因するもの：双極性障害，うつ病，④血管性：高血圧症候群，⑤夜間頻尿，⑤薬剤性に分類できる。特にエストロゲン濃度が急激に変化する思春期・更年期では，エストロゲンの変化による自律神経の失調により入眠障害，睡眠持続障害が認められやすい。またそれぞれの原因がオーバーラップしていることも少なくない。したがって，まずは高血圧症，緑内障，甲状腺機能障害などの器質性疾患の有無を鑑別し，夜間頻尿に対しての投薬も検討しておくことが望ましい。

●● 睡眠の診断

　器質性疾患が否定，もしくはコントロール下にある不眠に対して，更年期における女性医療ではホルモン補充療法で改善を試みる。当院では更年期症候群を訴える50人に対して，ホルモン補充療法前後，その後睡眠習慣改善1ヵ月の簡略更年期指数（SMI）やピッツバーグ睡眠質問票（Pittsburgh Sleep Quality Index：PSQI）を用いて睡眠の状態について調査した（図1）。ホルモン補充療法施行後はホットフラッシュ・発汗・息切れ・動悸・怒り・イライラなどの血管症状においては，著明な改善が認められた。しかし冷え・寝つき・抑うつ・倦怠感・手足の痛みなど機械的症状，抑うつ症状に対して，改善効果は不十分であった。これはおそらく症状がエストロゲン低下によるものではなく，加齢・ストレスなど他の要因に起因している可能性が高いことを示唆する。特に覚醒後に「体が痛い」，「寝た気がしない」といった症状を呈することが多いため，睡眠中の体動・姿勢を改善してその効果を検討した。睡眠中の体動・姿勢対しては，改善に効果があるというエビデンスのある高反発寝具（airweave®）を使用した。睡眠中の体動・姿勢を改善することで1ヵ月後のSMIは改善し，機械的症状や抑うつは睡

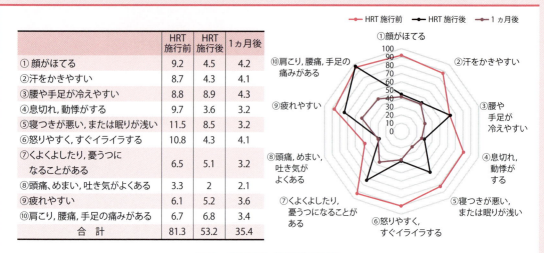

	HRT施行前	HRT施行後	1ヵ月後
①顔がほてる	9.2	4.5	4.2
②汗をかきやすい	8.7	4.3	4.1
③腰や手足が冷えやすい	8.8	8.9	4.3
④息切れ,動悸がする	9.7	3.6	3.2
⑤寝つきが悪い,または眠りが浅い	11.5	8.5	3.2
⑥怒りやすく,すぐイライラする	10.8	4.3	4.1
⑦くよくよしたり,憂うつになることがある	6.5	5.1	3.2
⑧頭痛,めまい,吐き気がよくある	3.3	2	2.1
⑨疲れやすい	6.1	5.2	3.6
⑩肩こり,腰痛,手足の痛みがある	6.7	6.8	3.4
合計	81.3	53.2	35.4

図1 簡略更年期指数（SMI）

簡略更年期指数（SMI）合計＝HRT施行前 81.3 → HRT施行後 53.2 → 睡眠習慣改善後 35.4

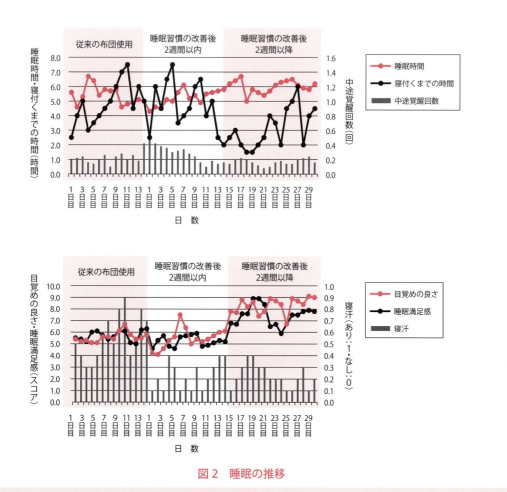

図2 睡眠の推移

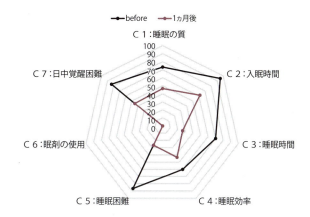

図3　ピッツバーグ睡眠質問票

眠の満足度と大きく関与していることがわかる（図1）。

　その効果の特徴は，睡眠中の体動や姿勢の改善効果は，高反発寝具使用直後からではなく，使用後約2週間以降経過してから認められており，使用直後はかえって睡眠の満足度は低下している。しかし，約2週間後以降は睡眠中の体動・姿勢を改善され，入眠までの時間や中途覚醒の回数，睡眠の満足度，目覚めの良さは著明に改善された（図2）。PSQIによる検討では，睡眠の質・入眠時間・睡眠時間・睡眠効率・睡眠困難・C1〜5の項目で著明な改善が認められた（図3）。これは更年期症候群における機械的症状および抑うつ症状が，睡眠の質に大きく関与していることを示唆すると考えられる。したがって，更年期症候群の機械的症状，抑うつに関しては，睡眠中の体動・姿勢の改善が一助となり得ると思われる。

　また更年期症候群において使用する睡眠導入剤は，当院においてはオレキシン製剤を第1選択薬としている。これはベンゾジアゼピン系，非ベンゾジアゼピン系の睡眠導入剤は睡眠導入・持続に関しては大きく寄与するものの，睡眠中の体動や姿勢維持に関しては抑制する傾向が予想され，前述の内容と相反するからである。オレキシン製剤は睡眠導入および持続効果はやや劣るものの，睡眠リズムを正常に保つ薬効があり，睡眠中の体動や姿勢維持を妨げないことから，更年期症候群における機械的症状・抑うつに関しては有効であると思われる。

おわりに

　更年期症候群における睡眠障害は，「眠れない」という睡眠導入障害に比較して，「寝た気がしない・疲れが取れない」という睡眠の質の低下が主症状である。したがって，その改善にはホルモン補充療法に加え，睡眠中の体動・姿勢の改善とそれを妨げないオレキシン製剤の併用が望ましいと思われる。

Ⅳ 更年期

9 閉経後性器尿路症候群

三井記念病院産婦人科　中田真木

腟・腟前庭領域の萎縮性変化

　女性の腟・腟前庭領域（以下，腟・前庭）は，口腔・口唇と同様に皮膚と粘膜が境を接する場所で，重層扁平上皮が常在菌，排泄物，体液などによる生物学的・化学的な刺激にいつもさらされている。腟・前庭の上皮細胞は，卵巣ホルモンの影響を強く受けている。低エストロゲン状態では腟・前庭の上皮は代謝活性が低下し，外界からの化学的な攻撃や微生物の滞留に対して抵抗力が弱まる。エストロゲンレベルの低下を背景として慢性炎症が遷延すると，長期的に上皮の扁平化と乳頭突起の退行，固有粘膜層における線維化など粘膜の萎縮が認められるようになる。腟・前庭上皮の構造性萎縮が腟と外陰部（feminine zone：FZ）の違和感や性機能，下部尿路機能に悪影響を及ぼすようになる状態は閉経後性器尿路症候群（genitourinary syndrome of menopause：GSM）と呼ばれる。

GSMの診断・症状

　GSMは，FZに自覚される乾燥感・灼熱感・刺激症状・性生活のときの潤滑の欠如・違和感・疼痛・結果的な性機能低下，さらには，尿意切迫感，排尿痛，反復性の尿路感染症など腟・前庭部の萎縮に関連した煩わしい症状を有する状態を指す（表）[1]。
　「腟外陰萎縮（vulvovaginal atrophy：VVA）」は長く使われてきた用語で，局所の所見や病理組織学的な実体を指している。GSMは，VVAを背景とする臨床的な症状を軸とする症状症候群である。

女性のライフステージと腟・前庭の萎縮

　思春期発動前，産褥，および閉経後には，エストロゲンレベルは低く，腟・前庭領域の上皮の代謝活性が低下している。ただし思春期発動前には腟粘膜が外界の刺激にさらされることが

表　閉経後性器尿路症候群（genitourinary syndrome of menopause）の症候

分類	症状	所見
局所症状	乾燥感，灼熱感，かゆみ，痛み，石鹸や尿がしみる，はれぼったさ	腟壁は，蒼白もしくは充血 炎症が長期化すると粘膜固有層には線維の増生
下部尿路症状	膀胱炎類似の刺激症状，残尿感，頻尿，スムーズに排尿できない	尿流動態検査では有意の変化なし
性機能低下	乾いた感じ，潤滑能力の低下，リビドーの低下，性交痛	
その他	下腹痛，腟や子宮の下垂感（骨盤臓器脱の違和感に類似）	

（著者作成）

少ないこともあり，産婦人科領域ではFZの萎縮や炎症を診察することは珍しい．出産後の低エストロゲン状態は，分娩から半年ほどで自然に解消の方向に向かう．それゆえ，FZの萎縮に関連する症状が煩わしい問題を引き起こすのはたいてい閉経前後で，ほとんどの症例がいわゆるGSMに該当する．また，過去の報告によると，30〜40歳代にも乾燥感や外陰部の違和感を有する人はいて，必ずしもGSMは閉経後年齢に限定される症候群ではない[2]．

女性骨盤底医学からみたGSM

加齢や出産により，エストロゲンレベルの低下だけでなくFZの形態，ひいては腟・前庭の粘膜が置かれている環境にも変化が訪れる．加齢や出産に伴うFZの変化の中でGSMの原因になりやすいのは，前腟弛緩に伴い外尿道口が陰核包皮の裏側にしまい込まれたような配置になってしまう場合，および，腟・前庭部が全体的に萎縮傾向になり外尿道口が腟内に引き込まれる場合などがある．これらの変化は30〜40歳代にも珍しくなく，排尿のつど腟内や前庭部を尿が洗うために汚染や臭気が問題になる．腟内に空隙があると，腟に残留した尿から生成するアンモニアや有機物によりFZには炎症が起こる（図）．腟口が狭い場合は排尿のつど腟内に尿が流し込まれると膀胱炎類似の細菌が繁殖し難治性の腟炎になる．

皮膚科学からみたGSM

産婦人科と皮膚科に跨るGSM関連の疾患に，硬化性苔癬（lichen sclerosis：LS）と小陰唇癒着症がある．これらの病態は通常低エストロゲン状態において問題になり，高度化したLSは高率に小陰唇癒着症を伴う．かゆみや局所と下部尿路の刺激症状などについてLSはVVAと連続性があるが，LSがVVAの末期的な病像であるかどうかは解明されていない．

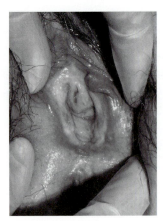

図　骨盤臓器脱の手術治療後に高度化した GSM

腟や会陰の形成を行わずに仙棘靭帯へ子宮頸部を縫合固定して整復したが，それでもなお腟口は狭小化し腟内には隙間ができている。腟の奥には毛髪や尿がいつも滞留し，腟内の膨満感や FZ のかゆみがとれない。慢性炎症の遷延によるものか，腟口あたりには上皮の菲薄化と色素脱失が起こっている。

【References】

1) Portman DJ, Gass ML, Vulvovaginal Atrophy Terminology Consensus Conference Panel. Maturitas. 2014；**79**：349-54.
2) 伊藤加代子, 他. 日女性医会誌. 2013；**20**：399-405.

性差医療と女性医療

山口大学医学部附属病院女性診療外来　松田昌子

　性差の視点を医学研究に導入し，生物学的および社会的に女性であることが健康に対してもたらす影響を明らかにするため，1990年に米国の国立衛生研究所（National Institute of Health：NIH）に，The Office of Research on Women's Health（ORWH）が設置されて25年が過ぎた。

　かつて女性医療といえば生殖器に関するものが中心であったが，平均寿命の延長と女性のライフスタイルの変化は，思春期以前・性成熟期・更年期・老年期と，そのライフステージに応じて必要とされる医療は異なることが認識されるようになった。

　これまでは，生殖器領域以外の女性医療は男性を対象に行われた医学研究の結果をそのまま女性にも応用したものであったが，米国ではNIHが臨床研究にほぼ同数の男女を対象として加えることを強く求めるようになったため，過去25年間に発表された性差に関する医学研究論文は格段に増加し，世界的にも研究者の意識は性差にも向けられるようになった。

　一方，日本では2000年代初期より女性を総合的に診療する女性外来が急速に増え，女性に配慮した診療環境の提供と，性差に基づいた女性医療の実践を掲げた。

　近年の研究結果から，循環器疾患・自己免疫疾患・がん・精神疾患・骨粗鬆症・糖尿病・感染症・依存症など多くの領域で性差があることがわかってきているが，まだ解明されていないものも多い。性差に関する医学研究と，そこから得られた成果を実践する医療現場が，互いに情報を共有し，フィードバックを行うことが，診断や治療はもちろん，予防医学においても，より質の高い医療を実現することにつながる。女性外来はその実践の場として重要な役割をもつが，性差が全身の臓器に存在することがわかった現在，すべての専門領域で，診療の中に性差という視点をもち，男女の新たな医学的違いが明らかにされれば，その恩恵は女性のみならず，男性にとっても大きな福音となる。性差医学・医療の意義はそこに集約されると考える。

Ⅳ 更年期

10 下部尿路機能障害（排尿障害）：腹圧性尿失禁と過活動膀胱

名古屋第一赤十字病院女性泌尿器科　加藤久美子

はじめに

　以前は広義の排尿障害を蓄尿障害と狭義の排尿障害（尿排出障害）に分けたが，近年は下部尿路機能障害という総称で，蓄尿障害（頻尿・尿失禁）と排尿障害（排尿困難・尿閉）をまとめる形になっている[1]。「出にくい男と漏れる女」と言うように，男性は前立腺肥大症の関与で排尿障害が多く，女性は骨盤底脆弱化の関与で蓄尿障害が多い傾向がある。

　40歳以上の尿失禁保有率は，女性は44％と男性の18％の2倍以上である[2]。咳や運動で腹圧時に漏れる腹圧性尿失禁（stress urinary incontinence：SUI）は，女性骨盤底の構造的弱点に由来し，分娩をきっかけに若い年代から増加する。過活動膀胱（overactive bladder：OAB）は，尿意切迫感を必須症状とする症状症候群で膀胱の不随意収縮を背景とし，男女で加齢と共に増加する[2]。

　2013年発刊の女性下部尿路症状診療ガイドライン（FLUTSガイドライン）は，そのアルゴリズムで女性尿失禁を，腹圧性尿失禁・切迫性尿失禁（OAB）・混合性尿失禁に3分し，一般医に初期診療を委ねている（図1）[3]。過活動膀胱診療ガイドライン（OABガイドライン）も参考になる[4]。一方，女性の排尿障害（尿排出障害）は，骨盤臓器脱や骨盤内手術の既往に注意が必要で専門医紹介が推奨されている[3]。

　本稿では更年期とそれ以降の女性で身近な悩みとなるSUIとOABの鑑別と診療を述べ，女性医療に関わる方々の参考としたい。

SUIとOABの問診

1．腹圧性尿失禁（SUI）は腹圧に一致した漏れ

　SUIは咳・くしゃみ・走行・歩行・スポーツ・重量物の運搬などの特徴的状況で漏れるので，尿失禁の状況を具体的に尋ねる[5]。混合性尿失禁では，SUIとOABの比重について聴く。

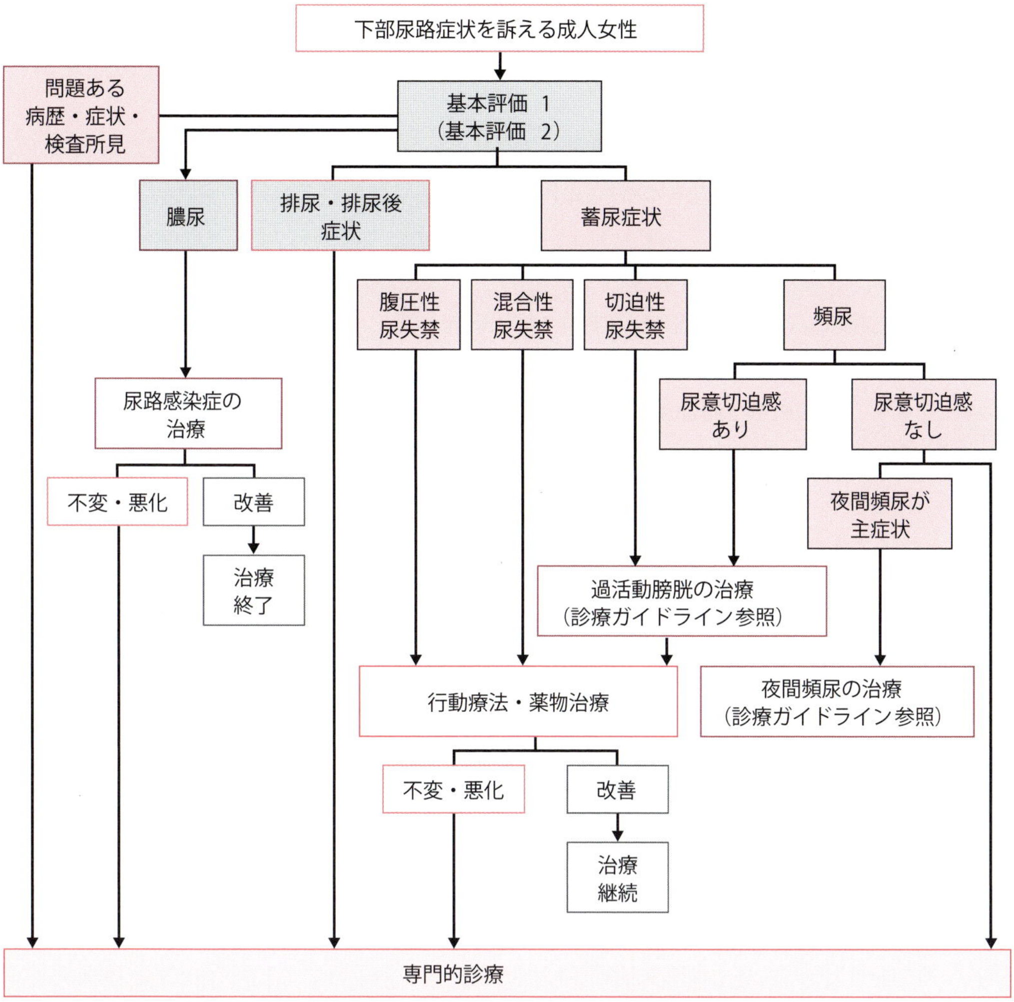

図1　女性下部尿路症状診療ガイドライン：初期診療アルゴリズム

（文献3より作成）

2．過活動膀胱（OAB）では三大症状を把握

　問診で尿意切迫感・切迫性尿失禁・頻尿の三大症状を把握する。必須症状の尿意切迫感は，徐々に強まる正常の尿意ではなく，急に起こる我慢のきかない病的尿意である。切迫性尿失禁では，ドアノブ尿失禁・手洗い尿失禁という特徴的状況を知っておく[5]。前者は玄関やトイレのドアを開ける時，後者は炊事洗濯・洗顔などが尿失禁の引き金になる。頻尿では，昼間・夜間の排尿回数の確認に後述の排尿日誌を使う。

3．その他の鑑別診断

　鑑別診断の見落としがないよう，他の症状・合併症・既往歴・服薬歴を聞く。排尿困難，血尿（膀胱がんなどの除外），膀胱痛（間質性膀胱炎を考慮），神経疾患・骨盤内手術の既往（神経因性膀胱を考慮）などがある。

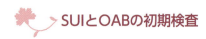

SUIとOABの初期検査

1. 尿検査
OABガイドラインは，尿検査と残尿測定のスクリーニングを勧めている[4]。膿尿があれば（女性は混入も多いが），尿路感染症の治療先行を考える。尿潜血があれば，膀胱がんなどの鑑別のため専門医に紹介する。

2. 残尿検査
残尿のある例は，OAB治療薬やSUI手術で排尿困難が悪化するリスクがある。残尿100mL以上は専門医紹介が勧められる[4]。

導尿せずとも，残尿量は腹部超音波で（長径×短径×前後径）/2で概算できる。携帯型装置（ブラッダースキャン，リリアムα200）があれば，看護師がボタン1つで検査できる（平成28年現在，保険点数55点）。

3. ストレステスト
ストレステストでは，尿の貯留した状態で咳・いきみを行わせ，内診で尿失禁と尿道過可動を評価する。腹圧負荷に一致した漏れは腹圧性尿失禁を示し，間を置いての漏れは腹圧負荷で誘発された膀胱不随意収縮を疑う。

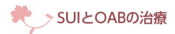

SUIとOABの治療

1. 行動療法：水分調節・膀胱訓練・骨盤底筋訓練
FLUTS・OAB両ガイドラインで，行動療法重視の姿勢が見られる[3,4]。排尿日誌は，病状評価と生活指導の両方に役立つ。最低1日，できれば2～3日，毎回の排尿の時間と量・尿失禁の状況を記録させる。多飲多尿や心因性頻尿の関与に本人が気付き，水分調節や膀胱訓練のベースになる。

1日尿量20mL/kg未満は乏尿，40mL/kg以上は多尿の傾向である[6]。後者なら，25～30mL/kg（体重50kgなら1,250～1,500mL）を目安に水分調節を勧める。カフェイン・炭酸飲料の摂り過ぎは避ける。冷え対策・減量を勧め，排尿環境の整備・適切なパッド類の使用を助言することも大切である。

膀胱訓練では，尿意を感じたら深呼吸をして尿意の波が収まるのを待ち，気をそらして2～3時間を目標に徐々に排尿間隔を延ばす。電気刺激療法（干渉低周波），磁気刺激療法も行われる。

骨盤底筋訓練はSUI治療のベースで，尿道・腟・肛門を5～10秒収縮して，弛緩を1日50回を目安に行う。テレビのCM中や，トイレに行くたびの生活習慣にするとよい。咳やくしゃみで尿失禁が起こりそうな時，両足を閉じ骨盤底を収縮すると即効性がある。

2. 薬物療法
SUIではクレンブテロールが唯一承認された薬剤で[3]，治療では補助的位置付けである。一方，女性OABでは初期治療から抗コリン薬・β_3作動薬が推奨され[4]，治療の中心になっている。

抗コリン薬は副作用の口内乾燥・便秘が要注意で，少量からの使用・ガムをかむ・レモンを

舐めるなどの対策の説明といった配慮が必要である．緑内障で真の禁忌となる未治療の閉塞隅角緑内障は約8％と少なく[7,8]，眼科に確認して使用したい．β_3作動薬は副作用が少ない点で，使いやすい薬剤である．

3．腹圧性尿失禁の中部尿道スリング手術

1999年から中部尿道の下をポリプロピレンのメッシュ状テープで支持する中部尿道スリング手術が日本に導入された．米国では日帰り手術，日本でも2泊3日程度で行われる．低侵襲性と安定した長期成績を兼ね備え，重症例だけでなく運動や旅行を楽しみたいという層にも対象が広がった．

恥骨後式のTVT（tension-free vaginal tape）手術は，前腟壁の約15mmの切開から恥骨直上の左右の小切開（約5mm）にテープをU字型に通し，経閉鎖孔式のTOT（trans-obturator tape）手術は，閉鎖孔上内側の小切開にテープを緩やかな形に通す（図2）．TOT手術は膀胱損傷や腸管損傷のリスクを回避でき術後排尿困難が少ないが，重症例ではTVT手術の成績が優るという報告があり[3]，使い分けが考えられている．

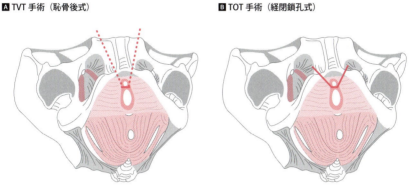

図2　腹圧性尿失禁（SUI）の手術法

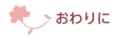

おわりに

腹圧性尿失禁（SUI），過活動膀胱（OAB）はその有症率から女性医療に関わる医師すべてに窓口となっていただきたい疾患である．行動療法・薬物療法で初期診療を行い，有効感の得られない症例は専門医に紹介するネットワークができればと思う．SUIについては，低侵襲手術の選択肢をぜひお示し願えればと思う．

【References】

1) 本間之夫, 他. 日排尿会誌. 2003；**14**：278-89.
2) 本間之夫, 他. 日排尿会誌. 2003；**14**：266-77.
3) 日本排尿機能学会女性下部尿路症状診療ガイドライン作成委員会（編）．女性下部尿路症状診療ガイドライン．東京：リッチヒルメディカル；2013.
4) 日本排尿機能学会過活動膀胱診療ガイドライン作成委員会(編)．過活動膀胱診療ガイドライン 第2版．東京：リッチヒルメディカル；2015.
5) 加藤久美子, 他. 産婦の実際. 2006；**55**：2007-16.
6) 日本排尿機能学会夜間頻尿診療ガイドライン作成員会（編）．夜間診療ガイドライン．東京：ブラックウェル社；2009.
7) Kato K, et al. BJU Int. 2005；**95**：98-101.
8) Kato K, et al. Int J Urol.2007；**14**：595-7.

MEMO

Ⅳ 更年期

11 脂質代謝・糖代謝の変化・動脈硬化

国立長寿医療研究センター　荒井秀典

更年期の脂質代謝

　女性ホルモンの分泌減少に伴い，40歳代から女性の総コレステロール，悪玉（LDL）コレステロールは増加しはじめ，閉経後〜60歳代にかけてピークとなる。20歳代〜更年期にかけて総コレステロールは約40mg/dL増加する（図）。善玉（HDL）コレステロールは，閉経前後より低下傾向を示し，トリグリセリド（TG）もLDLコレステロール同様，閉経にかけて増加傾向を示す。このように閉経を境にして，女性の血清脂質値は男性とほぼ同程度となる[1]。

　閉経前後におけるLDLコレステロールの増加は，エストロゲンの減少により肝臓におけるLDL受容体の発現が低下することによって生じる。一方，TGの上昇と共にLDLが酸化されやすい小型LDL（small dense LDL）になる。また，HDLコレステロールは閉経前後で減少するが，主としてHDL$_2$の

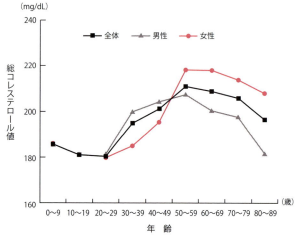

図　日本人の血清脂質調査における各年代別，男女別の総コレステロール値の推移（2000年）

（文献1より引用）

低下によると考えられている。このHDLコレステロールの低下は，TGの増加と逆相関する。これらの閉経期における血清脂質の変化は，ホルモン補充療法により改善が期待できる。

更年期の糖代謝

脂質代謝同様，更年期においては糖代謝の悪化も認められる。平成26年「国民健康・栄養調査」報告によると，「糖尿病が強く疑われる者」（HbA_{1c}が6.5％以上，または質問票で「現在糖尿病の治療を受けている」と答えた人）の頻度を見ると男女共に経年的上昇を示し，50歳代の女性で糖尿病が強く疑われる人の割合は6.5％，60歳代の女性は13.3％に上昇している。健康診断を受診した非糖尿病女性の検討では，閉経が空腹時血糖値上昇の独立した危険因子であることが示されている。

糖代謝の悪化に関しても，エストロゲンの低下が関係している。加齢自身も糖尿病の発症と関係するが更年期においては肥満・低身体活動・乱れた食生活・喫煙・アルコール・内服薬なども糖代謝の悪化に寄与している。また，ビタミンDやカルシウムも閉経後の糖尿病発症に影響を及ぼすと考えられている。さらには，閉経後女性において血中の性ホルモン結合グロブリン（sex hormone binding globulin：SHBG）濃度はインスリン抵抗性や糖尿病発症と負の相関を認める[2]。

女性における心血管リスク

女性では閉経後に冠動脈疾患のリスクが高まってくるが，男性に比べてリスクは低く，厚生労働省の死亡統計では女性の冠動脈疾患による死亡は，男性に比べ50歳代で約5分の1，60歳代で約3分の1，70歳代で約2分の1となっている。沖縄県や滋賀県における疫学調査では，年齢調整した35～65歳の女性の心筋梗塞の発症率は，男性の約20％である。女性では閉経後に冠動脈疾患の発症率が高まってくるが，それでもなお男性よりリスクは低い。全国の76事業所を対象とした疫学調査（3M study）でも，50歳代での心筋梗塞発症率は男性の約20％である[3]。女性の冠動脈疾患発症あるいは死亡率は，およそ全年齢層において男性より約10年遅れる。しかし女性の高齢化が進み，また高齢になるほど心筋梗塞死亡者も増加しており，これらを見据えた対策が今後重要となろう。一方，脳梗塞の年齢調整発症率も男性に比べ女性で低く，沖縄県や滋賀県の調査では女性の発症率は男性の約50％，久山町研究では男性の約75％である。日本人において脳梗塞発症率は心筋梗塞発症率より高いことや，脳梗塞発症率の男女差は心筋梗塞より少ないことなどを考慮すると，女性の脳梗塞予防や管理にも厳重な対応が必要である。

【References】
1) Arai H, et al. J Atheroscler Thromb. 2005；**12**：98-106.
2) Ding EL, et al. N Engl J Med. 2009；**361**：1152-63.
3) Hirobe K, et al. Cric J. 2005；**69**：767-73.

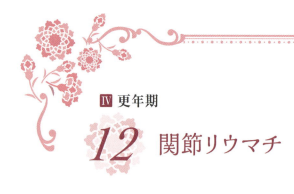

Ⅳ 更年期

12 関節リウマチ

産業医科大学医学部第1内科学　田中良哉

関節リウマチとは

　関節リウマチ（rheumatoid arthritis：RA）は，関節滑膜炎を病態の主座とする全身性自己免疫疾患（膠原病）である．30〜50歳代の女性に好発し，日本国内では約70万人の患者数を数える．RAに伴う多関節の疼痛・腫脹やこわばり等の臨床症候，関節変形が働き盛りの女性のQOLを著しく損なう．関節破壊は発症早期から進行し，変形すると不可逆的な身体機能障害を引き起こすため，早期からの適正な診断と治療が必要である．また，発熱・倦怠感・乾燥性角結膜炎・唾液腺炎・間質性肺炎などの関節外臓器障害をしばしば伴い，包括的な内科的管理が必要となる．

RAの診断

　2010年に米国リウマチ学会（ACR）と欧州リウマチ学会（EULAR）が公表した分類基準を用いて診断する．
　第1段階では1つ以上の関節腫脹を認める疾患を鑑別する．第2段階では，関節病変（小または中・大関節の疼痛・腫脹），血清学的検査〔リウマトイド因子・高シトルリン化ペプチド抗体（CCP抗体）〕，罹病期間（6週以上），急性期反応（赤沈，CRP）の4項目に重み付けをし，加算して10満点で6点以上をdefinite RAと分類する（図1）[1]．また，関節炎に典型的な画像所見を伴えば診断可能である．診断されれば，関節破壊が生ずる前に抗リウマチ薬を用いて治療介入する．

RAの治療薬

　RAの治療には，免疫異常を抑制して疾患制御することを目的として免疫抑制薬が使用され，抗リウマチ薬（DMARDs）と呼ばれる．抗リウマチ薬は，メトトレキサート（MTX）に代表

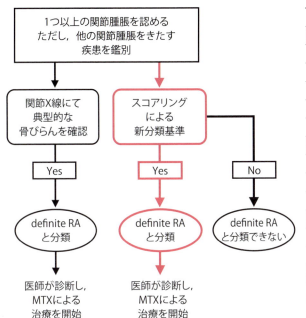

図1　2010年関節リウマチ分類基準
第1段階で抽出した1つ以上の関節に腫脹を認め，他の関節腫脹をきたす疾患を鑑別できる新規受診症例に対して，10点満点評価の第2段階に進む。この分類基準を基に，関節リウマチと分類（診断）すれば抗リウマチ薬による治療を開始する。

（文献1より改変）

される合成抗リウマチ薬（synthetic DMARDs），TNF等を標的とした生物学的製剤によるバイオ抗リウマチ薬（biologic DMARDs）に分類される。後者としてTNFを標的としたインフリキシマブ・エタネルセプト・アダリムマブ・ゴリムマブ・セルトリズマブ ペゴル・IL-6受容体を標的としたトシリズマブ・CTLA4-Ig融合タンパクによるT細胞選択的共刺激調節薬アバタセプトが使用可能である。なお，従来使用された抗炎症薬とステロイド薬は対症療法（補助療法）として最小限の使用にとどめ，寛解導入後は中止すべきである。

RAの治療方針

　治療目標はすべての患者において寛解を達成することである[2-4]。寛解基準は，SDAI（≦3.3），CDAI（≦2.8），DAS28（＜2.6）などを用いて客観的総合指標で評価する。目標達成のためには，早期治療介入により関節炎を速やかに沈静化させて寛解導入することが基本方針である。RAと診断し，禁忌がなければMTXで速やかに治療を開始するのが標準的治療である。しかし，十分量のMTXを6ヵ月間使用しても目標に達しない際には，バイオ抗リウマチ薬を導入する。重篤な副作用としては感染症が多く，高齢，呼吸器疾患既往・併発，ステロイド薬使用などの危険因子を有する際には，全身内科的管理が必要である。早期寛解導入により関節破壊が抑止できることが明らかになった。よって，寛解基準が達成されるまで抗リウマチ薬による治療は少なくとも3〜6ヵ月ごとに見直されるべきである。

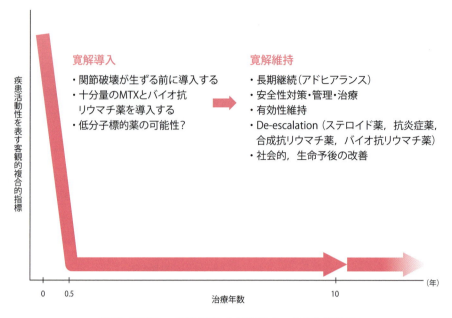

図2　抗リウマチ薬を用いた関節リウマチの治療戦略

抗リウマチ薬の適切な使用により，すべての患者に寛解，少なくとも低疾患活動性を目指すことが治療目標である。

（著者作成）

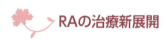

RAの治療新展開

　寛解導入後はその維持が重要で，安全かつ良好なアドヒアランスが求められる。TNF阻害薬の治療継続により10年間にわたって身体機能障害が進行しないことが示され，長期の構造異常や機能障害の進行の防止と生命予後の改善が新たな目標となった。さらに，就労のみならず家事における労働生産性を著明に改善し，社会的寛解も目標になりそうである（図2）。また，発症早期であればバイオ抗リウマチ薬のドラッグホリデーが可能となってきた。最近，廉価のインフリキシマブのバイオシミラーおよび生物学的製剤と同等の効果を有する内服可能な抗リウマチ薬としてJanus kinase（JAK）阻害薬トファシチニブが承認された[4,5]。現在も多くの薬剤が治験段階にあり，また他の自己免疫疾患にも適応が拡大されつつある。

【References】

1) Aletaha D, et al. Arthritis Rheum. 2010；**62**：2569-81.
2) Smolen JS, et al. Ann Rheum Dis. 2016；**75**：3-15.
3) Smolen JS, et al. Ann Rheum Dis. 2014；**73**：492-509.
4) Tanaka Y. Ann Rheum Dis. 2013；**72**：ii124-7.
5) Tanaka Y. J Biochem. 2015；**158**：173-9.

「ごきげん」の秘訣

慶應義塾大学医学部眼科学教室　坪田一男

　"ごきげん（幸せ）"が健康に大きく影響することはみなさんもご存じのことと思う。笑うと血糖値が下がる，明るい言葉を使っていた人がより健康だった，生活を楽しんでいる人のほうが病気になりにくいなど，多くの報告がある。2011年のScience誌には"Happy people live longer.（幸せな人は長生きする）"という総説が掲載され話題となった。

　幸せは結果のように思えるが，実は自分で選択できるものなのだ。お金があるから幸せとは限らず，結婚したら幸せとも限らない。日常生活ではいろいろな問題が起きる。ごきげんでいるために必要なのは，知恵と決意である。

　いちばん簡単ですぐにできる方法は，「口角を引き上げて笑顔を作る」。脳の研究では，笑うときに使う筋肉が緊張すると，脳に楽しい刺激が到達し，本当に楽しくなってくるといわれている。日本には「形から入る」という考え方があるが，笑顔も無理にでも作っているうちに笑顔の気持ちになってくるというわけだ。

　次に，ごきげんな人のそばにくっつく作戦もある。ごきげんな人は集まる傾向があり，ごきげんの中心人物の近くにいるとごきげんになる確率が高いというデータが報告されている。逆に，ふきげんな人も集まる傾向があるそうなので気をつけよう。

　また，1日の終わりにその日のよかったことを3つ書く。ベッドの中で考えるだけでもOK。特に何もなかった日でも，「夕食のお味噌汁がおいしかった」でも，「事故なく平穏でよかった」とか。これによりポジティブシンキングのトレーニングになる。

　そして一番大切なのは，「どんなことがあってもごきげんを選択する！」という決意である。「仕事がうまくいってごきげん」というように何かに自分のごきげんを委ねるのではなく，自ら先にごきげんを選択してしまう。「仕事がうまくいかなくてもごきげん」。ごきげんは選択できる！のだ。

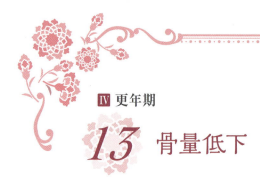

Ⅳ 更年期

13 骨量低下

国際医療福祉大学臨床医学研究センター／山王メディカルセンター・女性医療センター　太田博明

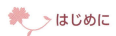

はじめに

1994年WHOの定義[1]によると，骨粗鬆症は「低骨量と骨組織の微細構造の異常を特徴とし，骨の脆弱性が増大し，骨折の危険性が増加する疾患である」とされている。このWHOの定義によって，骨粗鬆症は単なる加齢現象ではなく，病的疾患であり骨折を生じるに至る病的過程であることが初めて示された。また，骨折は結果として生じる合併症の1つであり，必ずしも骨折を伴わなくても低骨量のみで骨粗鬆症と診断することが可能となった。

骨密度値による骨粗鬆症診断基準値は，骨密度若年成人平均値（young adult mean：YAM）の－2.5SD以下（Tスコア≦－2.5SD）とされ，わが国では％表記が併用されており，YAMの70％以下とされている[2]。YAMとは腰椎では20〜44歳，大腿骨近位部では20〜29歳とされ，後者の年齢基準は著者らの報告[3]に基づくものである。したがって，骨量の低下は腰椎では平均45歳以降，また大腿骨近位部では平均30歳以降には生じるとされている。この骨量低下の発症年齢が部位によって異なるのは海綿骨と皮質骨の占める割合によると考えられており，大腿骨近位部では海綿骨が25〜50％であるのに比し，腰椎は海綿骨が60〜90％[4]と多い。

更年期における骨量低下

更年期における骨量の低下は，獲得し得た最大骨量（peak bone mass：PBM）値と更年期以降の骨量喪失量によって決定されるが，PBMおよび骨量喪失率は極めて個人差が大きい。40歳代後半では，月経が正順な者と不順な者とが存在することから，われわれはこのような月経状況による腰椎骨密度値の変動を検討した[5]。

その結果，月経不順者（47.8±2.0歳）の腰椎骨密度の年間変化率は－0.9±3.2％であったが，月経不順者（48.5±2.5歳）のそれは－2.2±3.9％となり，閉経前であっても月経が不順となると，骨量が有意に（$p<0.05$）低下することが判明した（図1）。なお，両群における下垂体・

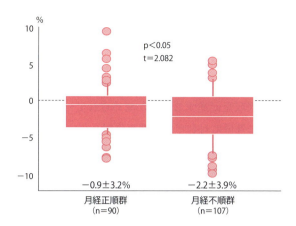

図1 腰椎骨密度の年間変化率の比較

閉経前でも月経不順になると骨量は明らかに低下する。
ただし，その低下には個体差があり，増加するものさえある。

(文献5より引用)

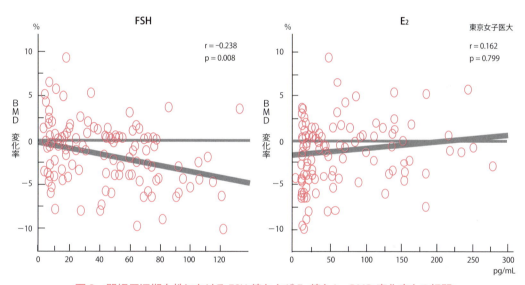

図2 閉経周辺期女性におけるFSH値およびE$_2$値とL$_{2-4}$BMD変化率との相関

E$_2$値が高値でもBMDは増えないが，血清FSH値とL$_{2-4}$BMD変化率との間には有意な負相関を認め，FSH値が高いとBMDは減少する。

(文献5より改変)

性ホルモン値について，月経正順群のFSHは20.5±19.9mIU/mL，エストラジオール（E$_2$）が47.0±26.7pg/mL，不順群のそれらは52.1±35.9mIU/mLと31.1±25.0pg/mLでFSHは不順群が，またE$_2$は正順群が有意に（$p<0.05$）高値であった。

さらにFSH値およびE$_2$値と腰椎骨密度変化率との相関をみると，E$_2$値と骨密度変化率には相関が認められなかった。しかし，FSH値と骨密度変化率との間には有意な負相関を認めた（図2）。すなわち，FSH値が高いと骨密度は減少することが判明している。

骨量に対するFSHの作用

前項の臨床的事実に対し，各種基礎的データの蓄積もある．FSH受容体（Receptor：R）欠損マウスでは骨量の低下が認められず，FSH-Rは破骨細胞表面にあることが見出されており，FSHは破骨細胞の分化と骨吸収を促進することが認められている[6]．FSHが破骨細胞の骨吸収促進作用を介して，直接的に骨量に対して負の調節作用を有するというFSHの骨量直接作用も報告されている．閉経後骨粗鬆症の発症原因はE_2欠乏だけでは説明できず，加齢や生活習慣病など複合的要因に起因することが判明している．周閉経期では，FSHの上昇がE_2の分泌促進をきたすことも事実である．また，E_2値の変動よりもFSH値の変動のほうが大きいため，周閉経期に限ってはFSH値の変動が骨量低下により大きく関与している可能性が考えられる．

【References】

1) No authors listed. World Health Organ Tech Rep Ser. 1994；**843**：1-129.
2) 日本骨代謝学会/日本骨粗鬆症学会合同原発性骨粗鬆症診断基準改訂検討委員会. Osteoporo Jan. 2013；**21**：9-22.
3) Orito S, et al. J Bone Miner Metab. 2009；**27**：698-704.
4) Einhorn TA. In：Marcus R, Osteoporosis., San Diego：Academic Press；1996. p.3-22.
5) Komukai S, et al. Horm Res. 2003；**59**：79-84.
6) Sun L, et al. Cell. 2006；**125**：247-60.

MEMO

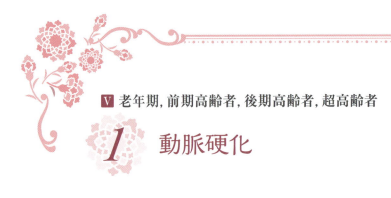

Ⅴ 老年期, 前期高齢者, 後期高齢者, 超高齢者

1 動脈硬化

愛知医科大学産婦人科　若槻明彦

はじめに

　心筋梗塞や脳卒中などの心血管疾患（CVD）の発症頻度は, 男女いずれも年齢と共に上昇するが, 女性の場合は閉経後に急増し男性の頻度に近づく. この要因は閉経後のエストロゲン減少によると考えられている. 動脈硬化のリスク因子のなかで, 女性は男性に比較して特に加齢・糖尿病・喫煙がリスクとなる[1, 2]. また, 閉経後の脂質は大きく変化し動脈硬化性疾患の発症に関与する. 本稿では, 脂質異常症から粥状硬化を発症する機序, 閉経後のエストロゲン低下による脂質変化, さらにはその管理について概説する.

脂質異常症から粥状硬化への進展

　肝臓から血中に分泌された超低密度リポタンパク（VLDL）は, リポタンパクリパーゼにより中間密度リポタンパク（IDL）に変換され, さらに肝性リパーゼにより, 低密度リポタンパク（LDL）まで代謝される. 血中のLDL粒子が増加すると血管壁内に進入し, 活性酸素により酸化変性される. マクロファージは酸化LDLを異物と認識して一方的に貪食し, 最終的に泡沫細胞となり, 粥状硬化へと進展する. 高密度リポタンパク（HDL）は肝臓から産生するが, VLDLからIDLへの代謝過程でも産生される. HDLはLDLとは異なり, 血管壁内での泡沫細胞内のコレステロールを血管壁外に運び出す脱泡沫化作用を有し, 抗動脈硬化的に作用する. また, VLDLは肝臓内での中性脂肪（TG）の合成に伴い産生増加する. VLDLあるいはTGの血中濃度上昇に伴い動脈硬化により促進的な小型LDL（small dense LDL）を産生することが知られている.

閉経後脂質代謝特性

　自然閉経や外科的閉経によるエストロゲン濃度の低下は, 血中のLDL粒子数を増加させる

ことがわかっている[3]。これは，エストロゲン濃度の低下に伴い，肝臓のLDL受容体数が減少するためと[4]，リポタンパクリパーゼ活性が亢進するための2つの要因が考えられる[5]。また，TGも自然閉経や外科的閉経女性では内臓脂肪型肥満の増加に伴い高値を示し，small dense LDLを産生する[3]。small dense LDLが通常のLDLより動脈硬化に促進的な理由は，肝臓のLDL受容体との親和性に乏しいため肝臓内に取り込まれにくく血中にLDLが停滞しやすいことと[6]，血管壁内で活性酸素に酸化変性されやすくなるためである[7]。このようにエストロゲン濃度の低下は血中LDL粒子数を増加させ，TG上昇はsmall dense LDLを増加させることで粥状硬化に促進的に作用する。

閉経後脂質異常症の管理

閉経後女性の診察では，CVDの家族歴や喫煙の有無などを問診し，耐糖機能異常の有無・脂質濃度・血圧・腎機能の検査を施行する。併せて更年期症状についてもスクリーニングすることが重要である。脂質異常症の診断基準を満たした場合，リスク因子の存在などからカテゴリー分類をする[8]。

更年期症状のない女性の場合，生活習慣の改善を基本とする。生活習慣の改善のみで管理目

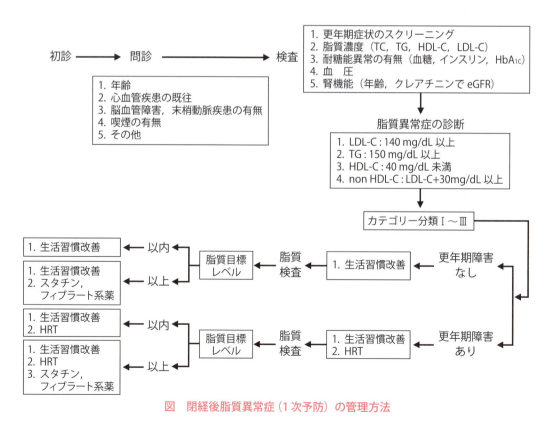

図 閉経後脂質異常症（1次予防）の管理方法

（文献9より引用）

標値に達することができない場合には，スタチンなどを使用する．更年期障害のある場合にはホルモン補充療法（HRT）が適応となる．この場合，生活習慣の改善に併せて，HRTの副次的効果でもある脂質代謝改善効果に期待してもよい．生活習慣の改善とHRTでも目標値に達することができない症例にはスタチンなどを併用する（図）[9]．

おわりに

女性の動脈硬化性疾患への進展にはエストロゲン欠乏が大きく関与する．CVD発症予防には血圧・糖代謝・喫煙の有無や腎機能など包括的な管理が望まれる．また，HRTに関しては否定的な意見が多かったが，最近ではエストロゲンの投与経路や黄体ホルモンの種類によっては動脈硬化に抑制的に作用することがわかってきた．したがって，閉経後に更年期症状のある女性にはHRTの副次的効果に期待した選択も可能と考えられる．

【References】

1) NIPPON DATA80 Research Group. Circ J. 2006；**70**：1249-55.
2) Kawano H, et al. Circ J. 2006；**70**：513-7.
3) Ikenoue N, et al. Obstet Gynecol. 1999；**93**：566-70.
4) Arca M, et al. JAMA. 1994；**271**：453-9.
5) Wakatsuki A, et al. Obstet Gynecol. 1995；**85**：523-8.
6) Nigon F, et al. J Lipid Res. 1991；**32**：1741-53.
7) Tribble DL, et al. Atherosclerosis. 1992；**93**：189-99.
8) 日本動脈硬化学会（編）．動脈硬化性疾患予防ガイドライン2012年版．東京：日本動脈硬化学会；2012.
9) 日本女性医学学会『女性の動脈硬化性疾患発病予防のための管理指針2013年度版』作成委員会（編）．女性の動脈硬化性疾患発症予防のための管理指針2013年度版．東京：ライフ・サイエンス；2014.

AGEs と腎機能

久留米大学医学部内科学講座腎臓内科部門　甲斐田裕介／深水　圭

　グルコースなどの還元糖は，タンパク質や脂質，核酸のアミノ基と非酵素的に反応してシッフ塩基，アマドリ化合物を形成し，その後不可逆的な脱水，縮合反応を繰り返し終末糖化産物（advanced glycation end products：AGEs）を生成する。

　AGEsは長年の高血糖・老化などの酸化ストレス亢進状態において体内で産生され，蓄積することにより糖尿病性腎症などの慢性腎臓病の発症・進展に関与する。腎機能は加齢とともに低下するが，その原因としてAGEsの関与が考えられており，特に65歳以上の高齢女性集団において腎機能低下群ではAGEsが上昇し，腎機能を規定する因子であることが報告されている[1]。

　腎機能低下に伴うAGEsの体内での上昇は，AGEs自体のクリアランスの低下が一因と考えられている[2]。さらに排泄の低下に加えて腎不全による尿毒素の影響でカルボニル物質の産生が亢進することによりAGEsが産生され，組織がAGE化する。

　AGEsは腎障害進展だけでなく動脈硬化などの血管の老化にも関与し，心血管病の発症を引き起こす。われわれは透析患者において皮膚に蓄積したAGEsが頸動脈硬化指数と相関することを報告している[3]。以上より，AGEsは心腎連関の重要な役割を果たす因子であると考えられる。

　老化因子であるAGEsはサルコペニアや骨粗鬆症などの運動器疾患や婦人科疾患にも関与することが報告されている（図）。AGEsは慢性腎臓病を含めた幅広い疾患に関与しており，アンチエイジングの観点からもAGEsをターゲットとした治療は有用と考えられる。女性の健康を語る上でアンチエイジングは重要なファクターであり，老化に対する腎機能低下とAGEs蓄積のクロストークを遮断する新規治療が期待されている。

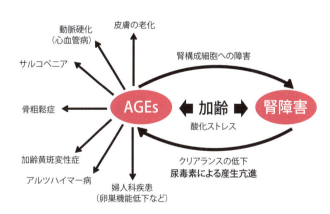

図　腎障害 - AGEs クロストークと加齢性疾患

【References】
1) Semba RD, et al. Am J Kidney Dis. 2009 ; **53** : 51-8.
2) Nakayama K, et al. Am J Nephrol. 2008 ; **28** : 871-8.
3) Nagano M, et al. Nephrology(Carlton). 2011 ; **16** : 299-303.

Ⅴ 老年期，前期高齢者，後期高齢者，超高齢者
2 動脈硬化性疾患（脳梗塞・心筋梗塞）

心臓血管研究所付属病院循環器内科　鈴木信也

　脳梗塞や心筋梗塞などの動脈硬化性疾患の発生率には，明確な男女差があることが知られる。厚生労働省の「平成26年人口動態統計」における年齢別死亡率を見ると，70歳未満における心筋梗塞による死亡は男性が女性の約4〜7倍，脳梗塞による死亡は約2〜4倍である（図1）。その主たる原因は女性ホルモンのエストロゲンによる抗動脈硬化作用にあると考えられている。エストロゲンは，血管内皮細胞の内皮型一酸化窒素合成酵素（eNOS）の合成や活性化を介して血管弛緩作用を促進する[1]。一方で，エストロゲンは脂質代謝にも影響し，肝臓において低比重リポタンパク（low density lipoprotein：LDL）受容体活性を上昇させてLDLの取り込みを増加させることにより血清LDLを低下させると共に[2]，肝性トリグリセリドリパーゼ活

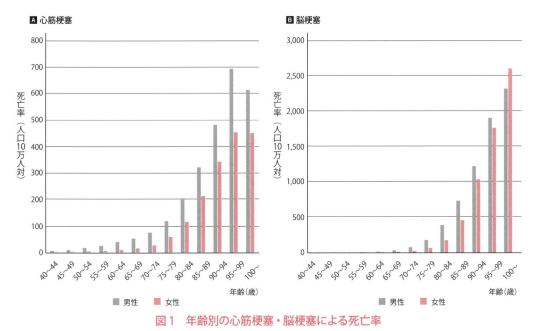

図1　年齢別の心筋梗塞・脳梗塞による死亡率

（厚生労働省「平成26年人口動態統計」より作成）

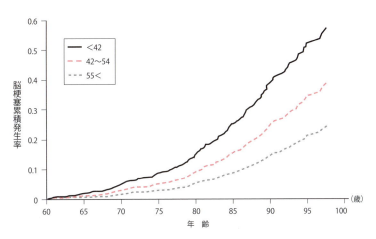

図2　閉経年齢別にみた年齢と脳梗塞発生率の関係
（Framingham 研究より, n=1,430）

（文献3より引用）

性抑制により高比重リポタンパク（high density lipoprotein：HDL）を増加させる。このような脂質代謝への影響も間接的に抗動脈硬化に働くものと考えられる。

閉経と共に女性の脳梗塞・心筋梗塞の発生率は急速に増加し，高齢者での発生率は男性に近づいていく。厚生労働省の「平成26年人口動態統計」では，70歳以上における心筋梗塞による死亡は男性が女性の約1.5～3倍，脳梗塞による死亡は約1～3倍となる。なお，これらの疾患の発生率には閉経の時期も大きく影響していることが報告されている。すなわち，閉経が早い女性ほど閉経後の脳梗塞（図2）や心筋梗塞の発生率が高くなる[3,4]。

動脈硬化危険因子のうち，喫煙と糖尿病は相対危険度が女性で特に強まると報告されている。一方で，脂質異常症は女性で頻度が高いものの，男性に比較すると動脈硬化疾患のリスクになりにくい[5]。

女性における動脈硬化性疾患の予防を考えるにあたっては，こうした閉経のタイミングや動脈硬化危険因子の男女差などを意識し，高リスクを抱える患者に対しては特に生活指導を強化することが重要である。

【References】

1) Simoncini T, et al. Nature. 2000；**407**：538-41.
2) 秋下雅弘. 脈管学. 2003；**43**：179-84.
3) Lisabeth LD, et al. Stroke. 2009；**40**：1044-9.
4) Fioretti F, et al. Hum Reprod. 2000；**15**：599-603.
5) Okamura T. J Epidemiol. 2010；**20**：259-65.

Ⅴ 老年期，前期高齢者，後期高齢者，超高齢者

3 肥満，メタボリックシンドローム

藤田保健衛生大学産科・婦人科　西尾永司

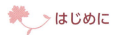はじめに

　日本肥満学会により，肥満とは「脂肪組織が過剰に蓄積した状態で，BMI25以上のもの」と定義される[1]。また肥満症とは肥満に起因ないし関連する健康障害を合併するか，その合併が予測される場合で，医学的に減量を必要とする場合を言い疾患単位として取り扱う。2016年に発刊された『肥満症診療ガイドライン2016』での主な変更点はBMI35以上の肥満を高度肥満症とした点，減量目標を肥満症では現体重の3％以上，高度肥満症では5～10％にした点などがある。BMIの増加は，冠動脈疾患や脳血管障害など肥満に関連して発症する健康障害や死亡に関するエビデンスがある[2,3]。

　また，メタボリックシンドロームは，内臓脂肪蓄積から耐糖能異常・脂質異常症・血圧高値が重積することで，動脈硬化性疾患の発症リスクが増大する疾患である。メタボリックシンドロームは，心血管疾患の発症リスクを増加させ，全死亡率も上昇させる[4]。わが国のメタボリックシンドロームの診断基準は日本動脈硬化学会など8学会により2005年に設定された。メタボリックシンドロームの必須項目としてウエスト周囲径が男性85cm以上，女性90cm以上とし，かつ，血糖・血中脂質・血圧のうち2つ以上が基準値を超えている場合にメタボリックシンドロームと診断する。女性の肥満の割合は40歳代で約20％に増加し，それ以降でも徐々に増加する。女性の肥満の割合は70歳以上では26％に達して，男性とほぼ同じ割合になる[5]。また，メタボリックシンドロームの割合は年齢とともに増加し50歳代で16.8％，60歳代で22.4％，70歳代で28％である[5]。内臓脂肪があれば肥満であることが多く，肥満症とメタボリックシンドロームは，ほぼ重なっていると考えて良いと述べられている[6]。

　肥満症とメタボリックシンドロームは耐糖能異常・脂質異常症・高血圧と密接に関係するため，治療することは健康寿命を長くする点で重要であると考える。肥満症の治療指針のアルゴリズムは『肥満症診療ガイドライン2016』でまとめられている（図）。

　一方で，肥満はさまざまな疾患の発病促進因子であるが，種々疾患における予後調査ではBMIが高いほど予後が良好なことがあり，これを肥満パラドックスという。年長者における過

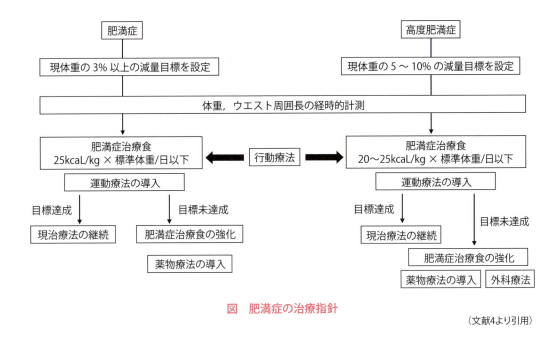

図　肥満症の治療指針

(文献4より引用)

体重は，加齢に伴う筋力の低下・骨粗鬆症・栄養不全などに対する蓄えとして機能し，生命予後の改善に寄与する可能性に言及している[6]。一方，肥満パラドックスはあくまで観察研究の中で見いだされた現象であり，医学的な解釈は確立されていないという意見もあり，一定の見解がないのが現状である。

エストロゲンと肥満の関係

　女性の肥満の原因として過食・運動不足・エストロゲンの減少などが考えられる。エストロゲン低下と肥満の増加時期が重なることは，エストロゲン欠乏と肥満の関連を示唆する。実際，エストロゲン欠乏と肥満に関しては多くの研究がなされてきた。エストロゲンと肥満の関係はラットの卵巣を摘出すると内臓脂肪が蓄積するという報告[7]やエストロゲン濃度と内臓脂肪量は反比例する[8]，低エストロゲンと閉経後内臓脂肪で11β-HSD1によりグルココルチコイドが活性化し脂肪蓄積が起こる[9]などの報告がある。ホルモン補充療法（hormone replacement therapy：HRT）は，更年期の急激な女性ホルモン減少による更年期障害の緩和として行う治療であり，女性ホルモン低下による骨粗鬆症の予防にも役立つ。HRTと肥満については，多くの研究ではHRT施行者は未施行者に比べ，体重増加も体脂肪増加も少ないと述べられている[10]が，不明な点も多い。

　40歳代はエストロゲンが低下する時期であり，エストロゲン低下は肥満を誘発する可能性がある。また，従来からマウスやラットの卵巣を摘出すると体重が増加することはほぼコンセンサスが得られている。食事量も体重を規定する因子である。エストロゲンはグレリンの作用を弱め，食欲を低下させるという報告もあり[11]，エストロゲン低下により食事量が増加すること

で肥満になっている可能性がある。また，運動不足は肥満の原因になる。更年期における卵巣機能の衰退は，エストロゲンの減少により視床下部・下垂体の機能に変調をきたす。本邦の更年期症状の発現頻度で易疲労感は85％，抑うつ気分は53％あると報告されている[12]。易疲労感や抑うつ気分により運動量が低下している可能性も考えられる。

　メタボリックシンドロームは，内臓脂肪蓄積から耐糖能異常・脂質異常症・血圧高値が重積することで，動脈硬化性疾患の発症リスクが増大する疾患である。Douchiらは全身型dual-energy X-ray absorptiometry（DXA）で身体各部位の体脂肪量を測定し，軀幹・下肢脂肪量比（trunk/leg fat：T/L）を体脂肪分布の指標とし[13]，女性は加齢や閉経によりT/L比が上昇していくことを報告した[14]。ただし，有経女性と閉経女性は体脂肪分布が異なり，有経女性は皮下脂肪が多い一方で閉経後は内臓脂肪が多くなることにも留意する必要がある。閉経後に内臓脂肪が蓄積することは従来から多数報告されている[15, 16]。内臓脂肪は腸間膜脂肪と大網脂肪などの門脈系に存在する脂肪組織である。内臓脂肪が問題となるのは皮下脂肪と異なり，その組織に灌流した血液が直接肝臓に流入する脂肪組織である点である。結果，肝臓の代謝を中性脂肪合成や超低密度リポタンパク質（VLDL）放出，糖新生および糖放出に傾けると言われている。脂肪組織ではMCP-1，TNF-α，IL-6などの炎症性サイトカインの産生が亢進し，慢性炎症が持続しインスリン抵抗性が生じると考えられている[17]。閉経後女性の動脈硬化症発症リスクは閉経前に比べて高まる。理由として，低エストロゲン状態になると血中LDL粒子数が増加することが考えられる[17]。また，中性脂肪（TG）も低エストロゲン状態で高値を示す[18]。ラットの卵巣を摘出すると内臓脂肪が蓄積するが，この変化はエストロゲン投与と共に運動を行うことで効果的に防止できると言われている[7]。また，HRTは上半身型体脂肪分布への移行を防止できる[19]という報告が知られている。したがって，HRTは内臓脂肪の抑制や脂質異常症の改善などを含める更年期以降の肥満の予防につながる可能性がある。

　従来の報告では，使用するエストロゲン製剤は経口結合型エストロゲン（CEE）が多く経皮エストロゲン製剤の検討は少ない。『産婦人科診療ガイドライン2014』によるとHRTは有効性のエビデンスレベルが非常に高く，更年期障害に対する第1選択の治療と言えると述べられている[20]。エストロゲンの投与経路は，経口と経皮があり脂質代謝に与える影響が異なる。体脂肪分布や体型を変える目的だけでHRTを行うことは，長期的に心血管系イベントのリスクを上昇させる可能性があり問題である[1]。BMI25以上の肥満者に対して経口でCEE＋メドロキシプロゲステロン酢酸エステル（MPA）投与・CEE単独投与を行うと，深部静脈血栓症や肺塞栓などの静脈血栓塞栓症のリスクがBMI25未満に比べ増加する[21]。一方，経皮吸収剤によるHRTでは静脈血栓塞栓症のリスクは増加しなかった[22]という報告もあり，今後検討が必要である。従来の肥満治療に経皮吸収剤によるHRTを併用することで更年期女性特有の肥満対策として確立できる可能性がある。ただし，『ホルモン補充療法ガイドライン』ではHRT使用に関して，「60歳以上は慎重」ないしは「条件付きで投与可能」に分類されており[23]，60歳以上の女性に対する抗肥満効果を期待してのHRTは実施すべきでないと考える。

【References】

1) 日本女性医学学会（編）．女性医学ガイドブック更年期医療編2014年度版．東京：東京：金原出版；2014．
2) 吉池信男, 他. 肥満研究. 2000；**6**：4-17.
3) Prospective Studies Collaboration, Whitlock G, et al. Lancet. 2009；**373**：1083-96.
4) 日本肥満学会（編）．肥満症診療ガイドライン2016．東京：ライフサイエンス出版；2016．
5) 厚生労働省．平成23年国民健康・栄養調査報告．2013．
6) 宮崎 滋, 他．内科．2016；**117**：5-10.
7) Zoth N, et al. J Steroid Biochem Mol Biol. 2010；**122**：100-5.
8) Bouchard C, et al. Endocr Rev. 1993；**14**：72-93.
9) Yamatani H, et al. Menopause. 2013；**20**：437-42.
10) Santen RJ, et al. J Clin Endocrinol Metab. 2010；**95**：s1-66.
11) Asarian L, et al. Philos Trans R Soc Lond B Biol Sci. 2006；**361**：1251-63.
12) Anderson D, et al. Climacteric. 2004；**7**：165-74.
13) Douchi T, et al. J Obstet Gynaecol Res. 1996；**22**：353-8.
14) Douchi T, et al. Jpn J Fertil Steril. 1999；**44**：119-25.
15) Trémollieres FA, et al. Am J Obstet Gynecol. 1996；**175**：1594-600.
16) Kotani K, et al. Int J Obes Relat Metab Disord. 1994；**18**：207-12.
17) 中尾一和（編）．レプチンのトランスレーショナルサイエンス．診断と治療社；2012．
18) Ikenoue N, et al. Obstet Gynecol. 1999；**93**：566-70.
19) Haarbo J, et al. Metabolism. 1991；**40**：1323-6.
20) 日本産科婦人科学会／日本産婦人科医会（編）．産婦人科診療ガイドライン婦人科外来編2014．日本産科婦人科学会2014．
21) Cushman M, et al. JAMA. 2004；**292**：1573-80.
22) Canonico M, et al. J Thromb Haemost. 2006；**4**：1259-65.
23) 日本産科婦人科学会／日本女性医学会（編）．ホルモン補充療法ガイドライン2012．日本産科婦人科学会；2012．

V 老年期，前期高齢者，後期高齢者，超高齢者

4 閉経後骨粗鬆症

東京医科歯科大学大学院医歯学総合研究科女性健康医学講座　寺内公一

　エストロゲン欠乏によって起こる疾患の代表例と言えるのが閉経後骨粗鬆症である。骨粗鬆症は世界保健機関（WHO）によって「低骨量と骨組織の微細構造の異常を特徴とし，骨の脆弱性が増大し骨折の危険性が増大する疾患」と定義されている[1]。「脆弱性骨折」とは軽微な外力によって発生した非外傷性骨折であり，「軽微な外力」とは立った姿勢からの転倒か，それ以下の外力を指す[2]。脆弱性骨折を起こし得る部位には大腿骨近位部や椎体のほか，肋骨・骨盤・上腕骨近位部・橈骨遠位端・下腿骨などがあるが，特に前2者は生命予後に直結しており，海外大規模臨床試験データの解析では，骨折後3.8年以内の死亡リスクは骨折前に比べて大腿骨近位部で6.68倍，椎体で8.64倍に上昇する[3]。これらの脆弱性骨折は50歳以降の女性において急増するが（図1）[4]，年齢によって好発部位が異なることがわかっており，50歳以降に椎体骨折，60歳以降に橈骨骨折，70歳以降に大腿骨骨折がそれぞれ増加する。若年期に獲得した最大骨量（peak bone mass）が，エストロゲン欠乏条件下の高骨代謝回転によって失われていくこ

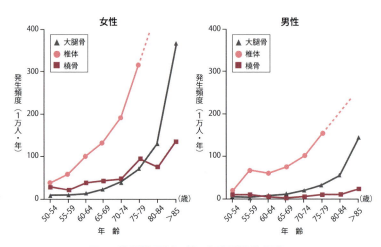

図1　脆弱性骨折の性・部位別発生頻度

（文献4より引用）

とは古くから明らかにされているが，エストロゲン欠乏がどのようにして破骨細胞を活性化させ骨吸収を亢進させるのか，その詳細な分子機構についてはさまざまな学説があり，いまだ確定には至っていない．閉経後骨粗鬆症の予防には，若年期に健康な食習慣と運動習慣を保って高い最大骨量を獲得することが何よりも重要であるが（図2）[5]，現実には骨折リスクの増大した老年期に至ってはじめて診断・治療の対象となることが多い．

骨粗鬆症の診断および薬物治療は，各種ガイドラインを参考にして行う[2]．骨粗鬆症治療薬には，カルシウム薬・女性ホルモン薬・活性型ビタミンD_3薬・ビタミンK_2薬・ビスホスホネート薬・SERM・カルシトニン薬・副甲状腺ホルモン薬・抗RANKL抗体薬など多くのカテゴリーがあり（表），今後もさまざまな薬物の導入が予定されている．これらの中から症例の特性に応じた薬物を選択する必要があるが，閉経後骨粗鬆症の病態が高骨代謝回転であることを踏まえ，ビスホスホネート薬・SERM・抗RANKL抗体薬などの骨吸収抑制薬が第1選択とされることが多い．骨密度や骨代謝マーカーを測定して，薬剤の効果判定を行いながら治療を継続するが，閉経後骨粗鬆症の薬物治療に対する患者のアドヒアランスは低く，目標を明確に設定した上で治療を行う"treat to target"の戦略が模索されている．

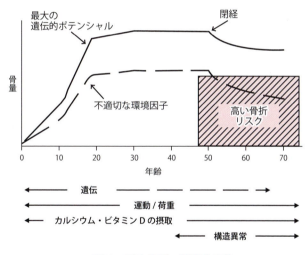

図2　最大骨量の獲得と喪失

（文献5より引用）

【References】

1) WHO study Group. World Health Organ Tech Rep Ser. 1994；**843**：1-129.
2) 骨粗鬆症の予防と治療ガイドライン作成委員会（編）．骨粗鬆症の予防と治療ガイドライン2015年版．日本骨粗鬆症学会，日本骨代謝学会，骨粗鬆症財団；2015.
3) Cauley JA, et al. Osteoporos Int. 2000；**11**：556-61.
4) Sambrook P, et al. Lancet. 2006；**367**：2010-8.
5) Heaney RP, et al. Osteoporos Int. 2000；**11**：985-1009.

表 骨粗鬆症治療薬の有効性の評価一覧

分類	薬物名	骨密度	椎体骨折	非椎体骨折	大腿骨近位部骨折
カルシウム薬	L-アスパラギン酸カルシウム	B	B	B	C
	リン酸水素カルシウム	B	B	B	C
女性ホルモン薬	エストリオール	C	C	C	C
	結合型エストロゲン[#1]	A	A	A	A
	エストラジオール	A	B	B	C
活性型ビタミンD₃薬	アルファカルシドール	B	B	B	C
	カルシトリオール	B	B	B	C
	エルデカルシトール	A	A	B	C
ビタミンK₂薬	メナテトレノン	B	B	B	C
ビスホスホネート薬	エチドロン酸	A	B	C	C
	アレンドロン酸	A	A	A	A
	リセドロン酸	A	A	A	A
	ミノドロン酸	A	A	C	C
	イバンドロン酸	A	A	B	C
SERM	ラロキシフェン	A	A	B	C
	バゼドキシフェン	A	A	B	C
カルシトニン薬[#2]	エルカトニン	B	B	C	C
	サケカルシトニン	B	B	C	C
副甲状腺ホルモン薬	テリパラチド(遺伝子組換え)	A	A	A	C
	テリパラチド酢酸塩	A	A	C	C
抗RANKL抗体薬	デノスマブ	A	A	A	A
その他	イプリフラボン	C	C	C	C
	ナンドロロン	C	C	C	C

#1:骨粗鬆症は保険適用外
#2:疼痛に関して鎮痛作用を有し,疼痛を改善する

(文献2より引用)

高齢者のホルモン補充療法

牧田産婦人科医院　牧田和也

　高齢者とは，世界保健機関（World Health Organization：WHO）の定義では65歳以上を指すが，「高齢者のホルモン補充療法（HRT）」を論じる場合には，日本産科婦人科学会と日本女性医学学会が編集・監修した『ホルモン補充療法ガイドライン2012年度版』[1]において，「60歳以上または閉経後10年以上の新規投与」についての言及があり，この点も鑑みて述べてみたい。最もHRTを考慮する病態としては，ホット・フラッシュ・発汗などの血管運動神経症状が挙げられるが，これらの症状は閉経前の月経周期が不順になる周閉経期～閉経後の比較的早期に初発することがほとんどであり，60歳を過ぎてからの初発は少ないと思われる。すでにそれまでの年代にHRTを開始し，そのベネフィットとリスクを勘案して60歳以降も継続してHRTを行うことは当然許容されるが，50歳代後半に自然閉経を迎える症例も少なからず存在するので，結果的に60歳を超えてからHRTを開始するというケースも全く想定されないわけではない。また血管運動神経症状以外の症状でも，例えば「手のこわばり」，「関節痛」などにHRTが効果を発揮する場合があるので，他科で考えられる治療を行っても効果が芳しくない場合には，60歳以上または閉経後10年以上であってもHRTを考慮するケースはあり得る。一方で，エストロゲン低下を主因とする萎縮性腟炎は，閉経直後よりも60歳以上または閉経後10年以上での発症例のほうが多い。症状が軽度の場合は，エストロゲンの腟坐剤を短期間で使用することが多いが，中等度以上の場合はHRTを考慮すべき症例もある。

　その他，新しい骨粗鬆症治療薬が続々と登場している今日では，閉経後骨粗鬆症に対するHRTを第1選択とすべき症例はかなり限られる。また脂質異常症に関しては，それ単独でのHRTの適応は現在ほぼ皆無と考える。

　高齢者にHRTを行う際に最も留意すべきことは，冠動脈疾患や静脈血栓塞栓症のリスク増加の軽減である[1,2]。特に新規でHRTを行う場合には，その予防対策として，できるだけ短期間の使用でかつ1日当たりの投与量および総投与量を減らすために，エストロゲン用量の低い製剤を使用するなどの配慮が必要である[2]。しかしながら，HRTが最適の治療法と考えられる症例に対しては，医療者がそのリスクを恐れるあまり，治療に後ろ向きになってはならないことは言うまでもない。

【References】
1) 日本産科婦人科学会／日本女性医学学会（編）．日本産科婦人科学会．2012．
2) 牧田和也．産と婦．2013；80：1585-9．

Ⅴ 老年期，前期高齢者，後期高齢者，超高齢者
5 変形性関節症

岡山大学大学院医歯薬学総合研究科人体構成学　西田圭一郎

疫　学

変形性関節症（osteoarthritis：OA）は本邦での患者数は約800万人ともいわれ，男女比は1：4と女性に多く，平成25年の厚生労働省「国民生活基礎調査」によると女性の「痛みや不快感などの有訴者率」では肩こり・腰痛に次いで，「手足の関節が痛む」が第3位になっている。2025年の高齢者人口は約3,700万人と試算されており，今後さらに増加する疾患であると考えられる。

原因・病態[1)]

OAの発症と進展には，加齢・肥満・性別・遺伝的素因などの全身的要因と，関節の不安定性・関節への力学的ストレスなどの局所的要因が関与している。異常な力学的ストレスは，関節形態の先天的・後天的異常，靱帯断裂などの外傷・体重増加・職業・生活様式などの因子によって引き起こされ，OAの原因あるいは悪化因子となる。

軟骨組織の細胞外基質の主な構成要素はⅡ型コラーゲンとアグリカンであるが，OA軟骨組織ではアグリカンの減少が生じると軟骨基質の保水性が減少し，コラーゲン鎖への機械的刺激に対する保護作用が減弱する。OA軟骨ではマトリックスメタロプロテアーゼ（MMP）による分解に先立って，アグリカンのコアタンパクの切断を行うアグリカナーゼの重要性が強く認識されつつある。

関節軟骨の変性に伴って，細胞片・コラーゲンやフィブロネクチンの断片などの炎症産物は二次性滑膜炎を惹起し，IL-1βやTNF-αなどの炎症性サイトカインの産生が亢進し，さらに軟骨細胞によるタンパク分解酵素の産生が誘導される。炎症によって関節液中のヒアルロン酸は分子量が低下し，濃度低下と共に十分な潤滑機能を保てなくなる。滑膜における血管透過性は亢進し，関節水腫を呈する。

臨床症状

罹患関節の関節痛・滑膜炎・関節水腫・可動域制限・変形などを生じる。好発部位は大関節では膝関節、股関節であり、股関節では臼蓋形成不全などに引き続く二次性のものが多い。CM関節症は母指CM関節に好発するOAである。DIP関節のHeberden結節、PIP関節のBouchard結節は、初期には痛みと共に滑膜炎を伴って腫脹する場合があり、関節リウマチなどの膠原病との鑑別が必要である。

検査と診断

関節軟骨の摩耗による関節裂隙の狭小化像、および軟骨下骨・関節辺縁の反応性増殖による骨硬化像・骨棘形成、関節近傍の骨嚢胞といった特徴的な単純X線像を呈する（図）。血液検査上でOAに特徴的な異常は認められない。特に早期において、骨への異常なメカニカルストレスの負荷とともにMRIで骨髄浮腫が認められる場合がある。

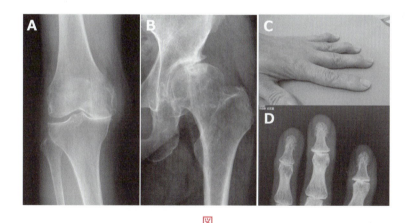

図
A：変形性膝関節症、B：変形性股関節症（二次性）、C：手指の変形性関節症（Heberden結節）とその単純X線像（D）

治療

非ステロイド性抗炎症薬の内服や貼付・アセトアミノフェンの内服・ヒアルロン酸関節内注入・装具療法・運動療法などが行われる。炎症症状が強い場合は副腎皮質ステロイドの関節内注入も行われる。老年期以降の女性に多発する手指OAは、痛みや美容的損失に悩む患者も多

いが，安静や外固定以外に有効な治療法がなく，外科的治療を行うとしても関節固定術が選択されることが多い。膝・股関節などの大関節の進行期〜末期OAに対しては，人工関節置換術が繁用され長期成績も安定している。痛みが強く，手術の適応とならないものに対しては，近年では弱オピオイドも使用される傾向にある。

【Reference】
1) 西田 圭一郎. 尾崎敏文, 他（編）. 変形性関節症の診かたと治療. 東京：医学書院；2012. p.16-24.

MEMO

Ⅴ 老年期，前期高齢者，後期高齢者，超高齢者

6 ロコモティブシンドローム

伊奈病院整形外科　石橋英明

ロコモティブシンドロームとは

ロコモティブシンドローム（以下，ロコモ）は，「運動器の障害により移動機能が低下した状態」と定義されている。"運動器の障害"とは運動器疾患と運動機能低下を意味し，"移動機能"は起立・着座・歩行・階段昇降など身体の移動に関わる機能を意味する[1]。加齢を主因として，筋力やバランス・柔軟性などの運動機能が低下し，さらに骨粗鬆症・変形性関節症・変形性脊椎症といった病態が進行し，日常生活での移動機能に支障をきたして要支援・要介護状態に陥る病態である（図1）。

わが国の高齢化が急速に進行していること，それと共に要支援・要介護認定者および受給者が同時に増えていることにより，医療・介護にかかるマンパワー・医療・介護施設・コストのすべてにおいて，今後のわが国の大きな負担になっていく。これらのことから，介護予防あるいは健康寿命の延伸がわが国の重要課題であると考えられている。一方で，要支援・要介護認

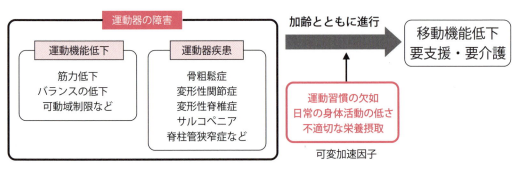

図1　ロコモティブシンドロームの進行と可変加速因子

ロコモティブシンドロームは，「運動器の障害のために移動機能の低下をきたした状態」と定義され，進行すると要介護のリスクが高くなる。進行は主に加齢により進み，図中の可変加速因子によって加速する。予防には，可変加速因子を制御すること，すなわち運動習慣をつけること，活動的な生活を送ること，適切な栄養摂取が重要である。

（著者作成）

定者の4人に1人以上は，運動器障害，すなわち転倒・骨折，関節疾患，脊髄損傷が原因である[2]ことなどから，運動器の健康を維持・向上するロコモ予防は，広く普及し強く推進すべき大きなテーマであると考えられる。

女性は，骨量・筋量共に若年期より男性に比べて少なく，閉経により骨量はさらに下がる。骨粗鬆症の有病率，大腿骨近位部骨折の発症率も共に男性の約3倍である。また，要支援・要介護認定者の3分の2は女性であり，運動器の障害による要支援・要介護認定は女性では30%を超える。したがって，高齢期における運動器の問題は女性において特に重要で，ロコモ予防は女性には特に不可欠である。

ロコモティブシンドロームの評価法

ロコモの定義は移動機能の低下であるため，その評価も移動機能低下を検出することを目的としている。

ロコモーションチェック（以下，ロコチェック）は，移動機能の低下に気付くための自己チェック法で，①片脚立ちで靴下がはけない，②家の中でつまずいたり滑ったりする，③階段を上るのに手すりが必要である，④横断歩道を青信号で渡りきれない，⑤15分くらい続けて歩けない，⑥2kg程度の買い物（1Lの牛乳パック2個程度）をして持ち帰るのが困難である，⑦家のやや重い仕事（掃除機掛けや布団の上げ下ろし）が困難である，という生活の中での身体の動きについての7項目のうち，該当項目が1つでもあるとロコモのリスクがあるとされる。該当項目がある高齢者は，該当項目がない高齢者と比較して運動機能が低下している[3]。

ロコモ度テストは，移動機能低下を評価するための3種類のテストで，運動機能を評価する「立ち上がりテスト」と「2ステップテスト」，運動機能症状や生活機能を問う調査票である「ロコモ25」の3種からなる[1]。

1．立ち上がりテスト

10〜40cmの台を用意し，どの高さの台から両脚または片脚で立ち上がれるかを調べて下肢筋力を評価する方法である。

2．2ステップテスト

最大2歩幅を評価することで，下肢筋力・バランス能力・柔軟性を評価するテストである。歩行速度と相関が高い。両足をそろえて立った状態から可能な限りの大股で2歩進み，その2歩幅を身長で割った数値を2ステップ値として算出する。

3．ロコモ25

高齢者の運動器障害の早期発見のための調査票で，25項目の質問で日常生活動作の困難さの程度を問うものである。各項目に5段階の選択肢があり，それぞれ良いほうから0〜4点までの評点がつき25項目の合計で評価する。

この3つのテストによりロコモの判定を行う。日本整形外科学会は，ロコモが始まった状態を示す「ロコモ度1」と，ロコモが進行した状態を示す「ロコモ度2」の基準を決めている（図2）。

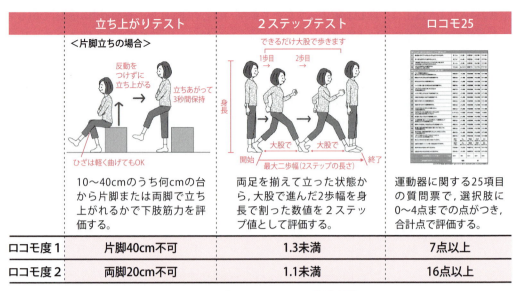

	立ち上がりテスト	2ステップテスト	ロコモ25
	10〜40cmのうち何cmの台から片脚または両脚で立ち上がれるかで下肢筋力を評価する。	両足を揃えて立った状態から，大股で進んだ2歩幅を身長で割った数値を2ステップ値として評価する。	運動器に関する25項目の質問票で，選択肢に0〜4点までの点がつき，合計点で評価する。
ロコモ度1	片脚40cm不可	1.3未満	7点以上
ロコモ度2	両脚20cm不可	1.1未満	16点以上

図2 ロコモ度テストとロコモの判定基準

3つのテストのうち，いずれかの基準に該当した場合，ロコモ度1，ロコモ度2と判定する。ロコモ度1はロコモが始まった状態で，運動習慣と栄養改善に配慮することが勧められている。ロコモ度2はロコモが進行した状態で，運動習慣と栄養改善に配慮しながら，運動器疾患の有無を評価・治療することが推奨されている。

（文献1より引用）

ロコモティブシンドロームの予防・改善法

　ロコモの予防は，習慣的な運動，適切な栄養摂取，活動的な生活が基本になる。ロコモ度テストでロコモ度1，またはロコモ度2と判定された場合も個別の状況に合わせた形で運動習慣と栄養改善に配慮することが勧められている。運動内容は，有酸素運動や筋力トレーニングなどを1日20〜40分程度，1週間に2〜3日程度またはそれ以上を習慣的に継続することが勧められる。スポーツやジムトレーニングを継続することも，もちろん良い。年齢・運動能力・運動器疾患や他の疾患状況に応じて，運動種目や強度・頻度を適切に決定する。

　また日本整形外科学会からは，ロコモの予防と改善のための中心的な運動"ロコモーショントレーニング"として，スクワットと片脚立ちが推奨されている[1]。スクワットは立ち座りの動作で下肢筋力を鍛え，片脚立ちはバランスを高めるための運動である。安全で道具も必要なく簡単にできるので，多くの中高年者に適切であると考えられる。

【References】

1) 日本整形外科学会. ロコモパンフレット2015年度版.
　http://www.joa.or.jp/jp/public/locomo/locomo_pamphlet_2015.pdf.（閲覧：2016-9-30）
2) 内閣府. 平成26年度版 高齢社会白書. http://www8.cao.go.jp/kourei/whitepaper/w-2014/gaiyou/s1_1.html.
3) 石橋英明, 他. 運動器リハビリテーション. 2013；24：77-81.

Column

姿勢よく颯爽と歩いて80歳の誕生日を迎えよう

東京大学高齢社会総合研究機構　秋山弘子

　日本女性の平均寿命は約86歳，世界保健機関（WHO）が発表した2016年版の「世界保健統計」によると，世界で最も長寿であった。素晴らしいことだ。

　ところが，5,000名あまりの高齢者を20数年追跡した全国調査によると，実に9割近い女性は70歳代前半から徐々に生活の自立度が低下していくことがわかっている。多くの場合，これといった病気があるわけではない。歩く能力や平衡感覚が低下するロコモティブシンドローム（ロコモ）と呼ばれる運動器官の障害が多い。ロコモの怖さは，体重・血圧・血糖値など生活習慣病につながるということだ。「メタボ」の値は正常で体型もスラリとしていて，年相応に健康と自分自身も周囲も見なしている人たちが，実は高リスク群であることだ。要介護予備軍でもある。

　国や自治体は疾病や障害の予防に力を注いできたが，「主婦層」と呼ばれる家庭にいる女性は手ごわい。健康診断の受診率は低く，一向に改善しない。現在の方策はもっぱら「介護予防」。「介護されるようにはなりたくないですね，では…」と健康診断の受診や運動・食生活の改善を促す。しかし，玄関先の新聞受けまでヨタヨタどうにか歩いていく，入浴を介助してもらう要介護の自分自身の姿を誰も想像したくはない。そのようなメッセージは無視してやり過ごすのが，熟年女性の知恵と心得ている。

　アプローチを変えよう。私たちは何歳になっても，はつらつと美しくいたい。格好よく歳をとりたい。80歳の誕生日にお気に入りのドレスに身を包み，姿勢よく颯爽と歩いて友人としゃれたレストランでシャンパンで乾杯。「さあ，その日を目指して，あなたの生活を見直してみましょう。」

　夢をもって楽しく健康づくり。著者を含む熟年女性の発想の転換が求められている。

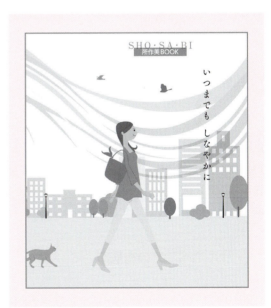

（『所作美BOOK』東京；生命科学インスティテュート：2015. より引用）

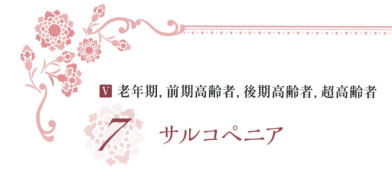

Ⅴ 老年期，前期高齢者，後期高齢者，超高齢者

7 サルコペニア

東京大学22世紀医療センター関節疾患総合研究講座　村木重之

はじめに

　高齢による衰弱は平成22年の国民生活基礎調査において脳卒中，認知症に次いで要介護の原因の3位を占めており，その主たる原因としてサルコペニアによる脆弱化が挙げられている。サルコペニアの状態になると，運動の量と質が低下し行動範囲が狭まり，より虚弱化が進行すると共に，さまざまなレベルでの日常生活動作能力（ADL）が低下し，容易に要支援・要介護の状態へと移行するため，サルコペニアに対する予防対策は喫緊の課題である。われわれは，2005年より運動器疾患をターゲットにしたコホート研究ROAD（Research on Osteoarthritis/Osteoporosis Against Disability）を立ち上げ[1]，地域代表性を有した住民を対象とした大規模データベースを構築し運動器疾患に関する疫学研究を行ってきた。

　本稿では，サルコペニアの疫学的知見についてROADスタディのデータを中心に概説する。

性別，年代別の筋力，筋量値

　ROADスタディでは，筋力調査として握力のほか，アルケア社製簡易筋力測定・訓練器LOCOMO SCANを用いて下肢筋力を測定すると共に，筋量調査としてタニタ社製体組成計（MC-190）による各部位の筋量測定を行っている（図1）。握力や下肢筋力は，男女共に60歳代から急激に低下するが，筋量は筋力と比較してその低下は緩やかであり，筋力の低下には単純に筋量の低下だけではなく，運動ニューロンなどの関与が示唆されている。

サルコペニアの有病率

　2010年にThe European Working Group on Sarcopenia in Older People（EWGSOP）により，サルコペニア診断のためのガイドラインが発表された（図2）[2]。同ガイドラインでは歩行速度・握力・筋量をもとにサルコペニアの診断を行っている。ROADスタディでは0.8m/秒

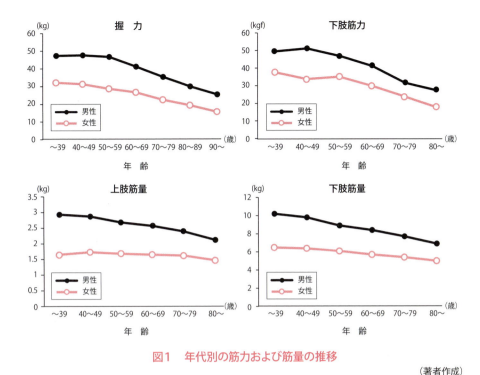

図1 年代別の筋力および筋量の推移

（著者作成）

以下を低歩行速度, 男性30kg未満, 女性20kg未満を低握力, SMI（上下肢筋量/身長^2）＜−2SD（男性7.0kg/m^2, 女性5.8kg/m^2）を低筋量として, サルコペニアの有病率を検討した[3]。その結果, 65歳以上の高齢者においてサルコペニアの有病率は男性13.8%, 女性12.4%であり, 年代と共に増加していた。

さらに, 2014年にはAsian Working Group for Sarcopenia（AWGS）より, アジア人におけるサルコペニアのガイドラインが提言されている[4]。同ガイドラインでは, 握力のカットオフ値は男性26kg未満・女性18kg未満・歩行速度0.8m/秒以下, 筋肉量はSMI（skeletal musclemass index）がDXAにおける測定では男性7.0kg/m^{2}未満・女性5.4kg/m^{2}未満, BIA（bioelectrical impedance analysis）による測定では男性7.0kg/m^{2}未満・女性5.7kg/m^{2}未満となっており, AWGSの基準に基づいた有病率は, その基準値の違いにより上述の結果と比べて若干低く, 男性9.6%・女性7.7%と報告されている[5]。

 筋力が痛みに与える影響

2008年のROADスタディ追跡調査の結果によると, 握力の弱い女性では膝の関節裂隙狭小化が膝痛と有意な関連を認めたが, 握力の強い女性では有意な関連はなく[6], 関節裂隙狭小化による痛みは筋力で予防可能であることが示唆された。さらに, 大腿四頭筋力と膝痛との関連を調査したところ, 大腿四頭筋力の弱い対象者は膝痛の有症率が極めて高く[7], さらにBMIや変形性膝関節症の重症度で補正しても大腿四頭筋力は膝痛と有意な関連を認めてお

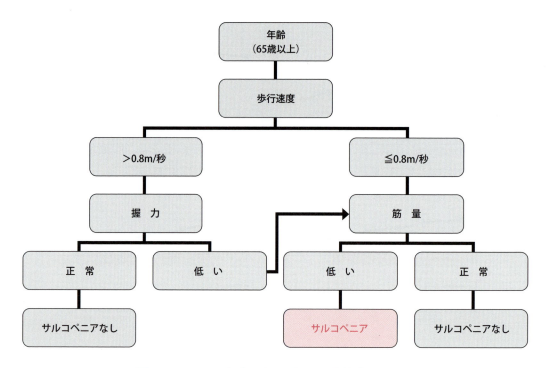

図2　EWGSOPにおけるサルコペニアの診断ガイドライン

歩行速度・握力・筋量をもとにサルコペニアの診断を行っている。EWGSOP研究では0.8m/秒以下を低歩行速度，男性30kg未満，女性20kg未満を低握力，筋量はSMI（筋量/身長^2）にて評価し，SMI<-2SD（男性7.0kg/m^2，女性5.8 kg/m^2）を低筋量とした。

（文献2より引用）

り，大腿四頭筋力は肥満や変形性膝関節症とは独立して，膝痛に影響していることが明らかとなった。

中年期の運動がサルコペニアに与える影響

さらに，われわれは中年期の運動が高齢者のサルコペニアに与える影響について検討したところ，男女共にサルコペニアである対象者は，サルコペニアではない対象者よりも中年期の運動習慣の割合が低く，中年期の運動習慣の有無が高齢者のサルコペニアに大きな影響を与えていることが明らかとなり，運動習慣の重要性が改めて示されている[3]。

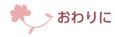 おわりに

本稿では，サルコペニアに関する疫学的知見についてROADスタディのデータを中心に概説した。サルコペニアは，診断ガイドラインが提唱されたばかりであり，これからの研究の進展が期待される。運動器疾患は要介護の主要な原因であり，サルコペニアの効果的な予防法の確立により要介護者の減少が強く望まれる。

【References】
1) Yoshimura N, et al. Int J Epidemiol. 2010 ; **39** : 988-95.
2) Cruz-Jentoft AJ, et al. Age Ageing. 2010 ; **39** : 412-23.
3) Akune T, et al. Osteoporos Int. 2014 ; **25** : 1081-8.
4) Chen LK, et al. J Am Med Dir Assoc. 2014 ; **15** : 95-101.
5) Yuki A, et al. J Phys Fitness Sports Med. 2015 ; **4** : 111-5.
6) Muraki S, et al. Clin Rheumatol. 2015 ; **34** : 1589-97.
7) Muraki S, et al. BMC Musculoskeltet Disord. 2015 ; **16** : 305.

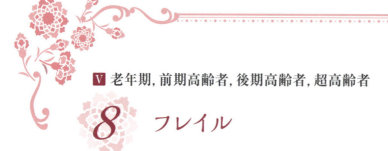

Ⅴ 老年期，前期高齢者，後期高齢者，超高齢者

8 フレイル

東京大学医学部附属病院老年病科　小川純人

フレイルとは

　2014年5月に発表された日本老年医学会からのステートメントによって，Frailty（フレイル）は「高齢期に生理的予備能が低下することでストレスに対する脆弱性が亢進し，生活機能障害，要介護状態，死亡などの転帰に陥りやすい状態」とまとめられている。

　フレイルは，身体予備能の低下をベースに健康障害のリスクを有する状態として脆弱化した心身を捉えている概念であり，既に身体機能障害や併存症を有した状態とは区別される。わが国では介護予防の推進や健康寿命のさらなる延伸を目指す上で，フレイルに関する評価とそれに基づく適切な介入は重要である。

　実際，フレイルの高齢者では日常生活機能障害・転倒・入院などの健康障害を認めやすく死亡割合も高くなるとされ，フレイルに関する評価と適切な介入は高齢者の生命・機能予後の推定や包括的医療・ケアを実践する上でも重要な概念と考えられる。

フレイルの悪循環とその評価

　フレイルの指標については，これまでにさまざまな尺度や評価方法が提唱されているが，移動能力・筋力・認知機能・栄養状態・バランス能力・持久力・身体活動性などの構成要素に関して複数項目を合わせて評価する場合が多い。

　Rockwoodらの指標によれば，加齢に伴って疾患ならびに日常生活機能障害や身体機能障害が集積することを前提に高齢者総合的機能評価（CGA）の考えに基づいて評価が行われる[1, 2]。そこでは，7段階からなるClinical Frailty Scaleに基づき，1段階目のVery fitから7段階目のSeverely frailのカテゴリーに基づいて評価される。高いカテゴリーの場合には，生存率ならびに施設入所の回避率に対して低い結果に結びつくなど，主観的な評価でありながら高齢者の機能評価や予後予測にも有用である可能性が示された[2]。また，フレイルを早期発見するための簡便で有効な方法として"Edmonton Frail Scale"も知られている[3]。同スケールでは認知機能

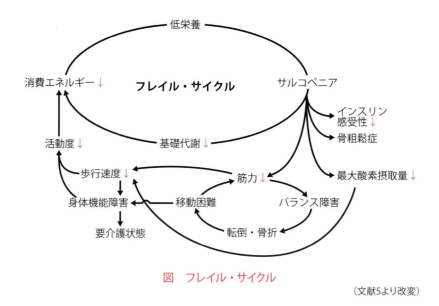

図　フレイル・サイクル

（文献5より改変）

(時計描写)・健康状態・手段的日常生活活動（IADL）・社会的支援の利用・薬剤服用・栄養状態・抑うつ状態・尿失禁・機能的動作の10項目で評価を行い，機能低下による要介護リスクを有する高齢者を見つけるのに有用である。

　実際，フレイルの概念には高齢者の身体的側面に加えて，精神・心理的側面，社会的側面も含まれていると考えられるが，Friedらによる指標では身体機能の表現型を主軸とした定義がなされている[4]。そこでは①体重減少，②主観的な活力低下，③握力低下，④歩行速度低下，⑤活動度低下から成る5つの症候が抽出され，このうち3項目以上該当した場合にはフレイル，1〜2項目に該当した場合にはプレフレイルと定義付けられている。また，低栄養・筋力・活力低下をはじめ，フレイルの各指標や要素が互いに連鎖（フレイル・サイクル）し（図），悪循環となる可能性も考えられる[5,7]。今後の学際的研究を通じてフレイルの発症メカニズムの解明が進み，その予防・診断・治療に向けた展開が期待される。

【References】

1) Rockwood K, et al. Lancet. 1999；**353**：205-6.
2) Rockwood K, et al. CMAJ. 2005；**173**：489-95.
3) Rolfson DB, et al. Age Ageing. 2006；**35**：526-9.
4) Fried LP et al. J Gerontol A Biol Sci Med Sci. 2001；**56**：M146-56.
5) Xue QL et al. J Gerontol A Biol Sci Med Sci. 2008；**63**：984-90.
6) Yakabe M, et al. RNA and Transcription. 2015；**1**：10-7.
7) Ogawa S, et al. Inflammation and Regeneration. 2016；**36**：17.

Ⅴ 老年期，前期高齢者，後期高齢者，超高齢者

9 認知症―特にその予防対策―

桜美林大学老年学総合研究所　鈴木隆雄

はじめに―MCIの重要性―

　加齢と共に増加する認知症は，患者本人や家族の生活を崩壊させると共に多額の医療・介護費用を要することから予防や治療方法の確立は急務の課題である。

　最近の厚生労働省の発表によれば，平成25年時点で65歳以上の高齢者のうち認知症は推計15％，実数で462万人と報告されている。今後のわが国の急速な人口構造の変化を考慮すると，認知症に対する問題は今後ますます重要な課題であり，特に認知症予防対策としては，発症遅延あるいは発症抑制に関する科学的根拠に基づいた適切な取り組みが最も重要ということになる。

　予防対策においては，認知症ではないが軽度な認知機能の低下を有する状態は軽度認知障害（mild cognitive impairment：MCI）として知られ，MCIの状態から高い割合で認知症に移行する一方，約40％のMCIは5年後に正常に回復することも報告され，MCIの段階での認知機能低下予防および機能改善のための取り組みが重要であることが知られている。

MCI高齢者に対するRCT

　わが国でもMCI高齢者の認知機能低下の抑制や脳萎縮の抑制が可能かどうか検討する目的で，地域在宅高齢者を対象として運動介入を中心としてランダム化比較試験（RCT）が実施されている[1-3]。

　本研究では65歳以上の高齢者で，RCTへの組み込み基準に該当した100名のMCI高齢者が無作為に対照群と介入群とに割り付けられ，運動介入群は6ヵ月間・週2回・1回につき90分間，計40回実施した。介入内容は計算やしりとりなどの多重課題を負荷した運動（「コグニサイズ」）である。その結果，介入群における介入前後の認知機能においては有意な認知機能の向上を認めた。また，群間差を比較した結果WMS-I totalやWord Fluency Test（WFT）-categoryなどにおいて有意な交互作用が認められた（図1）。さらに，健忘型MCI高齢者の介入前後の認知機

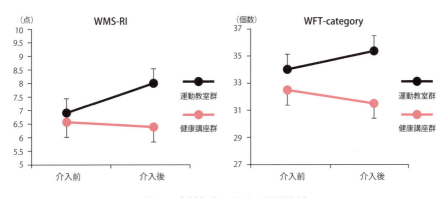

図1　全対象者における群間比較

認知機能に関して多重課題を有する運動教室群では対照群（健康講座群）に比較して，有意に改善・向上している（左：WMS-RI total，右：Word Fluency Test（WFT）-category）。

（文献1より引用改変）

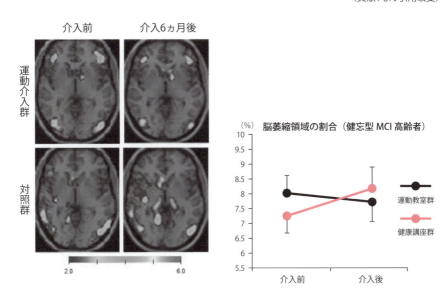

図2　MRI指標による脳萎縮の割合

健忘型MCI高齢者における脳萎縮の割合について，多重課題を有する運動教室群では対照群（健康講座群）に比して有意な交互作用が確認され，萎縮の抑制の可能性が示唆された。

（文献2より引用改変）

能の変化についての群間差を比較した結果，ミニメンタルステート検査（mini mental state examination：MMSE）をはじめ多くの測定項目において有意な交互作用が認められたほか，脳萎縮領域の各群間比較においても有意な交互作用が認められた（図2）。

認知症予防に関する最近の「システマッティク・レビュー」[4]によれば，MCI高齢者を対象とした良質なRCTはわずか2件であり，"small benefit"は認められるものの（RCTの不足から）いまだその予防効果は不十分とされている。

FINGER研究について

　最近フィンランドから地域在宅高齢者を対象とした，多角的領域からのアプローチによる認知機能の低下抑制を目的としたランダム化研究の結果が報告されている[5]。

　FINGER（Finnish Geriatric Intervention Study to Prevent Cognitive Impairment and Disability）と名付けられた二重盲検RCTでは，60〜77歳のやや認知機能の低下した（"at risk"）高齢者2,654名を対象として，食事・運動・認知機能トレーニング・血圧等の血管病変のリスク管理など多角的・多領域的な介入を2年間継続し，包括的な精神・心理的検査（neuropsychological test battery：NTB）スコアの変動を用いて，介入効果の検討を行っている。その結果，NTB（Z-スコア）は介入群で0.2の上昇を示したのに対し，対照群では0.16と低下し両群間には有意差が認められている（$p=0.03$）。また，サブ解析でも実行機能や処理速度などで有意差が認められており，多角的介入によって認知機能の維持・向上がもたらされる可能性が示唆された。

　以上のように，国内外でMCIやat riskなど認知症へ移行する可能性の高い高齢者を対象とした運動や生活習慣病対策などの包括的運動によって，少なくとも認知症発症の先送りは十分可能な段階に入ったと思われる。今後のさらなる良質かつ大規模な介入研究の積み重ねが必要である。

【References】

1) Suzuki T, et al. BMC Neurol. 2012；**12**：128.
2) Suzuki T, et al. PLoS One. 2013；**8**：e61483.
3) Suzuki T, et al. J Prev Alz Dis. 2015；**2**：71-6
4) Lin JS, et al. Ann Intern Med. 2013；**159**：601-12.
5) Ngandu T, et al. Lancet. 2015；**385**：2255-63.

MEMO

「かかりつけ医」に選ばれるために

菅原医院　菅原正弘

　「かかりつけ医」は自分で名乗るものではなく，患者から選ばれた医師に与えられる名誉ある称号だと思う。

　患者は健診などで異常を指摘されて，身近な医療機関を受診することが多い。通常，患者はその医師を「かかりつけ医」と思って健康を委ねることが多いと思うが，果たして医師側がそのことを理解しているだろうか？

　かかりつけ医の使命は，『患者が，元気で充実した人生を歩めるように健康面でサポートすること』だと考える。そのためには死なせないことと，心身ともに元気でいてもらうことへの取り組みは必須だ。前者のためには，糖尿病や高血圧，脂質異常症などを包括的に管理し心筋梗塞や脳卒中を防ぐ，癌になりにくい生活習慣を啓発し，がん検診を受診させること，喫煙をやめさせること，後者のためには，寝たきりの原因である認知症や骨折・転倒，関節疾患を未然に防ぐよう啓発・支援していくことが求められる。

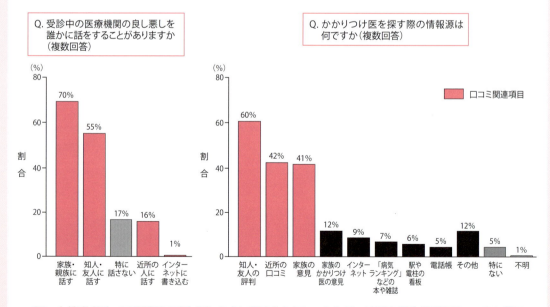

図　女性患者は，医療機関の良し悪しを人に話すとともに，かかりつけ医を探す情報源を口コミに頼る

データにみる女性の特性は，著者自身も実感している。

（『WIN』2012 年 12 月号，東京：ライフサイエンス出版；2012. より引用）

通院患者の喫煙率，がん検診受診率を把握している医師は少ないのではないだろうか？　当院通院中の患者の喫煙率は12％と低く，大腸がん検診（便潜血）受診率は76％と高い。他のがん検診受診率も同様に地域の平均よりかなり高い。このような取り組みは通院患者全体の死亡率に大きく関わってくる。骨粗鬆症にも目を向け，膝関節症や腰痛を防ぐための簡単な筋トレやストレッチをすべての「かかりつけ医」が指導できる必要がある。当院では閉経後女性の3分の1が骨粗鬆症治療を実施しており，女性の大腿骨近位部骨折の発症も年間800人中1人程度と少ない。

　女性患者がかかりつけ医に診てもらいたい疾患として，骨粗鬆症と過活動膀胱が挙げられている。前者は症状がないため，後者は恥ずかしいため医師に言わないケースが少なくない。医師やメディカルスタッフからの聞き取りが重要だ。患者が医師を選ぶ理由として，ネットなどの情報よりも，家族や友人・知人からの口コミのほうが影響力は大きく，特に女性はその傾向が強い（図）。患者が抱えている健康上の問題を直視し，自分で診れなければ紹介・連携するなどして，すべてに対応していく姿勢が大切であると思う。

Column

未病領域

一般社団法人未病息災推進協議会　都島基夫

●● 1．「未病」の定義

「未病」とは，①自覚症状がなくて検査値に異常がある，②軽微な自覚症状があり検査異常がないものをいう。「健康」とは「身体的，精神的，霊的，社会的に良好な状態であり，単に病気あるいは虚弱でないことではない。」(1948年WHO憲章前文より)，つまり健康寿命とは自立している期間をいう。「未病」は「健康」の範疇に入る。

肥満，高血圧や脂質異常症は未病であり，糖尿病は図の通りである。食事療法や運動，生活習慣の是正だけで改善できる肥満や習慣性喫煙などは「未病Ⅰ期」，医療が必要な未病は「未病Ⅱ期」と分類

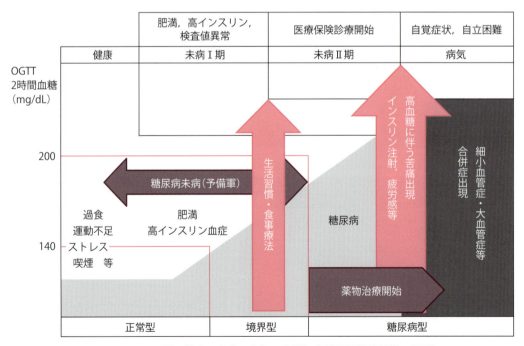

図　健康・未病・病気の分類における耐糖能異常の経過

循環器未病の立場からは，糖尿病は経過中，未病Ⅰ期，未病Ⅱ期，病気の各病期の経過を伴う。糖尿病になる前のリスク状態を糖尿病未病と呼ぶ。

(循環器病・介護予防に向けた未病ガイドライン—その根拠となる論文集—より．一般社団法人日本未病システム学会．都島基夫(監)　p.013-014．東京：(社)未病息災推進協議会出版部．2016年3月31日発行)

している。医療関係では未病II期も含め，「肉体的に不都合であって医療を受ければ改善する状態」を保険診療上の「病気」と扱う。さらにいくつかのリスクを持つ高齢者は，臓器の予備機能が残り少ない病気発症準備状態であり，健康老人は「多未病息災」で，日本老年医学会のシンポジウムを経て「高齢未病」とした。

●● 2．妊娠負荷試験と未病

　女性が妊娠すると，種々の内分泌・代謝異常が出現することがある。この妊娠時の異常出現は早期介入，分娩出産が済んでいったん軽快しても，高齢になって同じ異常が出やすい。「妊娠は未病発見の負荷試験である」という考え方を，大阪府立母子保健総合医療センターの木戸口公一部長が報告した。妊娠時に血圧が上がれば将来高血圧に，タンパク尿が出れば将来腎障害に，尿糖や高血糖が出れば糖尿病にならないよう妊娠時の異常は未病としてのフォローアップが必要である。癌の未病診断と制圧も今後の検討条項である。

●● 3．女性は若年期には身体的には女性ホルモンに守られている
　　　　—その破綻が更年期障害—

　女性は男性と比べ平均寿命と健康寿命が長い。腹部大動脈の未病状態である動脈硬化の壁肥厚狭窄率や石灰化率による検討では，50歳時では男性より15年ほど硬化の進行は遅い。45歳頃より女性は更年期ののぼせ・発汗・心悸亢進等の自律神経症状や，めまい・不安・うつなどの精神症状が出やすくなる。卵胞ホルモンで守られていた女性は自律神経・循環・消化器・免疫・代謝系等に重要な影響が生じる。50歳代になり脂質異常，肥満などによる動脈硬化の進行，さらに骨粗鬆症などが目立つようになる。喫煙や飲酒する女性も増えてきて，これらの健康被害は男性より女性のほうがより強く出やすい。

●● 4．女性のストレス

　女性の社会進出に伴い，月経や妊娠や更年期に伴う女性特有の個人的な健康の保持や生活基盤を含む新しい社会的構造の確立が必要となる。従来女性が行ってきた出産，子育てを含む家庭内の役割，親の介護，そしてわずかな自由時間の後に来る老々介護が女の一生であった。女性の社会進出のために起こる少子化や女性が受けるストレスや仕事の継続環境など多々問題があり，これらがまた女性の未病状態を作る原因ともなる。

Column

在宅医療はこれからこうなる

新宿ヒロクリニック　英　裕雄

　21世紀の急激な高齢化の進展に伴い，在宅医療の重要性が高まりつつある．その理由として疾病構造の変化，つまり急性疾患から慢性疾患の増加，さらには高齢疾患（フレイルやサルコペニア，認知症など）へと疾病構造が変化していること，また高齢者数の増加とともに個々の高齢者の長寿化が進み，90歳代や100歳代もまれではなくなり，たとえ健康であっても身体能力が低下している高齢者が増加していることなどが挙げられる．今後も疾病医療状況や社会状況に応じて，どのような在宅医療が望まれていくかを概説していきたい．

●●1．疾病状況，医療状況によるこれからの在宅医療

　在宅医療は，通院困難な虚弱障害者に提供されることが多いのが実情である．今後はさらに各種慢性疾患による臓器障害の進行によるものや，フレイル，サルコペニア，ロコモティブシンドローム，認知症など高齢などにより生じる虚弱化によるものが予想される．このような患者さんに対しては，さまざまな疾病管理的対応と同時に，リハビリテーションや栄養サポートなど複合的支援体制の構築が不可欠となる．さらに重度障害者に対しては，いたずらに治療的介入に終始するのではなく，緩和的対応へ切り替えていくことなども重要といえる．このような在宅医療ならではの医療的サポートの在り方の進展が期待される．

●●2．社会状況に応じたこれからの在宅医療

　独居や老人同士世帯の増加など，家族構造の変化は在宅医療に大きな影響を及ぼしている．昨今では，さまざまな介護サービスや生活支援サービスの進展により，これらの家族力不足を補うことが可能になっている．特に最近では複合型サービスの進展により，ケアプランの変更をせずとも，ある程度その時の状態変化やニーズの変化に応じたフレキシブルな介護サービス利用が可能になりつつある．また，施設居宅などの複合的サポートシステムなどの構築により，多くの高齢者が社会生活支援を受けることが可能になってきている．今後，在宅医療とこれらサービスの連動により，さらなる支援体制の構築が進むことが期待される．

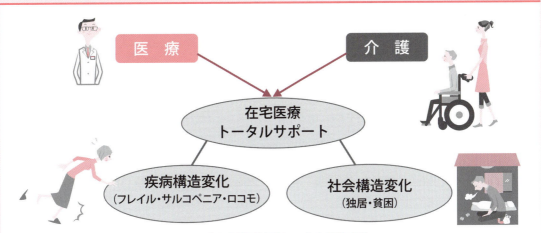

図　医療と介護が連動し，疾病構造変化

社会構造変化に柔軟に対応する在宅医療・トータルサポートが必要となる。

Column おばあちゃん奴隷症候群

稚枝子おおつきクリニック／東京女子医科大学産婦人科学教室　武者稚枝子

　世界保健機関（WHO）は老人（高齢者）虐待の1つに，おばあちゃん奴隷（grandmother abuse）症候群を認めている[1]。

　老人（高齢者）虐待とは，親族などを主として高齢者と何らかの人間関係がある者によって高齢者に暴力が加えられた行為で，高齢者の心身に深い傷を負わせ，高齢者の基本的人権を侵害し，時に犯罪上の行為をいう[2]。日本では2006年に，「高齢者虐待の防止，高齢者の養護者に対する支援等に関する法律」（高齢者虐待防止法）が施行され，①身体的虐待（身体に外傷が生じ，または生じる恐れがある暴行を加えること），②心的虐待（著しい暴言，もしくは拒絶的な対応その他の著しい心理的外傷を与える言動を行うこと），③経済的虐待（高齢者の財産を不当に処分したり，高齢者の財産を略取すること，高齢者の生活に必要な金銭を渡さない（使わせない）こと），④介護等放棄（ネグレクト：衰弱させるような著しい減食，長時間の放置など養護を著しく怠ること），⑤性的虐待（わいせつな行為を

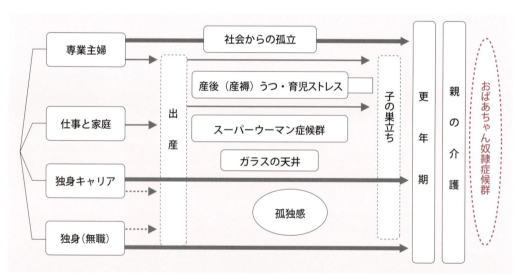

図　女性の生き方とストレス

- 専業主婦：社会からの孤立，産後（産褥）うつ・育児ストレス，子の巣立ち　など
- 仕事と家庭：産後（産褥）うつ，育児ストレス，子の巣立ち，スーパーウーマン症候群　など
- 独身キャリア：ガラスの天井，孤独感　など
- 独身（無職）：孤独感，不安感　など

}共通して：更年期，親の介護など

（加茂登志子，女性の生き方とストレス，2006 一部を筆者加筆し改変）

すること，またはわいせつな行為をさせること）の5つを定めている。この他に，⑥セルフ・ネグレクト（劣悪な環境や不潔な環境に自らを置く行為）を加えることもある。

　少子高齢化の進む日本では，孫の顔を見ることができる人は少なくなる一方で，孫の世話ができるなんて幸せなことだ，と思われがちである。祖父母向けの孫育て講座まである。また，認知症や高齢者うつの予防や治療にも孫との関わりがよかったとする報告[3-7]もある。

　しかし，その影で孫の世話を押し付けられ，自由な時間もなく疲弊し抑うつ状態となっている「おばあちゃん」達がいる。彼女たちの多くは，よき妻・よき嫁として自分を殺し，長い年月を経てきている。優しく，頼まれれば嫌といえない人達が多い。もちろん，多くの人は「孫はかわいい」という。でも，ようやく自分の好きに時間を使えると思っていた矢先，「当たり前のように」孫の世話や子ども夫婦の家事全般を強制されることに不満を抱え，心身の健康を害している者もいる。孫がいなかったり，また年に1～2回しか孫に会えない友人・知人も多く，誰にもつらさを話せない。こうした患者さんは，自ら受診することは少ない。

　もし，いつも診ている患者さんが「孫の世話で大変で」という話した時は，「羨ましいね」等で終わらせずに，深刻な状態も想定する必要がある。また，孫の体調不良や予防接種の際に，医療者が付き添いの祖父母の表情や態度から察し，見つけることも大切である。図に女性の生き方とストレスの中での本疾患の位置付けを示す。

【References】

1) Velasquez, et al. Principales efectos un la salud fisica y emocional del adulto mayor, producido por el syndrome de la abuela/o esclava/o comunidad " virgin del milagro", Cuenca 2015. Universidad de Cuenca facultad de ciencias medicas escuela de enfermeria, Cuenca-Ecuador. http://dspace.ucuenca.edu.ec/handle/123456789/23055；2015：p.1-126.
2) 佐藤美和子．大川一郎（編）．高齢者のこころとからだ事典．東京：中央法規出版；2014. p.400-1.
3) 小島卓也，他．精神科治療. 1992；**7**：27-34.
4) 服部信行，他（編）．筑水会神情報研．筑水会病院年報. 2009；**28**：16-21.
5) 津間文子，他．看保健科研誌. 2012；**12**：154-62.
6) 津間文子．母性衛生. 2013；**53**：573-82.
7) Burn KF, et al. Menopause. 2014；**21**：1069-74.

Chapter 3

女性の健康を阻害する common disease

Chapter 3 女性の健康を阻害する common disease

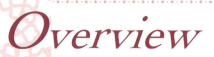

Overview

久留米大学医学部糖尿病性血管合併症病態・治療学　山岸昌一

　現在，わが国の女性の平均寿命は86.6歳と世界第1位であり，女性の2人に1人が90歳の誕生日を迎えるまでに至った。幸い，日本人の女性は，健康で若々しく自立して過ごせる歳月・健康寿命も75.5歳と世界でトップの座を占めているものの，平均寿命と健康寿命の差は11年となっている。つまり，女性は大切な人生の最期の11年間を不自由を抱えた不健康な状況下で日常生活を過ごしていることになる。誰しもが介護や日々の生活のサポートを受けずに，自立した形で余生を過ごせる人生を望んでいる。

　また，健康寿命の延伸は高齢者の社会での活動の場を広げ，福祉の向上や医療費の抑制という観点からも喫緊に取り組まなければならない課題だと言える。そこで本章では，女性の健康を阻害する"common disease"として，婦人科系の疾患・甲状腺疾患・糖尿病・慢性腎臓病・がん・痛み・便秘を取り上げ，ご専門の先生方に詳しく，かつ，わかりやすく解説していただいた。女性がかかりやすい病気・女性が悩みやすい症状・女性の健康寿命の損失に深く関わる疾患を取り上げ，日常診療のなかでどう対処し，どうアドバイスしていったら良いのかについても本章の中で触れていただいている。分野は多岐にわたるものの，各先生には日々の臨床で遭遇する疾患や症状を中心に扱っていただいており，明日からの診療に役立つ内容となっている。以下に，各項についてOverviewとして概要を記すことにする。

　乳房の腫瘤や硬結・痛みは，臨床的に頻繁に見かける異常・症状である。マンモグラフィや他の画像診断を駆使し，乳腺症と乳がんとの鑑別をしっかりつけることが重要である。初潮が早く閉経が遅い出産未経験者・家族歴を有する者・肥満・常習飲酒者・喫煙者などは乳がんのハイリスク患者といえるため，とりわけ診療上留意する必要がある。

　バセドウ病・橋本病などの甲状腺疾患は，とりわけ女性に多い内分泌疾患である。甲状腺腫を目にした場合，形態的に，また機能的にどの甲状腺疾患を一番最初に疑うべきかを鑑別し，自己抗体の有無や穿刺吸引細胞診の結果などと合わせて治療計画を立てていく。特に，妊娠，分娩を契機として，機能異常を伴う甲状腺疾患が発症しやすい事実にも注意を払うべきである。

　閉経後は，女性で糖尿病のリスクが上昇する。また，男性患者に比べて女性の糖尿病患者では・心筋梗塞・脳血管障害・心不全などの心血管イベントが重症化し，予後が不良となることが示されている。適切な療養指導を行い，適正体重の維持に努めることが重要である。

　潜在的に腎機能異常をかかえた慢性腎臓病患者が増えてきている。近年，心腎連関なる概念も登場し慢性腎臓病患者では心血管病のリスクが高まることとも知られている。糖尿病を含めたこれら疾患の危険因子に対して包括的な非薬物，薬物治療が必要となる。日常診療中で，きち

んと尿検査を行うことの重要性も再確認すべきである。

　骨盤底の機能障害による腹圧性尿失禁や骨盤臓器脱，過活動膀胱は，女性のQOLを著しく損なう疾患である。加えて，尿失禁や頻尿などはとりわけ症状としても訴えづらく，女性の心理面に配慮した問診や症状の拾い上げが肝要となる。Urogynecologyでは，婦人科と泌尿器科両方に関わる骨盤底の機能障害を病因とする疾患を扱い，骨盤底筋訓練などの療養指導とともに，必要に応じて手術，薬物療法を行う。

　大腸がんは，乳がんに次いで多く見られる癌で，わが国の女性のがん死の第1位となっている。生活習慣の欧米化により，大腸がんがますます増加することが懸念され，早期からの大腸ポリープのスクリーニングや生活習慣の是正が重要となろう。一方，わが国の胃がん患者は減少傾向にあるものの，若年女性では浸潤性のスキルス胃がんの発症リスクが高く，予後不良の一群を占めている。

　生理痛・片頭痛などは，多くの女性が経験する痛みである。繰り返される痛みに対しては，漫然と薬物療法を行うだけでなく心理的なケアも必要となる。また，それらの痛みの背後にある基礎疾患や重大な合併症（片頭痛における脳卒中など）を見逃さないきめの細かい診療が大切であろう。

　女性の2人に1人は便秘を抱えているらしい。食習慣を是正し，運動習慣を身につけさせ，便秘になりにくいライフスタイルを指導していく。

Chapter 3 女性の健康を阻害する common disease

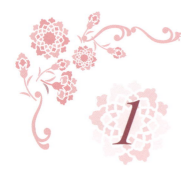

1 乳腺疾患（乳がんを除く）

埼玉医科大学国際医療センター乳腺腫瘍科　佐伯俊昭

はじめに

2012年の推定乳がん罹患者数は，年間約80,000人以上で日本人女性の12人に1人の頻度と報告されている。女性の悪性腫瘍の第一位であり，女性の乳房疾患を診療する際には，必ず乳がんを念頭に診療を進めることが重要である。しかし，年齢・閉経の有無・家族歴など乳がん発症因子も明らかにされており，なかでも発症リスクの高い女性には十分注意が必要である。さて，乳房にはさまざまな疾患があり悪性腫瘍との鑑別が困難な疾患もある。乳がん以外の疾患に対する知識と診療経験が必要である（表1）。

表1　知っておくべき乳腺疾患

悪性	乳がん	breast cancer
	葉状腫瘍	phyllodes tumor
	悪性リンパ腫	malignant lymphoma
良性	乳腺症	mastopathy
	線維腺腫	fibroadenoma
	葉状腫瘍	phyllodes tumor
	乳管内乳頭腫	intraductal papilloma
	乳腺炎	mastitis
	女性化乳房	gynecomastia
	炎症性偽腫瘍	inflammatory pseudo-tumor

乳腺疾患の分類 —非腫瘍性病変—

1．炎症性疾患

a）乳腺炎・膿瘍

急性と慢性がある。急性乳腺炎は，乳汁うっ滞性乳腺炎と化膿性乳腺炎に分類される。

①うっ滞性乳腺炎（stagnation mastitis）

 疫学と原因

乳汁うっ滞である。非細菌性炎症であり，乳汁の乳管内通過不良，授乳の不慣れなどが原因とされる。初産婦の産褥期に発症し，軽度のものも含めて10〜20%程度に発症するといわれている。

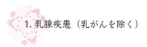

診断

触視診が中心となる。乳房のびまん性腫脹（硬結を伴うこともあり）・疼痛・発赤・熱感を特徴とする。検査では採血による炎症反応，超音波では膿瘍・乳腺全体の浮腫・乳管拡張が見られる。

治療

乳汁のうっ滞を解除することが第1選択である。マッサージ・搾乳を行う。また冷罨法などを追加する。疼痛にはNSAID・腫脹・発赤があれば抗菌薬を使用する。

② 化膿性乳腺炎（puruient mastitis）

疫学と原因

乳頭乳管から逆行性に細菌が乳腺に侵入したことが原因であり，乳汁うっ滞性乳腺炎を基礎疾患とする場合が多い。授乳と関連しないこともある。

診断

感染症の兆候として発熱（38度前後），悪寒・疼痛・乳房のびまん性腫脹・発赤がある。血液検査では，炎症反応に加え，細菌感染の特徴として白血球分画の左方移動が認められる。超音波検査では，膿瘍形成が確認される。外科的措置として，穿刺にて膿瘍の確認を行い，切開排膿を行う。細菌培養と抗菌薬感受性試験も併せて行う。起炎菌は，黄色ブドウ球菌・連鎖球菌・腸球菌・大腸菌などが報告されている。

治療

非膿瘍形成時では，内科的治療が主体である。抗菌薬と消炎鎮痛薬を使用する。抗菌薬は広域抗菌スペクトラムの薬剤を選択する。膿瘍形成時は，外科的治療が主体となる。超音波で膿瘍腔が確認できれば，穿刺してドレナージを行う。ドレナージ留置も考慮する。十分に排膿ができない場合は切開を行う。乳管閉塞があればブジー（消息子）も考慮する。なお，産褥期の切開は乳汁ろうを形成する危険がある。

b）乳輪下膿瘍

乳頭直下・乳輪皮下・傍乳輪皮下に発生する膿瘍であり，疫学と原因が化膿性乳腺炎と少し異なる。年齢は20～30歳代で陥没乳頭を併発することが多い。主乳管の閉塞が原因とされる。逆行性細菌感染が発症し，膿瘍形成が見られ漏孔を形成する。喫煙・肥満・糖尿病なども発症危険因子とされる。

乳輪下の限局性・有痛性硬結が主症状。視診で陥没乳頭，皮膚の発赤・瘻孔形成などに注意する。また触診では圧痛があることを確認する。治療開始前に膿瘍の起炎菌を確認する。菌を同定できないこともあるが嫌気性菌が多い。

治療は，急性期では抗菌薬投与，改善しない場合は切開排膿を行う。化膿性膿瘍の病態と治療が適応されるが，排膿により一時的に治癒するが再燃することが多い。被膜も含めた膿瘍腔の完全切除も考慮する。瘻孔があれば,合併切除・責任乳管が確認できれば乳管合併切除も考慮する。陥没乳頭があれば，膿瘍切除後に乳頭再建も考慮する。

c）肉芽腫性乳腺炎

良性炎症性疾患であり,病理学的には多核巨細胞を含む炎症細胞浸潤が特徴である。比較的若年に多く，授乳後3年くらいで発症することが多い。

[診断]

触診では境界不明瞭・可動性不良・表面粗造の腫瘤,または硬結として触れる。超音波では，腫瘤像あるいは低エコー域として認められる。マンモグラフィでは，局所的非対称性陰影（FAD）と診断されることが多い。

[治療]

高いエビデンスのある推奨治療はない。NSAID，ステロイドが使用される。内科的治療が優先されるが，ステロイド長期使用による有害事象に注意する。再燃を繰り返す場合は，肉下種摘出術も考慮する。切除しても再燃のある症例もある。

d）乳管拡張症

[症状]

乳頭異常分泌，乳房痛などの症状，あるいは無症状である。組織学的に乳管周囲の脂質が濃縮し乳管内にうっ滞している。乳管周囲に異物巨細胞を認め，肉芽腫を形成すると黄色肉芽腫を形成する。

e）乳腺症

臨床的に，乳房腫瘤・硬結・疼痛ときに乳頭異常分泌などを示す乳房の疾患である。日常診療では，悪性所見が否定されれば乳腺症として経過観察されることが多い。組織学的には7つのパターンがあり，多彩である（表2）。

[画像]

マンモグラフィ所見は，明瞭な腫瘤は認めないが，限局のmassあるいはFADととれる所見があれば，他の画像診断にて癌との鑑別を行う。微細石灰化病変を伴う場合は微小円形で淡い不明瞭な石灰化が特徴である。存在は，びまん性・散在性で両側性に認められることが多い。超音波では,両側,びまん性に豹紋状陰影（mottled pattern）を示す。硬化性腺症では硬癌との鑑別が必要である。

[治療]

主症状はほとんど自然経過にて治癒する。継続すれば他の疾患を考慮する。乳房痛は経過観察が勧められるが，場合により鎮痛薬を処方する。生活習慣の改善にて，症状が改善することもある。カフェイン・ニコチン・ストレスなども原因とされる。内分泌療法として,タモキシフェン・ブロモクリプチン・ダナゾールなど

表2 乳腺症

組織学的に7つのパターンがある。

1	乳管過形成
2	小葉過形成
3	腺症
4	囊胞（cyst）…臨床的に多い
5	アポクリン化生
6	線維腺腫性過形成
7	線維症

が使用されるが，適応があるのはダナゾールのみである。有害事象を考慮すれば,推奨しにくい治療である。外科的治療の適応はないが,良悪性の鑑別が必要な場合に限り腫瘍摘出術が行われる。

f）女性化乳房

男性の片側，両側の乳房肥大を示す。乳輪下に乳腺を触れ軽度の圧痛と疼痛を認める。思春期・高齢者に多い。肥満男性に診られる脂肪組織による乳房肥大は偽性女性化乳房として区別する。

原因

思春期では内分泌平衡異常とされ，一過性で改善する。高齢者では女性ホルモン代謝異常で，前立腺疾患治療薬・抗潰瘍薬・抗精神薬・降圧薬などの副作用として出現することが多い。鑑別する疾患として,精巣腫瘍・クラインフェルター症候群がある。画像では，乳腺が描出され乳がんなどの所見は女性と同じである。女性化乳房と診断されれば，原因の除去を行い経過観察する。

乳腺疾患の分類 −腫瘍性病変−

a）乳管内乳頭腫

乳管内で増生した上皮が乳頭状，あるいは樹枝状に発育した良性腫瘍である。中枢型乳頭腫は，主乳管に発症し単発なことが多い。末梢の乳管に発症するものを末梢型乳頭腫と呼び多発することもある。主乳管では，乳管が拡張し嚢胞を形成すると嚢胞内乳頭腫と呼ばれる。鑑別診断として乳管内乳頭がんがある。30〜50歳代に好発し,乳頭異常分泌が特徴である。大きさは2〜3mmから2〜3cm腫瘍径の大きなものは画像診断で腫瘤として発見されることも多い。特徴は，嚢胞性病変内に隆起性病変を認める。乳管拡張を認め乳管内に隆起性病変がある。嚢胞内部が腫瘍により占拠され充実性腫瘍として診断されることもある。マンモグラフィでは，境界明瞭な腫瘤として描出される。また，分泌液の細胞診ではclass Ⅲ（擬陽性）が出ることがある。

b）腺　腫

頻度は良性腫瘍の0.12％程度でまれである。年齢は14〜75歳まで広範囲に発症する。管状腺腫は小管状に上皮が増生しており，授乳期腺腫は授乳期の分泌変化を示す乳腺組織像が特徴である。組織学的には，管状腺腫は上皮性の増殖が主体で比較的間質成分に乏しく，2層構造を保つ小型腺管の密な増殖を特徴とする。授乳性腺腫は，分葉上で拡張した乳腺腺房様構造を示す。いずれも良性腫瘍である。触診・画像にても周囲との境界へ明瞭であり，管状腺腫と授乳性腺腫に分類される。また，組織発生から管状腺腫は線維腺腫の間質成分が非常に少ない組織像とも考えられている。注意すべきは,乳管腺腫とは異なることである。

治療

小さな腫瘤は,経過観察し組織学的に腺腫と診断がつけば外科的切除を行う。

c）線維腺腫

　乳房の良性腫瘍である。年齢は若年者に多く，乳腺症と合併し乳腺症の組織学的な特徴でもある。画像ではdense breastの存在診断が難しく，触診では可動性良好・弾性硬・表面平滑・辺縁明瞭な腫瘤として確認できる。しかし，部位により触診でも確認できないこともあり，超音波によるスクリーニング，あるいは触診で見つかることがある。腫瘍径が大きくなると急激に増大することもあり葉状腫瘍との鑑別が必要である。病理学的には，管内型と管外型に分類され，間質の線維細胞の増生が認められる。したがって，腫瘍径が3cm以上では細胞診・組織診を行うことが望ましい。治療は，葉状腫瘍・乳がんなどと鑑別が困難であれば摘出生検も考慮する。近年，線維腺腫近傍に乳がんの発症を認めた症例も報告され継続的な経過観察を勧める。

d）葉状腫瘍

　線維腺腫と同年代に発症し30〜50歳代までの年齢で発症する。乳腺腫瘍の1％程度の頻度である。腫瘍径の小さいものでは線維腺腫との鑑別は困難で触診では鑑別できない（表3）。画像では，超音波所見で腫瘍内の隔壁・分葉状の発育などがあれば葉状腫瘍を疑う。マンモグラフィでは線維腺腫と同じ所見である。MRI，CTでも超音波と同様の所見を呈するが，造影剤の早期のエンハンスメント，あるいはウォッシュアウトが認められれば，増殖能の高い腫瘍として悪性葉状腫瘍を疑う。病理学的には，線維腺腫と同様の所見であり細胞異型が強ければ悪性の可能性もある。核分裂像・増殖マーカー染色などを追加して鑑別する。明らかな悪性像は認めないものの20〜40cmくらいまで急速に増殖し，皮膚潰瘍を伴うこともあり，時に遠隔転移を伴うこともある。病理学的に良悪性の鑑別が困難な場合は，境界病変として診断される。画像診断のみで葉状腫瘍と診断することは難しく組織診断が必要である。穿刺細胞診では偽陰性が多く，組織診断が推奨される。針生検にて良性と判断しても腫瘍が増大すれば外科的切除を考慮する（図）。

[治療]

　外科的切除が基本で，乳房と腫瘍の大きさのバランスで乳房切除と部分切除を選択する。摘

表3　葉状腫瘍
（別名：葉状嚢胞肉腫 cystosarcoma phyllodes）

○割面が葉状構造を呈することが名前の由来である
○臨床上，線維腺腫と鑑別を要する
○良性，境界病変，悪性の3種に区別する
○悪性の判定は，間質の細胞密度，細胞異型，核分裂の数，周囲への浸潤形態，間質の一方的増殖などから判断する。
○悪性の転移は肺が多く，リンパ節転移はまれ
○腫瘍は大きいものが多く，しばしば10cm以上となる。

1. 乳腺疾患（乳がんを除く）

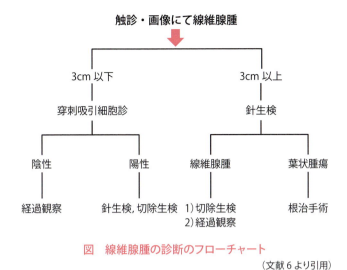

図　線維腺腫の診断のフローチャート

（文献6より引用）

　出生検目的でも切除断端は1cm程度正常組織を含めた切除も考慮する。腫瘍径の小さいもの線維腺腫を強く疑う場合はこの限りでない。境界型・悪性葉状腫瘍の局所再発率は21～36％と報告されており，十分な説明のもと部分切除を選択する。良性でも8％程度は再発する。腋窩リンパ節転移はまれとされ，腋窩リンパ節郭清は省略されることが多い。追加の放射線治療は，境界型・悪性の場合は考慮されるが省略されることが多い。推奨される補助的な薬物療法はなく，経過観察されることが多い。悪性の予後は5年生存率が約60～80％と報告されている。

【References】
1) Kvist LJ. J Hum Lact. 2010；26：53-9.
2) 市塚清健, 他. 産婦治療. 2001；82：24-8.
3) 山城大泰, 他. 女性化乳房症の診断と治療. 別冊医学の歩み　乳腺疾患State of arts. 東京：医歯薬出版；2004. p.603-5.
4) 野口昌邦, 他. 外科治療2007年増刊号. 2007；382-6.
5) 稲治英生. 外科治療. 2001；85：147-51.
6) 日本乳癌学会（編）. 乳腺腫瘍学. 東京：金原出版；2016. p.154.

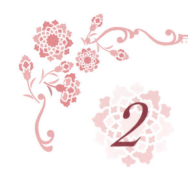

2 甲状腺疾患

伊藤病院／帝京大学外科 名誉教授　高見　博

はじめに

　甲状腺疾患には甲状腺機能亢進症（バセドウ病），甲状腺機能低下症（橋本病），甲状腺腫瘍（良性結節，悪性腫瘍）などが代表的な疾患である。これらの疾患は女性が80～85％を占める。さらに，橋本病では90％以上が女性である。また，女性のQOLを低下させ，健康を阻害する疾患は主にバセドウ病と橋本病である。甲状腺腫瘍の良性結節ではかなり大きくならない限り，また悪性腫瘍では進行がんにならない限り，健康を阻害することは少ない。したがって，本稿ではバセドウ病と橋本病に焦点を合わせて述べる。

発見のきっかけ

　甲状腺機能異常症の症状はよく知られているが，一般臨床では必ずしも典型的な症状を呈しているわけではない。甲状腺機能亢進症は比較的わかりやすい症状を呈するが，それでも年齢や患者の背景因子で症状はかなり見逃されることがある。甲状腺機能低下症では，さらに症状は見逃されやすい。不定愁訴的なものが多く，症状は多岐にわたっている。しかし，多くの甲状腺疾患は甲状腺の腫大を合併しているため，触診と超音波検査で甲状腺腫を認めれば甲状腺疾患と考えてよい。一般の血液検査では，肝機能が指標になる。

甲状腺機能亢進症の診断〜バセドウ病を中心に〜

　甲状腺機能亢進症は，甲状腺ホルモンの合成が増加した状態を示す。この代表的疾患として，①甲状腺ホルモンの合成が増加した甲状腺機能亢進症（バセドウ病），②甲状腺組織が破壊されて甲状腺ホルモンが血液中に増加した状態（無痛性甲状腺炎），さらに最近では③甲状腺ホルモンを外部から投与された状態（薬剤性甲状腺中毒症）がある。
　バセドウ病と診断する上で最も重要なのが，無痛性甲状腺炎である。TSH受容体抗体（TRAb）

はバセドウ病の多くは陽性になるが，時に陰性のこともある．動悸，体重減少などの代謝亢進の症状が3ヵ月以上続く場合はバセドウ病を疑う．一方，無痛性甲状腺炎ではTRAbは原則陰性であり，橋本病を合併していることが多いため，サイログロブリン抗体（TgAb），甲状腺ペルオキシダーゼ抗体（TPOAb）が陽性化することが多い．無痛性甲状腺炎では代謝亢進が3ヵ月以上続くことはまれである．

　女性に関して特異的なものとして，妊娠初期一過性甲状腺機能亢進症（GTH）がある．これはバセドウ病との鑑別が必要となる．TRAb陽性であればバセドウ病と診断してよいが，TRAb陰性の時はGTHの可能性が高い．GTHはほとんどの症例で妊娠中期以降に甲状腺機能が正常化するので，経過観察である程度の鑑別は可能である．また，超音波検査で結節を認める場合は甲状腺機能結節（プランマー病など）の可能性もある．この場合は代謝亢進の症状は軽い，または見られないことが多い．

　また，比較的まれではあるが急性化膿性甲状腺炎，亜急性甲状腺炎，橋本病の急性増悪の鑑別が必要なときがある．急性化膿性甲状腺炎は原則TgAb，TPOAbが陰性であり，甲状腺左葉に腫脹，疼痛を認め，進行すれば皮膚の発赤・浮腫を認める．亜急性甲状腺炎のみがかなり強い機能亢進症の症状を呈する．TgAb，TPOAbが陰性から弱陽性で，甲状腺腫は硬くて，小さいことが多い．これに対し，橋本病の急性増悪はTgAb，TPOAbは強陽性で，甲状腺腫は大きいことが多い．

甲状腺機能低下症の診断〜橋本病を中心に〜

　甲状腺機能低下症の多くを占めるものは原発性である．自覚症状は全身倦怠感，意欲低下，便秘，他覚所見は浮腫，甲状腺腫などである．診断される年齢は30〜40歳代で圧倒的に女性に多い．実際には症状がない状態でも，自己抗体（TgAb, TPOAb）が陽性化している場合がある．このような場合には甲状腺刺激ホルモン（TSH）を測定すべきである．また，ヨウ素過剰による場合，例えばポビドンヨードを含む殺菌・消毒液による頻回のうがい，ヨウ素を含んだ健康食品の過剰摂取，などでも甲状腺機能低下症になり得る．

　甲状腺機能低下症を疑う所見を見つけた場合には，甲状腺機能検査を行う．TSH上昇，甲状腺ホルモン（FT3, FT4）の低下がみられる．また，無症状で甲状腺ホルモンは正常で，TSHのみ上昇する場合を潜在性甲状腺機能低下症といい，かなりの頻度で存在する．さらに，橋本病ではTgAb，TPOAbが陽性化する．び漫性甲状腺腫も見られるが，これは加齢とともに大きくなる傾向がある．また，悪性腫瘍との鑑別が必要なため超音波検査を行う必要がある．潜在性甲状腺機能低下症は病態としては軽症であるが，全身の臓器に何らかの影響を及ぼす可能性があると考えられ，治療効果は一様でなく患者の個別化された治療が必要となる．一般には，妊娠希望でTSH 10μU/mL以上の場合か，甲状腺機能低下症の症状があり甲状腺自己抗体陽性の場合には甲状腺ホルモン剤の投与が妥当と考えられている．

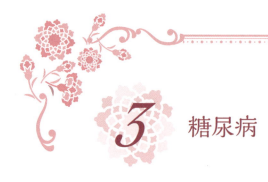

3 糖尿病

久留米大学医学部糖尿病性血管合併症病態・治療学　山岸昌一

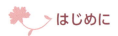

はじめに

　生活習慣病の中でも糖尿病患者の蔓延は世界的な傾向であり，2015年の糖尿病アトラス第7版によれば，世界の糖尿病有病者数は4億1,500万人で11人に1人が糖尿病に罹患しており，年間に500万人がこの疾患が原因で亡くなっていること，日本の糖尿病人口は世界ランキング第9位であることが明らかにされた。糖尿病では，大小さまざまなレベルの血管が障害されるため末期腎不全・中途失明・下肢切断・心不全や心筋梗塞・脳血管障害などの心血管イベントの発症リスクが高くなる。加えて，糖尿病では老化のプロセスが進行し，心血管合併症だけでなく，アルツハイマー病・癌・骨粗鬆症のリスクも上昇するため，健康で若々しく余生を過ごせる寿命「健康寿命」が男女とも約15年短いことが示されている[1-3]。したがって，糖尿病においては心血管イベントを含めた慢性の合併症を未然に防いでいくことが治療戦略上，最も重要な課題となる。本稿では，女性の健康を阻害する"common disease"として糖尿病を取り上げて解説する。

女性の糖尿病と心血管病

　一般的に女性のほうが男性より内臓肥満の割合が低く，メタボリックシンドロームの合併率も低値であるため糖尿病の発症は少ないとされている。男女別年齢別の体格指数（body-mass index：BMI）の推移を見ても，痩せ続ける女性と太り続ける男性と言う縮図が見てとれる。特に20歳代，30歳代の女性に顕著な痩身志向が認められる。さらに，女性ではエストロゲンの働きにより，インスリン感受性が高まり内臓脂肪への脂肪の蓄積が抑制されるようである。これまでに女性の糖尿病患者にホルモン補充療法を行うと血糖コントロールが改善すること，ホルモン補充療法により糖尿病の発症そのものが抑えられることが報告されている[4]。しかし，女性では50歳を過ぎたあたりからBMIが25以上の割合が増えていき，年をとるにつれてその傾向が顕著となることも知られている。閉経と共にエストロゲンの分泌が低下してくると，運

動習慣の低下と相まって女性でも内臓肥満やメタボリックシンドロームの合併率が増え，糖尿病の発症リスクが高まってくることが予想される．そして，女性の糖尿病患者が大血管合併症を併発した場合，男性患者より心血管イベントや心不全が重症化し，予後も不良となることが示されている．

女性の糖尿病と癌

約82万人を対象に前向きに糖尿病患者の死因を分析した報告によれば，年齢・性別・喫煙の有無・BMIで補正しても，糖尿病があると癌による死亡のリスクが1.25倍となり，肝がん・膵臓がん・卵巣がん・結腸がん・直腸がん・膀胱がん・肺がん・乳がん死が高まることが明らかにされた[5]．空腹時血糖100mg/dLを基準にした場合，空腹時血糖値が18mg/dL上昇するごとに癌による死亡が1.05倍ずつ増加する[4]．したがって，女性の糖尿病患者では乳がん・卵巣がん・子宮体部がんなど婦人科系特有の癌のリスクの上昇にも留意する必要がある．

女性の糖尿病と骨粗鬆症

骨粗鬆症は最も性差が強く見られる疾患である．現在，わが国には推定1,300万人の骨粗鬆症患者がいるとされ，アルツハイマー病と並んで女性の寝たきりに深く関わる疾患である．エストロゲンには骨吸収を抑える働きがある．そのため，閉経後，エストロゲンの分泌量が減ると骨質が劣化し，骨量も低下して骨折リスクが上昇する．糖尿病状態では，コラーゲンの悪玉架橋により骨質が劣化するため，とりわけ初期からの厳格な血糖管理が重要となる．

おわりに

以上，女性の糖尿病患者において，健康寿命を延伸させていくために特に注意を払うべき合併症について解説した．女性の健康を阻害する糖尿病に対する初期からの適切な予防と管理が大切であろう．

【References】
1) Yamagishi S, et al. Curr Pharm Des. 2005；11：2279-99.
2) Yamagishi S. Exp Gerontol. 2011；46：217-24.
3) Yamagishi S, et al. Front Biosci (Elite Ed). 2010；2：1184-95.
4) Manson JE, et al. JAMA. 2013；310：1353-68.
5) Emerging Risk Factors Collaboration, et al. N Engl J Med. 2011；364：829-41.

4 慢性腎臓病

金沢医科大学糖尿病・内分泌内科学　北田宗弘／古家大祐

はじめに

　慢性腎臓病（chronic kidney disease：CKD）は，慢性的に経過する腎臓病の総称である。CKDは，末期腎不全ならびに心血管疾患（cardiovascular disease）の発症に対する独立したリスク因子であるため，その早期診断と治療の必要がある。本稿では，CKDの定義・臨床的重要性・腎機能の評価方法・治療および日常診療上の注意点に関して概説する。

慢性腎臓病（CKD）の定義[1]

① 　尿異常・画像診断・血液・病理で腎障害の存在が明らか。特に蛋白尿（0.15g/gCr 以上の蛋白尿あるいは30 mg/gCr 以上のアルブミン尿）の存在が重要。
② 　糸球体濾過量（glomerular filtration rate：GFR）＜60 mL/分/1.73 m^2。
③ 　①・②のいずれか，または両方が3ヵ月以上持続する。

CKDの臨床的重要性

1．末期腎不全（end stage kidney disease：ESKD）進展リスクとしてのCKD

　CKDは進展するとESKDから透析療法の導入へ至る疾患である。日本の成人人口の約13％，1,330万人がCKDを有している[1]。2014年末の日本透析医学会による統計データでは，わが国で慢性透析療法を受けている患者数は年々増加し，320,448人に至っていること，また同年の新規透析導入患者数は36,377人であったことが示されている[2]。新規透析導入患者の原疾患としては，糖尿病腎症が最も多いが（43.5％，15,809人），近年，腎硬化症を原疾患とする患者数も増加している[2]。CKDの原疾患により腎機能低下速度の差はあるものの，腎機能の低下およびアルブミン尿/蛋白尿の増加は，ESKDに対するそれぞれ独立したリスク因子であることから，CKDの早期診断・評価はESKDへの進展阻止への第1歩として重要である[3-6]。

2. CVDの発症リスクとしてのCKD

腎機能低下はCVDの発症ならびに死亡率と関連している[3]。さらに腎機能のみならず、アルブミン尿（蛋白尿）の増加もまたCVDの発症リスクと関連しており、いわゆる"心腎連関"として認識されている[4-6]。

腎機能・アルブミン尿・蛋白尿の評価方法

1. 腎機能の評価方法

腎機能の評価には、イヌリン・クリアランスの測定がGFRを評価するためのゴールド・スタンダードとされているが、全例に施行することは困難であるため、簡便にGFRを評価できる方法として、血清クレアチニン値あるいは、血清シスタチンC値を用いてGFRを推算する式が作成され、eGFRcreat（クレアチニン）あるいは、eGFRcys（シスタチンC）として日常臨床において腎機能の評価のために有用性を発揮している。

2. アルブミン尿

現在のところ、糖尿病腎症の診断でのみアルブミン尿の測定が保険診療で認められている。臨床的な腎症の診断は、随時尿（なるべく午前中）の尿アルブミン値とクレアチニン値を測定することにより行う。アルブミン尿の基準は、正常アルブミン尿：＜30mg/g Cr、微量アルブミン尿：30〜299mg/g Cr、顕性アルブミン尿：≧300mg/g Crと定義され、日をかえて測定し3回中2回以上微量アルブミン尿が確認できれば、早期腎症と診断する。

3. 蛋白尿

尿定性検査は顕性蛋白尿のスクリーニングには有用であるが、その程度はアルブミン尿と同様に随時尿における定量を尿中Cr値による補正で評価する。

4. その他のバイオマーカー

尿中L-FABP、4型コラーゲン、β_2-マイクログロブリン、α_1-マイクログロブリン、NAG（NGAL、Kim-1）などのバイオマーカーも個々の原疾患あるいは病態に併せて検討する。

CKDの重症度分類

上述のようにCKDは、ESKDおよびCVDのリスクとなるため、腎機能とアルブミン尿（蛋白尿）から患者の重症度を把握し、その進展を阻止すべく適切な治療に努める必要がある。重症度は原因（Cause：C）、腎機能（GFR：G）、蛋白尿（アルブミン尿：A）によるCGA分類で評価する[1]（表）。

表　CKDの重症度分類

原疾患	蛋白尿区分		A1	A2	A3
糖尿病	尿アルブミン定量 (mg/日)		正常	微量アルブミン尿	顕性アルブミン尿
	尿アルブミン/Cr比 (mg/gCr)		30未満	30〜299	300以上
高血圧 腎炎 多発性嚢胞腎 移植腎 不明 その他	尿蛋白定量 (g/日)		正常	軽度蛋白尿	高度蛋白尿
	尿蛋白/Cr比 (g/gCr)		0.15未満	0.15〜0.49	0.50以上
GFR区分 (mL/分/ 1.73m²)	G1	正常または高値	≧90		
	G2	正常または軽度低下	60〜89		
	G3a	軽度〜中等度低下	45〜59		
	G3b	中等度〜高度低下	30〜44		
	G4	高度低下	15〜29		
	G5	末期腎不全 (ESKD)	<15		

重症度は原疾患・GFR区分・蛋白尿区分を合わせたステージにより評価する。CKDの重症度は死亡，末期腎不全，心血管死亡発症のリスクを▇のステージを基準に，▇，▇，▇の順にステージが上昇するほどリスクは上昇する。

（CKD診療ガイド2012より引用）

CKDの治療と診療上の注意点

　CKDの治療は心腎連関を断ち切る，つまりESKDへの進展およびCVDの発症の阻止をめざし，原疾患の治療に加え，腎機能の悪化因子を全てコントロール（包括的治療）することである。例えば，糖尿病腎症においては包括的治療によるアルブミン尿の寛解が，腎機能低下速度の抑制とCVDの発症抑制へ導かれることが示されている。したがって，アルブミン尿は治療の指標としても重要である[7-10]。

　また，CKDの存在下における急性腎障害（acute kidney injury：AKI）もまたCKDの進展に寄与する。各患者の腎機能を適切に把握し，腎機能低下を呈する患者に対しては，特に非ステロイド性抗炎症薬（NSAIDs）の頻回の使用を避ける，造影剤使用時のhydrationに注意を払う，脱水時のレニン・アンジオテンシン系阻害薬や利尿薬の過度な使用など腎機能悪化因子を除去することが肝要である。さらに腎排泄型薬剤は，腎機能低下に伴い投与薬剤の代謝産物の蓄積とそれに基づく副作用発現の増加が危惧される。また，腎機能低下時には禁忌となり得る薬剤もあるため注意を要する。したがって，正確な腎機能の把握は，各種治療薬の選択，

投与薬剤の量・投与間隔の検討，さらに投与薬剤による腎機能悪化阻止の観点からも重要である。

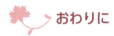

おわりに

　CKDの定義・臨床的重要性・評価方法・治療のポイントについて概説した。CKDは高度に進展しない限り自覚症状に乏しいことが多いため，尿検査・血液検査による早期発見に努めることが重要である。

【References】
1) 日本腎臓学会(編). CKD診療ガイド2012. 東京；東京医学社；2012.
2) 日本透析医学会(編). 図説 わが国の慢性透析療法の現況　2014年12月31日現在. 東京：日本透析医学会；2015.
3) Go AS, et al. N Engl J Med. 2004；**351**：1296-305.
4) Hemmelgarn BR, et al. JAMA. 2010；**303**：423-9.
5) Adler AI, et al. Kidney Int. 2003；**63**：225-32.
6) Ninomiya T, et al. J Am Soc Nephrol. 2009；**20**：1813-21.
7) Gaede P, et al. N Engl J Med. 2003；**348**：383-93.
8) Gaede P, et al. N Engl J Med. 2008；**358**：580-91.
9) Araki S, et al. Diabetes. 2005；**54**：2983-7.
10) Araki S, et al. Diabetes. 2007；**56**：1727-30.

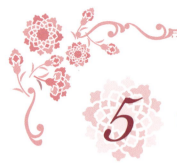

5 Urogynecology

日本大学医学部泌尿器科学系　髙橋　悟

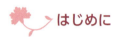

はじめに

　Urogynecologyとは，泌尿器科領域である下部尿路疾患と婦人科領域である女性生殖器疾患のうち，骨盤底機能障害がその病因である疾患群を対象とする．すなわち，その代表的"common disease"は，腹圧性尿失禁と骨盤臓器脱である．その他に過活動膀胱や間質性膀胱炎も対象疾患であるが，前者はChapter 2「下部尿路機能障害」の項に譲り，後者は重要な疾患ではあるが，"common disease"とは言い難く紙面が限られるため，本稿では腹圧性尿失禁と骨盤臓器脱について解説する．

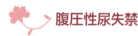

腹圧性尿失禁

　腹圧性尿失禁は，腹部に力が入った瞬間に生じる．すなわち膀胱に尿が貯留した時の咳，くしゃみなどの腹圧のかかる動作がきっかけとなる．女性では加齢・出産・肥満により骨盤底筋が緩み，膀胱・尿道が下垂しやすい．この状態で腹圧の急な上昇があると，尿道はさらに後下方に移動し，正常時に見られる尿道閉鎖圧の上昇が得られずに尿失禁を生じる．これを尿道過可動と呼び，他に尿道括約筋の収縮力低下が著しいタイプを尿道括約筋不全と言う[1]．

　治療には骨盤底筋訓練・薬物療法・手術療法がある．骨盤底筋訓練は尿道括約筋と骨盤底筋の収縮力を改善させ，尿道閉鎖圧・骨盤内臓器支持力を高めて尿失禁を治すものである．腹圧性尿失禁の約7割に有効である[1]．薬物療法は，骨盤底筋体訓練との併用や外科治療までの補助として行われることが多い．β_2アドレナリン受容体作動薬のクレンブテロール（スピロペント®）は保険適応であるが，効果は限定的で骨盤底筋訓練で満足いく効果が得られない場合は手術が適応となる[1]．手術療法としては，尿道スリング手術が汎用されている．短期治癒率約90％，中長期成績も約80％と良好で患者満足度も高い[1]．恥骨後方にメッシュテープを留置するtension-free vaginal tape（TVT）法と閉鎖孔に通すことで膀胱穿刺や骨盤内出血などの合併症を防ぐtransobturator tape（TOT）法がある．

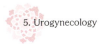

骨盤臓器脱

骨盤臓器脱（pelvic organ prolapse：POP）は，膀胱瘤・子宮脱・直腸瘤・腟断端脱の総称である[2]。図のようにstageが進行するにつれて，痛みや出血が出現したり，歩行が困難になり，QOLが損なわれる。さらに，高頻度に排尿障害を伴うだけでなく腹圧性尿失禁や過活動膀胱の合併も多い[3]。本邦の罹患率の大規模な疫学データはないが，閉経後から80歳までの女性を対象にした米国の調査によれば，腟内に留まるレベルを含めたPOPの罹患率は40％と高率でその内訳は膀胱瘤34％，子宮脱14％，直腸瘤19％であった[4]。また，オレゴン州の調査では11.1％の女性が生涯の間にPOPあるいは尿失禁の手術を受ける可能性があった[5]。

POPの治療にはペッサリー留置と手術療法があり，骨盤底筋訓練の効果は限定的である代表的な術式を表に示す。膀胱瘤・直腸瘤には，それぞれ腟前・後壁形成術を行い，子宮脱にはManchester手術や腟式子宮摘除術（＋腟尖部固定術）が選択される。しかし，再発率は20～

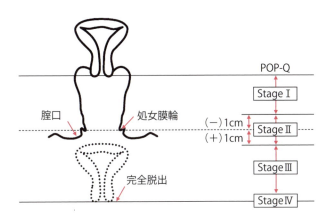

図　骨盤臓器脱のstage分類（POP-Q system）

表　骨盤臓器脱の手術

1. 腟壁形成術（colporrhaphy） 　a）前腟壁形成術（anterior colporrhaphy） 　b）後腟壁（会陰）形成術（posterior colporrhaphy/ perineorrhaphy）
2. 腟式子宮摘除術（Vaginal Hysterectomy）
3. 腟尖部固定術（apical vaginal wall fixation） 　a）仙骨子宮靱帯挙上術（uterosacral ligament suspension）（MacCall法など） 　b）仙棘靱帯固定術（sacrospinous ligament fixation） 　c）腸骨尾骨筋膜固定術（iliococcygeus fixation）（Inmon法） 　d）腹式（腹腔鏡下）仙骨腟固定術（abdominal/laparoscopic sacral colpopexy）
4. 腟閉鎖術（colpocleisis）（leFort法）
5. tension-free vaginal mesh（TVM）法

30％と高率であることから近年メッシュを使用した術式が普及した。わが国でも2005年以降tension-free vaginal mesh（TVM）手術が普及している。しかし，2008年と2011年に米国食品医薬品局（FDA）からメッシュの腟露出や術後疼痛などの合併症に関する警告が発表されたことを契機に，欧米だけでなく日本でも減少傾向にある。一方，最近は腹腔鏡下仙骨腟固定術が保険適応となり，代替術式として増加傾向にある。適切な術式選択と十分な術前インフォームドコンセントが必要である。

【References】

1) 日本排尿機能学会女性下部尿路症状診療ガイドライン作成委員会（編）．女性下部尿路症状診療ガイドライン．東京：リッチヒルメディカル；2013.
2) Brubaker L, et al. Health Publication. Paris. 2005；p.1371-1402.
3) Obinata D, et al. Int J Urol. 2014；**21**：301-7.
4) Hendrix SL, et al. Am J Obstet Gynecol. 2002；**186**：1160-6.
5) Olsen AL, et al. Obstet Gynecol.1997；**89**：501-6.

Office gynecology

飯田橋レディースクリニック　岡野浩哉

　ある時期より急に，「Office gynecology」という言葉が使用されだし，何となく定着して今に至るという感がある．海外では女性の健康全般を診るプライマリケアのことを指すようであるが，日本語では適切に言い表すよい言葉がなく，単に婦人科外来診療といってしまえば元も子もないからであろうか．入院診療や手術室で行われる手技を除いた，診察室における診療すべてが含まれる概念である．

　受診動機となる症状は不正性器出血や下腹部痛が最も多いが，ここから派生する疾患は極めて多彩で，鑑別診断が重要である．単なる月経や排卵期出血から性犯罪被害・妊娠・異常妊娠・視床下部－下垂体－卵巣系における内分泌異常・良性／悪性腫瘍・血液疾患・老人性腟炎まで挙げればきりがない．対象年齢は，思春期〜性成熟期，更年期，老年期と小児以外はすべてが含まれ，閉経前は月経にまつわる諸問題が，閉経後はエストロゲン欠乏に起因する諸問題と悪性疾患，生活習慣病が多い．

　米国では，"Menstruation in Girls and Adolescents；Using the Menstrual Cycle as a Vital Sign"との見解を打ち出している．思春期における月経状態の把握は，脈拍数・呼吸数・血圧・体温などと同様に重要なバイタルサインであるというスローガンであり，「月経」を診ることは，正常発育・発達を評価するために，かつ重大な病的状態を将来引き起こさないために有力な手段であるとの認識である．同じ無月経／稀発月経を呈する疾患でも，機能性視床下部性無月経である体重減少性と多嚢胞性卵巣症候群とではエストロゲン分泌が大きく異なっている．心理・感情面の障害や不妊症という共通のリスクを有するが，エストロゲン分泌の有無で身体的特徴は大きく異なり，さらに将来の疾患リスクの構造も異なってくる（図）．月経の異常という視点に加えホルモン環境の把握も，患者の将来にとって非常に重要である．早期に介入し将来のリスクを未然に防ぎ，女性の生涯にわたる継ぎ目のない健康支援を行うことも"office gynecologist"の重要な使命である．

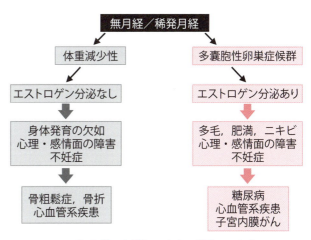

図　月経異常から生涯にわたる健康リスクまで

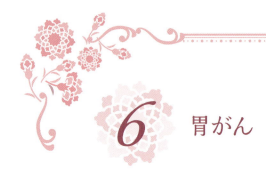

6 胃がん

兵庫医科大学病院上部消化管外科　仁和浩貴

はじめに

女性における胃がんに関して，まず一般的な疫学の原因について述べ，そのあと性差からみた胃がんの発生，女性患者で問題となる胃切除後症候群のうちの骨代謝障害について解説する。

胃がんの疫学

まず，疫学については，かつては日本のがん統計において，死亡原因のトップであった胃がんは，現在では疾患別の死亡数で男性では肺がんに次いで第2位，女性では大腸がん，肺がんに次いで第3位となっている。このように，男女共にがん総死亡数に対する胃がんの割合は減少してきている[1]。

胃がんの原因と性差

次に胃がんの原因については，食事（特に塩分の摂り過ぎ，飲酒），喫煙，ヘリコバクター・ピロリ菌感染などの因子が複雑に絡み合っていると考えられている。特に，ヘリコバクター・ピロリ菌は消化性潰瘍や胃炎の原因として考えられ，慢性的な炎症を引き起こし，それががん化につながるものと考えられるようになった[2]。このような知見を背景に，ピロリ菌の除菌を推進することで，慢性萎縮性胃炎を背景とした胃がんは，今後減少していくと予想されている[3]。

性差からみた胃がんの発生に関して，その罹患率は女性は男性の2分の1～3分の1程度になる[4]。喫煙・飲酒の頻度が男性に多いことが，この一因と考えられている[1]。ただし，40歳以下では胃がんの死亡率・罹患率は，男女間で大きな差は認められない[1]。このように，年齢別で男女差が異なる原因として，スキルス胃がんが若年者に多く女性の占める割合が多いことが寄与している[1]。スキルス胃がんは，がんがびまん性に浸潤し間質の著明な線維化を特徴とするタイプの胃がんで，発見時には腹膜播種を伴うこともまれではなく予後不良である[5]。先に

記載したごとく，比較的若年の女性にみられるのも特徴の1つである[1, 5]。

胃切除後の胃代謝障害

胃切除後の問題の1つに骨代謝障害がある[6]。術後の食事摂取量低下に伴いカルシウム摂取量が減少し，さらにカルシウム吸収率も低下することなどがカルシウム不足を招きやすくなる[6]。骨代謝障害の頻度は，従来考えられていた以上に高く，非侵襲性の骨塩定量を行うことで，無症状も含め胃切除後の骨代謝障害の発生は50%前後と高率であることがわかってきた[6]。術式別では，骨塩量の低下は幽門側胃切除術の25%，胃全摘術の56%にみられる[6]。骨代謝障害は術後2年以内に出現し，その重症度は術後経過と共に増加し，特に女性では，その傾向が強まる[6]。胃切除後の骨代謝障害は，カルシウム不足を基盤とする骨軟化症を呈するものや骨粗鬆症が混在したものもあり，複雑である[6]。殊に，もともと骨粗鬆症を発症しやすい女性では男性より骨代謝障害の発生頻度が高く[6, 7]，特に胃全摘を行った後では骨代謝障害の発生に注意が必要である[6, 7]。

おわりに

以上，まとめると女性は男性に比べ胃がんに罹患しにくいが，若年女性ではスキルス胃がんを発症することがある。そして，胃がん手術を受けた女性では，特に骨代謝障害の発生に注意する必要がある（表）。

表　女性における胃がんの特徴

1	一般的には女性は男性に比較し，胃がんになりにくい
2	若年の女性に，予後不良なスキルス胃がんの発症を認めることがある
3	胃がん手術を受けた場合，女性には骨代謝障害がでやすい

【References】
1) 田島和雄. 日臨. 2014；72巻増刊号1：39-46.
2) 坪野吉孝. 笹子 三津留（編）. インフォームドコンセントのための図説シリーズ胃がん 改訂版. 大阪・東京：医薬ジャーナル社；2013. p.14-9.
3) Asaka M, et al. Proc Jpn Acad Ser B Phys Biol Sci. 2014；**90**：251-8.
4) Persson C, et al. Eur J Cancer Prev. 2008；**17**：345-53.
5) 加藤俊幸, 他. 日臨. 2014；72巻増刊号1：608-14.
6) 石橋由朗, 他. 臨消内科. 2009；**24**：1457-63.
7) 奥村 徹, 他. 奈良医誌. 1992；**43**：234-46.

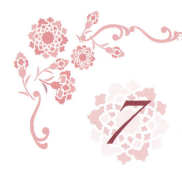

7 大腸がん

北里大学医学部外科学　筒井敦子／渡邊昌彦

はじめに

わが国の大腸がん罹患数は，女性では乳がんに次いで第2位であり，約14人に1人が罹患する女性の死因第1位である（図）。このように大腸がんは女性の健康を損ない，また生命を脅かす重大な疾患である。

大腸がんの原因と症状

大腸がんの発生には腺腫を経て段階的に癌化する「adenoma-carcinama sequence」と，正常粘膜から腺腫を介さずに直接発生する「*de novo* pathway」が考えられている。また比較的まれな家族性大腸腺腫症，Lynch症候群など遺伝性大腸がんもある。大腸がんの危険因子は，不飽和動物性脂肪や赤身肉・加工肉の摂取・飲酒・運動不足・肥満などが挙げられる。また，予防因子としては野菜や食物繊維の摂取・運動などがある。

大腸がんは，ある程度症状が進行するまで現れないことが多い。特に右側結腸（盲腸，上行結腸，横行結腸）では便が水様であるため症状が現れにくく，進行してから発見されることが多い。進行すると腸の狭窄による便秘・腹部膨満・出血を認めるようになる。左側結腸（下行結腸，S状結腸，直腸）では固形便となるため，右側結腸より早期に症状が出現するといわれている。大腸がんの検診は便潜血検査が一般的だが，偽陰性率は進行がんで約10%，早期がんで約50%とされている。したがって，大腸がんの早期発見には，大腸内視鏡が最も有用な検査である。

大腸がんの治療

大腸がんの進行度は，深達度によりstage 0, Ⅰ, Ⅱ, リンパ節転移の有無，その個数によりstage Ⅲa, Ⅲb, 遠隔転移の有無によりstage Ⅳと分類される。粘膜や粘膜下層の一部にとど

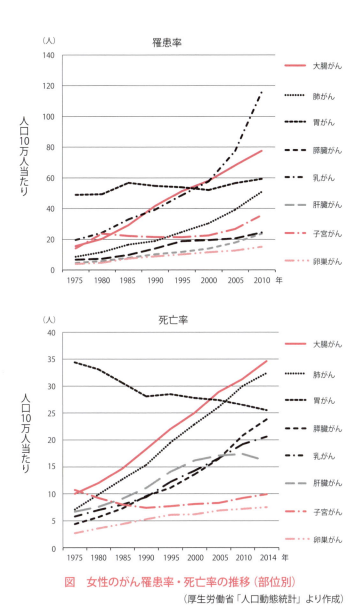

図　女性のがん罹患率・死亡率の推移（部位別）
（厚生労働省「人口動態統計」より作成）

まり，脈管侵襲のない早期がんであれば内視鏡治療 ｛ポリペクトミー，EMR（内視鏡的粘膜切除術），ESD（内視鏡的粘膜下層剝離術）｝ で根治可能である．しかし，それ以上に進行すると，手術でのリンパ節郭清を伴う腸切除が必要である．直腸がんの場合，肛門までの腫瘍の距離によっては，永久人工肛門（ストーマ）の造設が必要である．一方，最近では肛門に近い病変でも内肛門括約筋切除によって，永久人工肛門を回避する術式も行われるようになった．近年，開腹手術に替わり，腹腔鏡下手術が急速に普及した．この手術は創が小さく，術後疼痛が軽微で，術後腸管運動が早期に回復するなどの低侵襲性が特徴である．また，拡大視効果による良好な視野は精緻な手術を可能にし，世界中で普及が進んでいる．

大腸がんに対する化学療法の進歩は著しい。切除不能と診断された転移・再発大腸がんの生命予後は従来約8ヵ月とされていたが，最近は化学療法を駆使することで約3年に延長した。さらに切除不能症例も化学療法により切除可能となり，治癒も期待できるようになった。

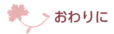 **おわりに**

　大腸がんは女性の生命を脅かす深刻な疾患ではあるが，早期発見によって根治可能な疾患でもある。定期検診や症状が出現した際の早期受診が重要である。

腸内細菌と女性医療

慶應義塾大学医学部腎臓・内分泌・代謝内科　入江潤一郎

　近年，腸内細菌の遺伝子および腸管内代謝産物の網羅的解析が可能となり，腸内細菌が腸管腔内でさまざまな物質の代謝を行うことで，宿主に多くの影響を与えていることが明らかとなってきた。例えば，腸内細菌による多糖類の分解により，主に生成される酢酸・酪酸などの短鎖脂肪酸は，宿主のエネルギー源となり，また腸管ホルモン応答にも影響し，宿主の肥満や糖代謝異常症の発症を抑制していることが示されている[1]。また腸内細菌が視床下部―下垂体―副腎軸の反応にも影響し，個体の行動にも影響を与えていることが示され，"腸脳連関"と称されている。腸管内のカテコールアミンが腸内細菌の違いにより増減し，腸管運動に影響を与えることが明らかとされており，腸内細菌が代謝を行う場である腸管腔内は，「体外のホルモン臓器」とも解釈されている[2]。

　腸内細菌がホルモン作用に影響を与える例として，エストロゲン類似のエクオール産生を介した機序も挙げられる。イソフラボンであるダイゼインは，腸内細菌によってエストロゲン類似のエクオールに代謝され，エストロゲン様作用を介して更年期障害や肥満・耐糖能障害の改善が報告されている[3, 4]。また，逆に肥満者ではエクオール産生の低下も示されている[5]。腸内細菌の組成には民族差・個人差が存在することが知られているが，エクオールの産生能も個人の腸内細菌叢の違いの影響を受けていると考えられ，腸内細菌の代謝能力の違いで個人のさまざまな臨床所見を説明できる可能性がある。

　その個人の腸内細菌叢が形成されるのは乳幼児期であるとされており，児に構築される腸内細菌叢に与える母の影響は大きいとする報告が相次いでいる。出産前の母の食習慣，母体への抗菌薬の投与，分娩の様式，栄養が母乳または人工乳のどちらであるか，などの差異が，児の腸内細菌叢の構築に影響を与えていることが示唆されている（図）。腸内細菌の検討がさまざまな女性医療の現場に展開され，食習慣の改善などによる腸内環境の整備が進むことは，女性においては自身の健康の維持増進のみならず，将来の児の疾病の予防にもつながることが期待できると考えられる[6]。

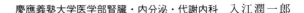

図　腸内細菌を介した生活習慣病の連鎖

（文献6より改変）

【References】

1) Nicholson JK, et al. Science. 2012；**336**：1262-7.
2) Asano Y, et al. Am J Physiol Gastrointest Liver Physiol. 2012；**303**：G1288-95.
3) Wu J, et al. Menopause. 2007；**14**：866-74.
4) Aso T, et al. J Womens Health（Larchmt）. 2012；**21**：92-100.
5) Usui T, et al. Clin Endocrinol（Oxf）. 2013；**78**：365-72.
6) Soderborg TK, et al. Diabetologia. 2016；**59**：895-906.

Chapter 3 女性の健康を阻害する common disease

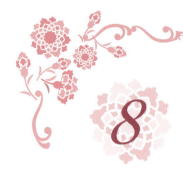

8 女性の痛み・頭痛

順天堂大学医学部麻酔科学・ペインクリニック講座／順天堂大学大学院医学研究科疼痛制御学　井関雅子

痛みと性差

女性はライフサイクルにより，ホルモンバランスに変化が生じ，その影響により骨粗鬆症リスクが高まることに加え，就労・育児・家事・介護などのストレス負荷がかかりやすいことなどが，「痛み」という症候に大きく影響していると考えられる。経験した症状に関する平成25年度の国民健康調査でも，性差別の有訴者率の上位5症状において，女性では肩こり・腰痛・手足の関節痛・頭痛と「痛み」が4つ該当している（図）。男性では，頭痛は上位5位に含まれていない。

頭痛と性差

肩・頸・頭痛は，多岐の診療科で診られている痛みである。一次性頭痛は，さまざまなタイプに分類されているが，代表的な疾患として片頭痛と緊張型頭痛が挙げられる。本邦におい

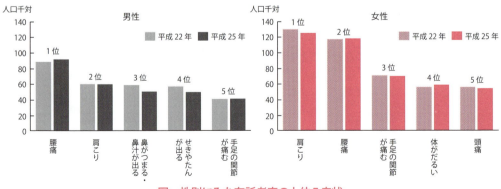

図　性別にみた有訴者率の上位5症状

（平成25年「国民生活基礎調査」より引用）

注：有訴者には入院数を含まないが，分母となる世帯人数には入院者を含む。

て，慢性的な頭痛を有する人口は片頭痛で800万人以上，緊張型頭痛で2,000万人以上存在するといわれている。本邦において，15歳以上を対象とした一般人に対する疫学調査では，片頭痛の有病率は8.4％であり，男女別では男性3.6％，女性12.9％で，発症年齢は20〜30歳が最多であったが，女性では60歳以上でも9.0％であった[1]。2014年の首都圏における調査では，片頭痛の有病率は8.9％，緊張型頭痛の有病率は14.7％であり，片頭痛の男女別有病率は女性15.0％，男性3.7％と女性が約4倍と高率であった。また，片頭痛のために仕事を休むなどの社会的活動に影響があった割合は，22.4％であった[2]。

　北米と欧州では片頭痛の有病率の調査が繰り返し行われており，女性12〜25％，男性5〜9％であり，女性の有病率の高さは万国共通である[3]。一方で，群発頭痛の有病率は0.05〜0.4％と片頭痛に比較すると非常に少なく，さらに女性は男性の3分の1〜7分の1である。世界保健機関（WHO）によると，女性の健康寿命を短縮する疾患の中で片頭痛は12位である[4]。

片頭痛

1．病　態[5, 6]

　現在，三叉神経血管説に基づいた病態が有力であり，片頭痛の前兆は皮質拡延性抑制によると考えられている。頭痛の起原は，脳血管や三叉神経終末由来説（末梢神経）と脳幹由来説（中枢神経）が提唱されているが，その両者が関与しているとも考えられる。また，片頭痛発作には，セロトニンおよびその受容体（5-HT1B/1D受容体），カルシトニン遺伝子関連ペプチドなどが関与している。誘発因子として，月経周期による女性ホルモンの変動など内因性因子，ストレスや疲れなどの精神的因子，天候の変化などの感情因子，食事性因子がある。

2．診断基準

　片頭痛の診断基準を表に示す。国際頭痛分類ICHD-3β日本語版では，片頭痛の前兆ありとなしに大きく2分類されており，さらに詳細な分類がなされている。前兆のない片頭痛は，しばしば月経と関連性がある。片頭痛が月経周期に関連する患者では，月経数日前〜月経終了までに重症度が高く，持続時間が長い傾向にある。また，少なくとも1ヵ月のうち8日の頭痛は片頭痛の特徴を持ち，頭痛が1ヵ月のうち15日以上の頻度で3ヵ月を超えて発生しているものは慢性片頭痛と分類される。薬物使用過多による頭痛との鑑別が必要である。

3．治療法[5]

　片頭痛発作時に使用する薬剤は，アセトアミノフェン（ATC）・非ステロイド性抗炎症薬（non-steroidal anti-inflammatory drugs：NSAIDs）・エルゴタミン・トリプタン・制吐薬がある。軽度〜中等度の頭痛で，ATCやNSAIDsの2剤が過去に無効，または中等度以上の頭痛でトリプタンが推奨されている。予防薬としては，ロメリジン・バルプロ酸・プロプラノール・アミトリプチリンなどがある。予防薬は胎児にリスクが発生することも含めて，閉経前の女性には適応を慎重に検討すべきである。

4. 片頭痛と経口避妊薬の関係について[5, 7)]

　経口避妊薬（oral contraceptive：OC）は，以前より頭痛を誘発することが知られている。OCの多くはエストロゲンとプロゲステロンの合剤であり，エストロゲンの含有量により高用量と低用量に分類され，避妊目的に使用されているものの多くは低用量である。すでに前兆のある片頭痛を有する場合には，WHOではOCは絶対的禁忌としており，前兆のない片頭痛でも35歳以上であれば，継続使用は絶対的禁忌に近い。

表　国際頭痛分類ICHD-3 β日本語版　片頭痛診断基準

1-1. 前兆のない片頭痛
A．B〜Dを満たす発作が5回以上ある。
B．頭痛発作の持続時間は4〜72時間（未治療もしくは治療が無効の場合）。
C．頭痛は以下の4つの特徴の少なくとも2項目を満たす。
　1．片側性
　2．拍動性
　3．中等度〜重度の頭痛
　4．日常的な動作（歩行や階段昇降など）により頭痛が増悪する，あるいは頭痛のために日常的な動作を避ける。
D．頭痛発作中に少なくとも以下の1項目を満たす。
　1．悪心または嘔吐（あるいはその両方）
　2．光過敏および音過敏
E．ほかに最適なICHD-3の診断がない。

1-2-1. 典型的前兆を伴う片頭痛
A．BおよびCを満たす発作が2回以上ある。
B．前兆は完全可逆性の視覚症状，感覚症状，言語症状からなる。運動麻痺（脱力），脳幹症状，網膜症状は含まれない。
C．以下の4つの特徴の少なくとも2項目を満たす。
　1．少なくとも1つの前兆症状は5分以上かけて徐々に進展するか，または2つ以上の前兆症状が引き続き生じる（あるいはその両方）。
　2．それぞれの前兆症状は5〜60分持続する。
　3．少なくとも1つの前兆症状は片側性である。
　4．前兆に伴って，あるいは前兆発現後60分以内に頭痛が発現する。
D．ほかに適切なICHD-3の診断がない，また，一過性脳虚血発作が除外されている。

【References】

1) Sakai F, et al. Cephalalgia. 1997；**17**：15-22.
2) Suzuki N, et al. Intern Med. 2014；**53**：683-9.
3) 古和久典, 他. Medicina. 2006；**43**：1807-11.
4) WHO. The World Health Report. 2001-Mental Health: New Understanding, New hope. http：//www.who.int/whr/2001/en/.（閲覧：2016-9-30）
5) 慢性頭痛の診療ガイドライン作成委員会（編）. 慢性頭痛の診療ガイドライン2013. 東京：医学書院；2013：p.75-186.
6) 日本ペインクリニック学会治療指針検討委員会（編）. ペインクリニック治療指針改訂第5版. 東京：真興交易医書出版部；2016：p.159-60.
7) 稲垣美恵子. 医学のあゆみ. 2012；**23**：1263-9.

MEMO

9 便秘

順天堂大学大学院医学研究科病院管理学　雪下岳彦
順天堂大学医学部附属順天堂医院総合診療科　小林弘幸

便秘の疫学

　厚生労働省が行った「平成25年 国民生活基礎調査」によると，便秘症の有訴者率（自覚症状がある人の割合）は，20歳代女性で4.0％，30歳代女性で3.8％，40歳代女性で3.6％となっている。20～40歳代の男性では約0.9％となっており，便秘は特に女性に多いといえる。ただ，便秘の自覚がある女性が約4％というのは少ないようにも感じる。
　2015年に株式会社えんばく生活と株式会社サイキンソーが30～40歳代女性，約400名に対して行った調査では，約2人に1人が"お通じ"についての悩みがあり，その9割は便秘で悩んでいるという結果だった。調査方法によって結果に幅が出てしまったという面もあるだろうが，かなり多くの女性が便秘に悩まされていることは間違いない。

便秘の原因

　女性に便秘が多い理由の1つは，女性ホルモンの働きにある。排卵後から生理までの間に多く分泌される「プロゲステロン」という女性ホルモンは，腸の動きを鈍くする働きがある。さらに，プロゲステロンには身体に水分を溜めこむ働きもあるため，大腸での水分吸収がアップし，便が固くなりやすい。これらの作用により便秘が起こりやすくなる。
　また，女性は男性と比べて腹筋の力が弱いため，便を押し出す力が弱いことも便秘の一因である。そして，ダイエットや偏食・ストレス・運動不足，そして排便を我慢してしまうことも，便秘を起こす原因になる。

便秘の解消法

　「便秘かな？」と感じた際にするべきことは，まず自分の便の状態を知ることだ。便の状態を評価するには，ブリストル便性状スケール（図）が世界的に用いられている。便秘の人は，

タイプ	外観	特徴
1		硬くてコロコロの兎糞状の便
2		ソーセージ状であるが硬い便
3		表面にひび割れのあるソーセージ状の便
4		表面がなめらかで柔らかいソーセージ状の便
5		はっきりとしたしわのある柔らかい半分固形の便
6		境界がほぐれて，ふにゃふにゃの不定形の小片便
7		水様で，固形物を含まない液体状の便

図　ブリストル便性状スケール

（日本消化器病学会（編）．機能性消化疾患ガイドライン2014．南江堂：東京．2014；xviii より一部改変）

スケールのタイプ1かタイプ2の便であることがほとんどである。

　便秘を解消する方法として重要なのは生活習慣の改善だが，とりわけ重要なのが腸内環境の改善だ。そして，腸内環境の改善に向けた2大キーワードが"プロバイオティクス"と"プレバイオティクス"である。

　プロバイオティクスとは，腸内環境を改善してくれる微生物，いわゆる善玉菌を含んだ食品のことだ。プロバイオティクスの代表格は，ヨーグルトやキムチなどの発酵食品である。

　一方，プレバイオティクスとは，プレバイオティクスの餌となるもので，腸内でプロバイオティクスが増えるのを助ける。プレバイオティクスとして知られているのが，オリゴ糖や果物・海藻などに含まれる水溶性食物繊維である。

　プロバイオティクスとプレバイオティクスを合わせて，日々の食事に積極的に取り入れることにより，腸内環境は改善されていく。腸内環境が良くなると，スケール（表）のタイプ4のような便になり，排便もしやすくなる。

　ほとんどの便秘は生活習慣の改善でよくなっていくが，改善してもあまり変化がない場合は他の病気が隠れている可能性もあるので，専門医に受診するほうが良い。

Column

機能性食品・機能性化粧品の時代

大阪市立大学大学院医学研究科皮膚病態学　葛谷早喜子／鶴田大輔

　研究の進歩に伴い，現在さまざまな機能が付加された食品や化粧品が発売されている。

　機能性食品は「医薬品」といわゆる「健康食品」の中間に位置するとされ，「機能性表示食品制度」により①特定保健用食品，②栄養機能食品，③機能性表示食品の3つに分類される（表）[1]。機能は多岐にわたり，また消費者人口は急増しており，医療関係者にとっても無視できない存在となりつつある。

　機能性化粧品については，化粧品や医薬部外品，医薬品の取り扱いを規定する「医薬品，医療機器などの品質，有効性及び安全性の確保等に関する法律」（旧薬事法）にその定義の記載はないが，文献において「加齢，ストレス，食習慣等の体内環境，気候，紫外線等による物理的刺激及び薬品，化学物質等の化学的刺激による体外環境に起因する皮膚のダメージ・トラブルに対して，その発生メカニズムを解明し，ダメージ・トラブル発生の過程に作用点を求め，皮膚のダメージ・トラブルを改善・解消する機能を訴求する化粧料」[2]とされている。簡潔に言えば化粧品以上，医薬品未満という位置付けである。現在，日本香粧品学会が作成した化粧品機能評価ガイドラインは4種存在し[3-7]，これらを満たせば機能性化粧品と名乗ることができる。

　機能性食品や機能性化粧品の作用は医薬品に比べ緩徐なものであり，機能を示すには長期間の使用を要するため，長期間使用に伴う副作用については特に注意すべきである。しかし処方箋を要さず，消費者自ら求める成分を気軽に獲得できる点は大きな魅力であり，健康状態や生活環境の改善に対する貢献度はますます大きくなるであろう。また高齢化が進行する昨今，アンチエイジングを中心とする機能性化粧品および機能性食品の市場規模は急速に拡大しており[8,9]，今後もさらに新しい機能，多くの機能をもつ製品が次々に登場することが予想される。医療関係者も常に情報を更新させ，消費者に正しい認識を普及させる立場でなければならない。

表　機能性食品の分類

分類	特徴	届出（届出先）
特定保健用食品	身体の生理学的機能等に影響する保健機能成分を含む食品。有効性と安全性の審査が必要。	必要（国）
栄養機能食品	栄養成分の機能表示がされている食品。1日あたりの摂取目安量に含まれる当該栄養成分量は規定範囲内とする。栄養機能表示と注意喚起表示が必要。	不要
機能性表示食品	健康の維持増進に寄与する保健目的を有する食品。安全性や機能性の根拠や健康被害情報の情報収集体制などについて情報の届出が必要。	必要（消費者庁長官）

【References】

1）葛谷早喜子, 他. 宮地良樹, 他（編）. WHAT'S NEW in 皮膚科学2016-2017. 東京：メディカルレビュー社；2016：p.226-7.
2）特許庁：平成23年度特許出願技術動向調査報告書（概要）機能性皮膚化粧料. 2012.
3）原田昭太郎. 日香粧品誌. 2006；**30**：311.
4）日本香粧品学会抗老化機能評価専門委員会. 日香粧品誌. 2006；**30**：316-32.
5）日本香粧品学会美白機能評価専門委員会. 日香粧品誌. 2006；**30**：333-7.
6）日本香粧品学会サンスクリーン機能評価専門委員会. 日香粧品誌. 2006；**30**：338-44.
7）日本香粧品学会安全性評価専門委員会. 日香粧品誌.2006；**30**：345-8.
8）富士経済『複合化する機能コンセプトのトレンドを探求する　国内機能性化粧品市場の調査を実施－2015年見込み（2014年比）－』. 2016-01-20.
https://www.fuji-keizai.co.jp/market/16004.html.（閲覧：2016-05-23）
9）週刊粧業『富士経済，2015年の機能性表示別食品市場を調査』.2016-04-15.
http://www.syogyo.jp/news/2016/04/post_014664.（閲覧：2016-05-23）

女性と喫煙

東京女子医科大学東医療センター性差医療部／内科　片井みゆき

　かつては男女問わず喫煙がファッションとされた時代もあったが，医学研究が進歩するにつれ，喫煙による健康被害のデータは蓄積される一方である．映画『ティファニーで朝食を』のポスターで，オードリー・ヘプバーンがシガレットホルダーを持っていたのは，今は昔の感がある．

　日本での喫煙率も男女共に低下傾向にあり（図1），学歴や所得が高いほど喫煙率はより低い傾向にあると分析されている．さらに近年の研究では，女性は男性に比べ，喫煙による健康被害の影響がより大きいことがわかってきた（図2）．日本人における急性心筋梗塞の危険因子として，男性では喫煙によるリスクが4倍増なのに対し，女性では喫煙により8.22倍もリスクが増加していた[1]．また，女性に多いバセドウ病でも喫煙が危険因子になることが以前から知られており，喫煙により甲状腺機能亢進症は2倍，バセドウ病眼症は3倍も罹患率が増加する[2]．その影響は喫煙量に相関し，男性よりも女性で顕著なこと，禁煙すれば数年で効果が現れることもわかっている．そして，妊婦の喫煙が胎児に影響することは周知の事実であり，タバコのパッケージにも「妊娠中の喫煙は，胎児の発育障害や早産の原因の1つとなります．疫学的な推計によると，たばこを吸う妊婦は，吸わない妊婦に比べ，低出生体重の危険性が約2倍，早産の危険性が約3倍高くなります．（詳細については，厚生労働省のホーム・ページ www.mhlw.go.jp/topics/tobacco/main.html をご参照ください．）」と印刷されるようになった．これら一連のことからも，女性における禁煙教育の重要性がわかる．

　さらに女性では自身の喫煙以外に，受動喫煙による健康被害がより大きいこともわかってきている．タバコを吸わない女性の肺腺がんの37％は夫からの受動喫煙が原因というショッキングなデータもある[3]．

　男女共に喫煙が健康によくないことは言うまでもないが，女性ではより影響が大きいことを考えると，さまざまな年代の男女が存在する公共の場，職場，家庭での禁煙環境が確保されることは，男女共にそして次世代の健康を守るために必要不可欠なことである．

【References】
1) Kawano H, et al. Circ J. 2006 ; **70** : 513-7.
2) Wiersinga WM. Endocrinol Metab（Seoul）. 2016 ; **31** : 213-22.
3) Kurahashi N, et al. Int J Cancer. 2008 ; **122** : 653-7.

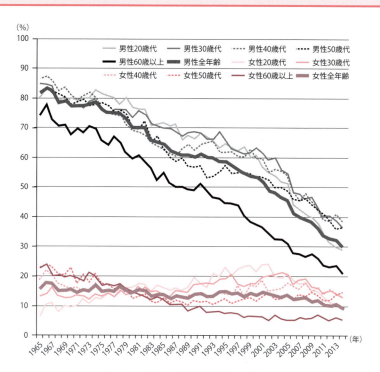

図1　性別・世代別喫煙率の推移

（JT調査2015年より作成）

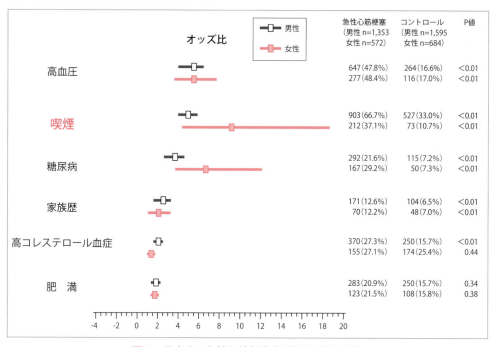

図2　日本人の急性心筋梗塞危険因子（男女別）

（文献1より引用）

この先どうなる？
「インターネット依存」

近畿大学東洋医学研究所　武田　卓

　インターネットの目覚ましい普及に伴い，「インターネット依存」が世界的に問題となってきている。「依存」という言葉からは，アルコール依存や薬物依存が想起されるが，「インターネット依存」に関しては，まだまだ学術的な面での研究が進んでおらず，話題性が先行しているのが現状である。

　2013年に新しくなった米国精神医学会の「精神疾患の診断・統計マニュアル第5版（DSM-5）」では，ようやく「インターネットゲーム障害」が今後研究を進めるべき精神疾患として新たに付け加えられた[1]。ここでのインターネットゲーム障害とは，ギャンブルではないインターネットゲームのみを含み，ギャンブルが関連するものは，「ギャンブル障害」として精神疾患として正式に採用された。ただし，これらの障害では単なる依存（dependence）ではなく，より問題の大きいアディクション（addiction：コントロールができない状態）を指す。非常に大きな社会問題となっている韓国ほどではないが，日本においてもLINEをはじめとするSNS（social networking service）への依存が増大しており，今後ますます深刻さを増す可能性が高い。また，他の精神疾患との合併も多く見られ，われわれのデータではインターネット依存と月経前症候群（premenstrual syndrome：PMS）/月経前不快気分障害（premenstrual dysphoric disorder：PMDD）の重症度には強い相関関係が見られ，お互いの病態が複雑化することも危惧される。依存期間が長いほど，回復には時間がかかるとされており，インターネット依存度テスト（internet addiction test：IAT）（表）（http://www.kurihama-med.jp/tiar/tiar_07.html）[2]のようなスクリーニング質問票により，早期に発見して本人に気付かせることが，重要であると考えられる。

【References】
1) American Psychiatric Association, editor. Diagnostic and statistical manual of mental disorders: DSM-5: Arlington: American Psychiatric Association；2013.
2) 国立病院機構久里浜医療センターホームページ『ネット依存のスクリーニングテスト』. http://www.kurihama-med.jp/tiar/tiar_07.html.（閲覧：2016-9-30）

表 インターネット依存度テスト

インターネットに関する以下の質問にお答えください。この場合,利用する機器は,パソコン,携帯電話,スマートフォン,ゲーム機などオンラインで使用するすべてを含みます。

		チェック
1.	気がつくと思っていたより,長い時間インターネットをしていることがありますか。	
2.	インターネットをする時間を増やすために,家庭での仕事や役割をおろそかにすることがありますか。	
3.	配偶者や友人と過ごすよりも,インターネットを選ぶことがありますか。	
4.	インターネットで新しい仲間を作ることがありますか。	
5.	インターネットをしている時間が長いと周りの人から文句を言われたことがありますか。	
6.	インターネットをしている時間が長くて,学校の成績や学業に支障をきたすことがありますか。	
7.	他にやらなければならないことがあっても,まず先に電子メールをチェックすることがありますか。	
8.	インターネットのために,仕事の能率や成果が下がったことがありますか。	
9.	人にインターネットで何をしているのか聞かれたとき防御的になったり,隠そうとしたことがどれくらいありますか。	
10.	日々の生活の心配事から心をそらすためにインターネットで心を静めることがありますか。	
11.	次にインターネットをするときのことを考えている自分に気がつくことがありますか。	
12.	インターネットの無い生活は,退屈でむなしく,つまらないものだろうと恐ろしく思うことがありますか。	
13.	インターネットをしている最中に誰かに邪魔をされると,いらいらしたり,怒ったり,大声を出したりすることがありますか。	
14.	睡眠時間をけずって,深夜までインターネットをすることがありますか。	
15.	インターネットをしていないときでもインターネットのことばかり考えていたり,インターネットをしているところを空想したりすることがありますか。	
16.	インターネットをしているとき「あと数分だけ」と言っている自分に気がつくことがありますか。	
17.	インターネットをする時間を減らそうとしても,できないことがありますか。	
18.	インターネットをしていた時間の長さを隠そうとすることがありますか。	
19.	誰かと外出するより,インターネットを選ぶことがありますか。	
20.	インターネットをしていないと憂うつになったり,いらいらしたりしても,再開すると嫌な気持ちが消えてしまうことがありますか。	

まったくない:1点,まれにある:2点,時々ある:3点,よくある:4点,いつもある:5点
の5段階で評価し各項目の合計得点で評価する。
20〜39点:平均的ユーザー,40〜69点:中等度依存,70点以上:高度依存

(文献2より引用)

Chapter 4

女性が見た目を気にする common disease

Overview

滋賀県立成人病センター／京都大学 名誉教授　宮地良樹

　「人は見た目が9割」（竹内一郎著，新潮新書）というベストセラーがあったが，容貌・体型・表情・態度・仕草・目つき・服装など，人は外見から一瞬でその人の年齢・性格・人格から生活環境までをも判断し，評価することが多い。その「第一印象」は必ずしも正確とはいえないが，「見た目」は社会生活上，人間関係の形成や維持に極めて重要な要素となり得るのは事実である。例えば初診外来でも，医師と患者は一瞬にしてお互いの「品定め」を行うので，その後の医師・患者関係や診療経過にも「見た目」が影を落とすことはしばしば経験する。きっちりした白衣を着た医師のほうが患者の信頼を得やすいという学術論文もあるほどである[1]。

　その「見た目」の中でも，まず視線が突き刺さるのは顔貌であろう。その顔面に皮膚疾患があると，「見た目」に大きく影響する。例えば，眼瞼に麦粒腫ができて腫脹しただけでも顔貌は一変するので，人の眼を気にして視線を避けるようになることは誰しも経験済みであろう。したがって，顔面の皮膚疾患や脱毛症などの恒常的な顔貌変容は，その人のトラウマとなり行動パターンや積極性にも影響することは想像に難くない。本章ではそのような「女性が見た目を気にするcommon diseases」を取り上げた。

　多くの女性にとっての整容的な関心事は，シミ・しわ・たるみなどの皮膚加齢徴候であろう[2]。老いは誰にも訪れるが，「見た目」で気になるシミ・しわ・たるみなど露光部皮膚老徴の約80%は紫外線という環境要因による「光老化」で，生理的老化とは質的にも量的にも異なるという点である。逆に言えば，「光老化」は制御可能な非生理的な皮膚老化現象であることに留意する必要がある。いま，この「光老化」修復にアンチエイジング化粧品や美容整形など莫大な医療資源が投入されているが，当初からの光防御ライフスタイルの確立によって，この「光老化」のほとんどは予防可能であることを周知すべきであろう。最近のRejuvenation技術の進歩には目を見張るものがあり，かなり「光老化」修復が現実化したことも事実であるが…。

　そのほか，顔面頭部の皮膚疾患（母斑，ざ瘡瘢痕，脱毛・多毛症，色素沈着など）に対しても整容的なアプローチが可能となった[3]。ただ，留意すべきことは，皮膚科的知識の少ない非専門医がそれらの治療ツールを乱用し収益を上げている事実である。例えば，肝斑は診断そのものが誤診であることも少なくないばかりかレーザー治療は無効である[4]。一方，酷似した色素異常症である後天性真皮メラノサイトーシス（いわゆる遅発性両側性太田母斑様色素斑）にはQスイッチルビーレーザーが有用である。このように「見た目」を気にする女

性こそ，優れた医師を見る心眼を涵養する必要がある．結局，顔の「見た目」を決めるのも本人の「光老化」に対する正しい認識と，患者の立場に立って整合性のある標準医療を展開できる医師を見極める審美眼ということになるであろう．

【References】
1) Rehman SU, et al. Am J Med. 2005 ; 118 : 1279-86.
2) 宮地良樹（編）. 女性の皮膚トラブルFAQ. 東京：診断と治療社；2012.
3) 宮地良樹（編）. 顔の皮膚病最前線. 東京：メディカルレビュー社；2009.
4) 葛西健一郎. シミの治療. 東京：文光堂；2015.

1 シミ・しわ・頬のたるみ

クイーンズスクエアメディカルセンター皮膚科　尾見徳弥

はじめに

　シミ・しわ・頬のたるみといったいわゆる「美顔」は，古今東西における女性のテーマである。クレオパトラもケミカルピーリングをしていたと伝えられ，本邦でも1813年に発刊された『都風俗化粧伝』において，美白やしわを伸ばす処方の記載がある。

　しかし，消費者において美顔が普及したのには，1983年にAndersonらが発表したSelective photothermolysis（選択的光加熱分解）の理論によるレーザー治療の発達が大きい[1]。これにより，1990年代以降の世界的な美容皮膚科領域のレーザーの開発を促した。

レーザー・光線治療の原理と実際

　組織における光の吸収は，波長によって極めて大きな差がある。異なった波長のレーザーを用いて，周囲の組織をできる限り傷つけずに目的とするターゲットのみを破壊することがレーザー治療の原理である。このターゲットとして知られている代表的なものには，メラニン・ヘモグロビン・水がある。

　例えば，シミなどの黒色病変におけるターゲットはメラニンである。メラニンをターゲットとする主なレーザーには，694nmのルビーレーザーや755nmのアレキサンドライトレーザーがあり，いわゆる日光性のシミの治療のみならず，両眼下に好発する後天性真皮メラノサイトーシスといった病変にも効果を上げている。なお，肝斑に対するレーザー治療は原則禁忌とされている。

　シミの他にも，レーザーの波長を変えることでしわや頬のたるみを改善させる治療も普及している。また，レーザー照射後の黒ずみや痂皮形成（ダウンタイム）を防ぐ目的で，レーザーを格子状に照射したり（フラクショナル），レーザー以外の高周波（RF）のエネルギーを用いた機器も開発されている。

Fillerとボツリヌス菌毒素治療

　ウシコラーゲンを皮下に注入して，しわや皮膚のたるみを改善する治療は，30年前から行われてきた。しかし，ウシ由来の物質は狂牛病罹患の恐れがあることや，抗原となってアレルギー反応を起こす可能性から，次第に用いられなくなってきている。代わりに新しい治療法として，その他のFillerを用いる方法や，ボツリヌス菌毒素でしわを改善させる手法が発達してきている。Fillerとして最も代表的なものはヒアルロン酸である。ヒアルロン酸は細胞基質の1つであるムコ多糖体で，保湿性と弾力性があり，持続時間もコラーゲンより長いという特徴がある。

　ボツリヌス菌毒素療法は，ボツリヌス菌（食中毒の原因菌）が作り出す天然のタンパク質（ボツリヌストキシン）を有効成分とする薬を筋肉内に注射する治療法である。ボツリヌス菌そのものを注射するわけではないので，ボツリヌス菌に感染する危険性はない。本邦においても「眉間の表情しわ」に対する治療として認可されている。

まとめ

　美容皮膚科領域におけるレーザーなどの光線治療，Filler，ボツリヌス菌毒素治療は大きな進歩を示し，従来は外科手術でしか行えなかった領域においても，患者サイドの充分な満足を得られるようになっている。一方で，安全性や副作用に関してはまだ法整備もあまり進んでおらず，問題が多い。装置の販売を第一に考えるメーカーも少なからず見受けられ，薬機法違反とみなされるメーカーさえも見受けられる。

　正しい知識で安全に使用することが患者，消費者サイドの大きな満足につながるという。最も基本的な確認をすることが，より効果の高い美容皮膚科治療につながると考えられる。

【References】
1) Anderson RR, et al. Science. 1983；**220**：524-7.
2) Omi T, et al. Laser Ther. 2013；**22**：181-6.

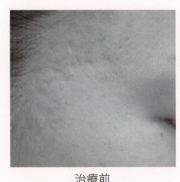
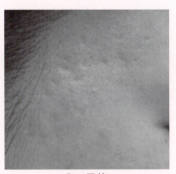

28歳女性，顔面の痤瘡後瘢痕に対して高周波（RF）治療（eMatrix）を1回行った。
3ヵ月後，瘢痕の深さは軽減している。

治療前　　　3ヵ月後

図　Clinical

（文献2より引用）

2 尋常性ざ瘡（思春期ニキビ・大人ニキビ）

東京女子医科大学東医療センター皮膚科　出来尾　格

ざ瘡の疫学・原因

　尋常性ざ瘡（いわゆるニキビ）は，洋の東西を問わずヒトの8割が1度は経験する疾患である。主な発症要因として，思春期における脂腺の発達，それに引き続いて皮膚に常在化するアクネ菌（*Propionibacterium acnes*）の存在，毛包入口部の閉塞の3つが挙げられる。アクネ菌は好脂性かつ通性嫌気性菌で脂腺環境に適応している。そのため，思春期の脂質分泌の増加と並行して生息数が飛躍的に増加し，皮膚の最優勢菌となる。この時期は尋常性ざ瘡の発症ピーク（12～18歳）と重なる。また20歳代以降にも発症が散発する。思春期と成人期では臨床像がやや異なる上に，成人期のほうが難治である。しかし両者において，個々の皮疹は同様であり，また病態も類似しているので，いずれも尋常性ざ瘡と呼ぶ。

時期による出現部位の特徴

　思春期の尋常性ざ瘡（思春期ニキビ）は，顔面のいわゆるTゾーン（前額・鼻周囲）に散在性に出現する（図）。この分布は，脂腺の発達部位に一致している。最初は細かい毛包の隆起・拡大（微小面皰）として出現し（白ニキビ），そのいくつかが赤い丘疹・膿疱となる（赤ニキビ）。重症の場合は大きな丘疹・膿疱が生じ，融合して偽嚢胞となる。通常20歳代に入ると自然に治癒する。

　一方，成人期の尋常性ざ瘡（大人ニキビ）は，いわゆるUゾーン（下顎部）に散在性または集簇性に見られるのが通常である（図）。Uゾーンは，多様な原因で毛孔に対する外的な刺激が加わる部位である。

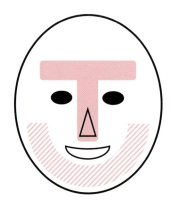

図　尋常性ざ瘡発症の好発部位
Tゾーン（色）とUゾーン（色斜線）

また背部にも出現することがある。

　常在菌であるアクネ菌は，健常皮膚においては炎症を起こさないが，嫌気性の環境におかれると炎症関連タンパクであるCAMP因子を産生し炎症を生じる。毛包入口部が過角化や摩擦刺激により閉塞すると，毛包内が嫌気状態となりアクネ菌がCAMP因子を産生するため丘疹・膿疱が出現する。近年，角化抑制を通じて毛孔の閉塞を解除するアダパレンや過酸化ベンゾイルの外用薬が尋常性ざ瘡の治療の第1選択となっている。

　なぜ，思春期ニキビと大人ニキビは異なる分布を示すのであろうか。思春期ニキビは脂腺の急速な発達とそれに伴う角化の亢進であるため，生理的に脂腺が最も発達しているTゾーンに発症する。一方，大人ニキビでは適度な脂質分泌を行っている毛包に人為的に加わった刺激が契機となるため，毛孔が傷つきやすいUゾーンで皮疹を生じるのである。Uゾーンは顔面において最も皮膚が乾燥しやすい部位である上，洗顔・化粧品・紫外線・頬づえなどで毛孔に軽い炎症が生じやすい。そのため，この部位においては比較的軽微な刺激で毛孔が閉塞するのである。

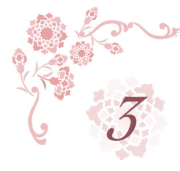

3 女性の脱毛症

順天堂大学医学部附属順天堂東京江東高齢者医療センター皮膚科　植木理恵

はじめに

　薄毛で悩んでいる女性は悩みが深い方も多く，社会生活に支障をきたしている場合もある。しかし，男性の男性型脱毛症に比べ発症機序や臨床分類の研究が進んでいないため，有効性が確認されている治療薬も極めて少なく，診察に難渋することが多い。

脱毛症とは

　脱毛には正常な毛周期による生理的脱毛と，生理的脱毛を逸脱した病的脱毛がある。頭髪では1日100本以内の脱毛は生理的脱毛の範囲内と考えられている。病的脱毛には円形脱毛症や頭皮の皮膚病に続発する脱毛，男性型脱毛症など種々あり，女性の薄毛・びまん性脱毛症は病的脱毛に含まれ，女性型脱毛症（female pattern hair loss：FPHL）と表記することが多い。

女性型脱毛症（FPHL）の分類　(表)

　症状と原因から男性型脱毛症・休止期脱毛・加齢変化に大別される。

1. 女性における男性型脱毛症（female androgenetic alopecia：FAGA）

　症状は頭頂部の軟毛化[1]で，前頭部のそり込み（角額）の後退を生じる例もある。出産後脱毛を契機としたFAGAの進行が知られる。更年期にも脱毛が進行するが，加齢に伴う疎毛との鑑別は難しい。狭義のFAGAは血清中の男性ホルモン値が高値で，多毛・生理不順など男性化兆候を伴う。卵巣の男性ホルモン産生腫瘍や多嚢胞性卵巣の存在や，薬剤性を疑い精査する。

2. 休止期脱毛症（telogen effluvium：TE）[2]

　毛周期中の成長が止まる休止期（正常では頭髪の約10％）の割合が増加して薄毛になってい

る状態で，以下の3つに分類されている（表）。
①急性休止期脱毛（acute telogen effluvium）
②慢性びまん性休止期脱毛（chronic diffuse telogen effluvium）
③慢性休止期脱毛（chronic telogen effluvium）

表　女性のびまん性脱毛症の分類

A 女性における男性型脱毛症（FAGA）
男性ホルモンに影響されて生じる。頭頂部を中心に軟毛化。角額が後退することもある。

B 休止期脱毛症（TE）
①急性休止期脱毛（acute telogen effluvium）
精神的ストレス，高熱，外科手術，大量出血，栄養不良などが生じた直後から数ヵ月後に，成長期が急激に休止期に移行する。易脱毛性は著明。
②慢性びまん性休止期脱毛（chronic diffuse telogen effluvium）
6ヵ月以上かけて進行し，頭部全域に脱毛が及ぶ。甲状腺機能異常，糖尿病，慢性腎不全などが原因になることがあり，早期に原因を発見し治療する。
③慢性休止期脱毛（chronic telogen effluvium）
中年女性において，6ヵ月以上続き，軟毛化を伴わない，両側頭部にも疎毛が見られる原因不明の脱毛。視診上の鑑別は難しい。

C 加齢変化
頭部全域におよぶ毛密度低下と細毛化。休止期毛の割合が高まる。

3. 加齢変化

頭部全域の休止期毛の割合の増加，毛成長速度の低下による頭髪密度の減少と毛髪の最小化。こしがなくなる，よじれた髪が増えるなど髪質も変化する。

鑑別診断

薬剤性脱毛症[3]に特に注意する。投薬開始2～3ヵ月後に休止期脱毛を生じる薬剤もある。シンバスタチン・ベザフィブラートなどの高脂血症治療薬，三環系抗うつ薬や選択的セロトニン阻害薬，男性ホルモンの血中濃度が高まる薬剤・アロマターゼ阻害薬など。また，貧血・甲状腺機能低下や膠原病により，びまん性に脱毛することがある。

治療

男性型脱毛症診療ガイドライン[4]を参考に治療を選択する。食事・睡眠の改善や，洗髪方法など生活指導も取り入れると，患者も取り組みやすい。
本邦では1％ミノキシジル溶液による外用治療が第1選択である。保険適応のある内服療法はない。女性ホルモンはマウス実験では毛成長抑制性因子として知られるが，女性ホルモン補充療法の効果を客観的に評価した報告はない。なお，男性型脱毛症の内服治療薬であるフィナス

テリドは催奇形性の副作用があり，更年期女性への有効性はなく，女性の服用は禁忌である。
　女性の脱毛症の診察に当たっては，傾聴を重んじ，脱毛のために生じた自信喪失感や羞恥心などメンタルケアも重要な要素となる。

【References】
1) Ludwig E. Br J Dermatol. 1977；**97**：247-54.
2) Kligman AM. Arch Dermatol. 1961；**83**：175-98.
3) 植木理恵. 古江増隆, 他（編）. 薬疹診療のフロントライン. 東京：中山書店；2011.p.282-5.
4) 坪井良治, 他. 日皮会誌. 2010；**120**：977-86.

皮膚の Rejuvenation

滋賀県立成人病センター／京都大学名誉教授　宮地良樹

　皮膚の若返り（Rejuvenation）というと，一昔前までは怪しげでうさんくさい錬金術師の常套句であったが，1980年代に外用レチノイド製剤が露光部皮膚の「深く刻まれたしわ」を修復してしまうという，皮膚科医にとっては想定外の展開によって決して絵空事ではなくなった。

　そのメカニズムは，外用というドラッグデリバリーによって真皮まで到達したレチノイドが線維芽細胞を賦活化して，ダメージを受けた細胞外マトリックスを置換させることによるものであった。この常識を覆す衝撃の報告に続いて，レーザーやケミカルピーリングによる施術，さらにはiPS細胞の登場により，Rejuvenationに関しては今後何が起こってもおかしくない，という状況にさえ突入したといえよう。

　その驚きを「Rejuvenationの実際：皮膚の若返り」（文光堂）という1冊の本にまとめて出版したのが2004年であったので，それからでもすでに10年以上が経過したことになる。メディカルレビュー社より発行の『White』でも，2014年に皮膚に限らず血管・神経・眼科・婦人科領域のRejuvenationの特集を組んだところである（図）。

　皮膚はアクセス容易な臓器であること，整容的に関心が高いこと，などの理由で主に美容外科などの「修復」という視点でRejuvenationが先行したが，昨今の再生医療の隆盛をみると，いずれは自分の細胞を若いときに凍結保存しておき，加齢後，皮膚のパーツを作製して置換していくという手法が主流となろう。

　「いつまでも若くありたい」というのは万人の悲願であろうから，Rejuvenationは今後もさらに発展受容されていくであろうが，皮膚に刻まれた加齢という年輪の美しさも評価すべきかと思われるので，結局のところ，自らの容貌をどのようにコントロールするかは，まさに個人の価値観と審美観の集大成であり，どこまでRejuvenateするかは人それぞれの生きざまを反映したその人個人の人間性と，人生そのものを体現する社会的な表現となろう。

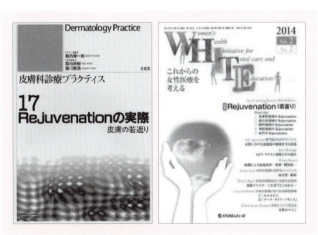

左：『Rejuvenation の実際：皮膚の若返り』（文光堂, 2004）
右：『WHITE』特集「Rejuvenation（若返り）」（メディカルレビュー社, 2014）

4 女性の多毛・多汗・腋臭

東京都立大塚病院皮膚科　藤本智子

多毛

　多毛症の定義は，軟毛の肥大・硬毛化であり，hirsutism（女性や小児におけるアンドロゲン誘導に見られる男性毛の多毛化）とhypertrichosis（性別に関係なく見られる全身の多毛化）の概念があるが，両者は明確に区別できないことも多い。hirsutismの原因として，特発性（ホルモン異常を伴わず，アンドロゲン受容体の活性上昇やα-還元酵素活性上昇など），副腎性（クッシング症候群，副腎性器症候群，男性ホルモン産生腫瘍），卵巣性（多嚢胞性卵巣，男性ホルモン産生腫瘍），薬剤性（長期間のコルチコイド，黄体ホルモン（男性ホルモン作用を有するもの）），その他に分けられる。多毛を客観的に判定する方法として，Ferrimanら[1]のスコアが有用であり，検索では血中LH，FSH，PRL，アンドロゲン，血中総テストステロン，血中DHEA-Sなどを測定，月経異常があれば超音波にて子宮や付属器の検索を行う（図）。治療としては基礎疾患があれば対応した加療を行う。対処療法としては顔面やアンドロゲンの影響が低い部位は主に除毛・脱毛・脱色を行う。薬物療法（EP剤・酢酸メドロキシプロゲステロン・酢酸シプロテロン・スピロノラクトン）は副作用や速効性に乏しいこと，投与中止による再発などの説明も同時に行う。

多汗

　多汗の分類には，発汗部位による「全身性多汗症」と「局所多汗症」，発汗様式に着目した「温熱性発汗」と「精神性発汗」があり，一定の指針を示したガイドラインが日本皮膚科学会より作成されている[2]。一方，女性に関わる多汗としてはホルモンの変化により妊娠時と閉経期，更年期障害に伴うものが挙げられる。妊娠初期には胎盤性性腺刺激ホルモン（human chorionic gonadotropin：hCG）により甲状腺が刺激されることにより生じるものや，妊娠後期には循環血液量の増加とともに心拍出量も増加し，体温上昇から多汗になるもの，抗利尿ホルモンやオキシトシンが汗腺に作用するものなどがある。閉経期には卵巣機能の低下と視床下部からの性腺刺激ホルモンの上昇による更年期障害の症状を呈し，ホットフラッシュと呼ばれ

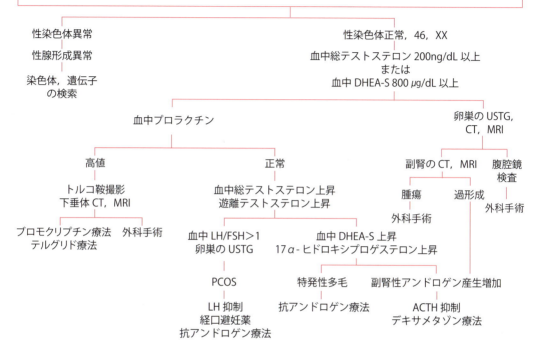

図　多毛症診断のフローチャート

USTG：超音波断層撮影
（最新皮膚科学体系第17巻．中山書店・東京；2002；P.80.より引用）

る。主に頭部顔面を含む上半身の多汗症状が認められる。治療としては漢方やホルモン補充療法などが有効とされる。その他，対処療法として塩化アルミニウム製剤の外用やボツリヌス菌毒素の局注，抗コリン薬の内服などがある。

腋臭

　腋窩部のアポクリン汗腺からの汗自体は無臭である。しかし，皮脂腺からの脂質（トリグリセリド・スクワラン・ワックスエステル）と，表皮細胞由来脂質（リン脂質・コレステロール・コレステロールエステル），皮膚常在菌（*Staphylococcus*属，*Micrococcus*属，*Propionibacteriom*属，*Corynebacterium*属），エクリン汗腺からの汗成分が混ざり合い，時間の経過とともに分解され，低級脂肪酸やアミン類，揮発性ステロイドなどの有臭の物質となることが臭いの原因である[3]。診断には専門医による臭いテスト，家族歴や湿潤性耳垢の有無などが重要である。2006年にYoshiuraら[4]は*ABCC11*遺伝子にあるSNP:538G＞A（Gly180Arg）が耳垢の湿潤型（優性遺伝・G/G型，G/A型）・乾燥型（劣性遺伝・A/A型）を

決定することを示した．腋臭症ではG/G型は腋臭症となるが，G/A型はすべてが呈するわけではなく，最終的には臭いテストが診断に不可欠である．欧米では耳垢湿性型が大半を示すが，本邦では非常に少ないため，腋臭が目立ち，気にする傾向にある．治療は軽症であればデオドラント剤や抗菌薬の外用，中等症以上では制汗剤やボツリヌス菌毒素製剤，腋毛の処理や脱毛処置の併用，重症ではアポクリン汗腺の外科的な除去術などが有効である．

【References】
1) Ferriman D, et al. J Clin Endocrinol Metab. 1961；**21**：1440-7.
2) 藤本智子, 他. 日皮会誌. 2015；**125**：1379-1400.
3) 長嶋慎一. 皮膚臨床. 2014；**56**：1672-9.
4) Yoshiura K, et al. Nat Genet. 2006；**38**：324-30.

皮膚から始まる食物アレルギー

神奈川県立こども医療センターアレルギー科　栗原和幸

　数年前，小麦含有石鹸（茶のしずく石鹸）の使用で，それまで小麦を普通に摂取していた人たちに小麦アレルギーが多発する事件があった。皮膚を通して食物成分に感作される経皮感作によるものである。職業的に，あるいは家事で，ある種の食品の接触を繰り返すと，その食品を食べてアレルギーを発症することが，魚介類や野菜，果物などで報告されている。フェイスパックに使用したキュウリで発症した例もある。

　皮膚のバリア機能障害（その代表はアトピー性皮膚炎）やバリア機能を障害する要素（界面活性剤，タンパク分解酵素（パパイヤやキウイにも含まれる））があると発症しやすい。一方，食べることはアレルギーを抑制する（経口免疫寛容）ことが知られており（図），食物アレルギーの概念が大きく変わりつつある。

　皮膚からアレルギーが始まる危険性に注意をすべきである。

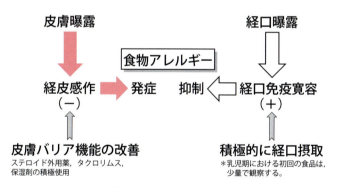

図　食物アレルギーの発症様式と予防対策

【Reference】
1）栗原和幸．食物アレルギーのパラダイムシフト―経口免疫寛容と経皮感作を踏まえた新戦略―．東京：リブロ・サイエンス；2015．

Chapter 4 女性が見た目を気にする common disease

5 歯周病・歯ぐき下がり・口臭

東京医科歯科大学歯周病学分野　前川祥吾／片桐さやか／和泉雄一

歯周病の見た目と口臭

　歯周病は，歯肉・セメント質・歯根膜および歯槽骨よりなる歯周組織に起こる炎症性疾患であり，主なものは細菌性プラークに起因する歯肉炎と歯周炎に大別される[1]。健康な歯肉はピンク色の様相を呈しており，歯と歯の間に隙間がない。歯肉に炎症が起きると（歯肉炎），見た目が赤くなり，腫脹し，出血する。歯肉炎が進行すると，歯槽骨が吸収し（歯周炎），歯肉が下がり，歯と歯の間に隙間が出現したりする（）。プラークには多種多様な細菌が同定されているが，特に重度の歯周病ではグラム陰性偏性嫌気性細菌が主体となっており，歯周病が進行するにつれ口臭が強くなる。さらに，日本人の女性の歯肉の厚みは一般的に薄く，歯肉退縮（歯ぐき下がり）を起こしやすい（図2）。歯肉退縮が起こると知覚過敏などの症状が出たり，歯磨きが難しくなったりするため，歯肉の炎症が悪化する要因となる。また女性の場合，以下

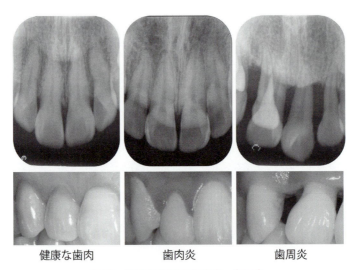

健康な歯肉　　　　歯肉炎　　　　歯周炎

図1　健康な歯肉と歯肉炎・歯周炎

のようにライフステージによって特徴的な歯周病に罹患しやすいため，注意が必要である。

●思春期の女性

15～18歳の女性は，ホルモンバランスなどの変化から歯肉炎が認められることが多い。歯肉炎はプラークの除去（普段からの歯磨きと歯科医院での定期的なメインテナンス）によって改善する。また，頻度こそ少ないものの，急速な歯周組織破壊を引き起こす侵襲性歯周炎も，この年代でも発症する。

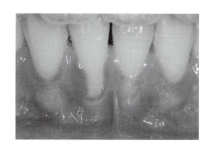

図2　歯肉退縮（歯肉下がり）

●妊娠時期

ホルモンバランスなどの変化や悪阻などによる口腔衛生環境の悪化により，妊娠関連歯肉炎と言われる歯肉炎を発症することが多い。また，早産・低体重児出産と重度歯周炎が関連することが近年報告されており[2]，歯周炎が妊娠に影響を及ぼすメカニズムとして，炎症反応で産生された炎症性物質が血中に入り，そのレベルが上昇することによるものと，細菌が直接血液中に侵入する菌血症が考えられている。炎症性物質の上昇は頸管熟化や子宮収縮を引き起こし[3]，子宮・羊水内の感染は，早産・低体重児出産のリスクとなることからも，歯周炎の影響は無視できない。

●更年期～老年期

閉経を迎える40歳代後半以降では，口腔内の乾燥や骨粗鬆症など，体の変調を生じたりすることが多い。骨粗鬆症の閉経後女性では，血漿中のビタミンDの低下およびRANKLの上昇が認められ，骨粗鬆症ではない閉経後女性に比べてより歯周炎の罹患頻度が高いことが報告されている[4]。また，基礎疾患として扁平苔癬・天疱瘡などをもつ場合に，閉経前後において剥離性びらん・浮腫性紅斑を生じる剥離性歯肉炎が見られることもある。

まとめ

このように歯周病は軽視できない疾患であるが，本人のプラークコントロールと歯科医院での適切な治療によって治すことができる。女性のライフステージに合わせたアプローチが必要である。

【References】

1) 日本歯周病学会（編）．歯周病学用語集第2版．東京：医歯薬出版；2013．
2) Vergnes JN, et al. Am J Obstet Gynecol. 2007；**196**：135. e1-7.
3) Page RC. Ann Periodontol. 1998；**3**：108-20.
4) Jabbar S, et al. J Periodontal Res. 2011；**46**：97-104.

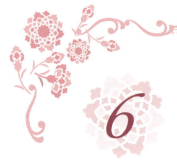

6 外反母趾・開張足

井口医院　井口　傑

はじめに

　整形外科には，変形を表す用語がそのまま病名になっている疾患が少なくない．外反母趾は「母趾が外反（小趾のほうに反る）」，開張足は「前足部が開いて，横に張り出した」変形である．診断するというより，見れば分かる「一目瞭然」の露出部の変形だから，患者自身が目で見て格好が悪いと訴えて受診する．しかし，外反母趾も開張足も見た目が悪いことは症状の一部に過ぎず，むしろ足の機能に重要なアーチの破綻の結果であることを忘れてはならない．

外反母趾

　外反母趾（図1）は母趾が外反するだけでなく，回内（爪が内側に向く）し，第1中足骨が内反（小趾と反対方向に反る）する．重度になると，母趾は第2趾の下に潜り込み，末期には第

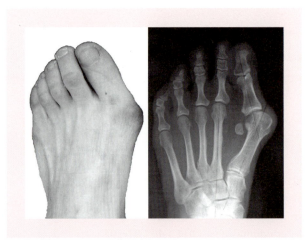

図1　外反母趾

2MTP関節は病的に背側脱臼する。母趾MTP関節の内側は突出し，皮膚の角質が増殖したり，滑液包炎ができたりしてバニオン（腱膜瘤）となり，靴に当たって痛む。進行すると第2MTP関節の足底側に胼胝ができて，荷重により圧が集中し疼痛を生じる。

　外反母趾は，ハイヒールやパンプスなどのファッション性の高い靴に押されて，母趾が外反することが原因とされている。一度，母趾の外反変形が起こると，歩行時の母趾の踏み返し運動により，母趾を外反させる力（外反ベクトル）が起こり，母趾の外反を増悪させるという悪循環に陥る。そのため，30度を超すような中等度以上の外反母趾になると，母趾を外反させるような靴を履くのをやめても，歩行するだけで外反母趾が進行する。したがって，ファッショナブルな靴をやめることによって，バニオンの痛みは一時，軽減するが，変形は進行を続けるため，中年以降になって履く靴がないほど変形が悪化し，足底の胼胝の疼痛も相まって，手術するケースも少なくない。

　バニオンの痛みは靴による圧迫が原因なので，疼痛が主訴であれば，靴の調製や靴型装具で治療可能である。しかし，変形による醜状その物が主訴であったり，ファッション性の高い靴を履けないこと自体が主訴である場合には，装具による保存療法では対処しきれないので，手術による矯正が必要である。

　手術は，第1中足骨を基部または末梢部で骨切りし，内方に脱転した骨頭の位置を元の正常な位置に戻すことによって行う。重度例で，第2MTP関節の脱臼例には，第2中足骨の短縮術を併用する。著者が開発したDLMO法（図2）は，局所麻酔で日帰り手術も可能であるが，多くの術式は数日〜1週間程度の入院が必要であり，いずれにしても骨切りをするので，骨癒合に要する期間の関係上，6〜12週間の療養を要する。

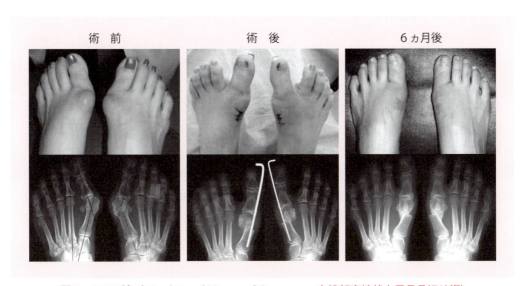

図2　DLMO法（Distal Lineal Metataral Osteotomy 末梢部直線状中足骨骨切り術）

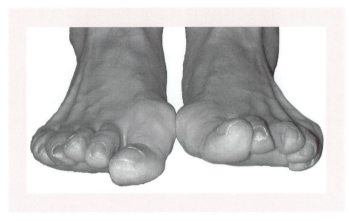

図3　開張足

開張足

　一方，開張足（図3）は，母趾から小趾までの中足骨骨頭が横に広がって張り出している変形である．非荷重時でも，中足骨骨頭列は前額面での本来の上方凸の弓状の配列を失い，水平や下方凸の弓状となる．横アーチの破綻と説明されるが，正確には足の横アーチは中足骨基部のリスフラン関節部にあり，中足骨骨頭列をアーチと呼ぶのは誤りである．元々，骨頭部では骨と骨は接していないので，前足部に全体重の掛かる踏み返し時には，荷重により骨頭部は全て接地し水平となるのが正常である．

　中年期以降，母趾内転筋など足内筋の筋力低下に伴い，中足骨を収斂する力が弱まり，第2中足骨を中心として第1中足骨は内反，第3〜第5中足骨は外反して，中足骨は扇状に広がっていく．第1中足骨が内反すると，踏み返し時の屈筋力は母趾中足骨を内反する力（内反ベクトル）を生じ，反対に外側中足骨には外反する力が働き，外反母趾と同様に歩行するだけで，扇状に開帳する変形が進行する悪循環を生じる．同時に前額面での上方凸の弓状配列が失われ，第1中足骨と外側中足骨が基準となる第2中足骨に対して背屈するため，相対的に第2・第3中足骨骨頭部に圧の集中が起こり，胼胝の形成を伴う荷重時の疼痛が生じる．また，足幅の増加により靴による圧迫のための疼痛が起こり，靴を履くことが困難になる．

　中足骨骨頭部の圧の集中を回避するための足底板による治療と，足幅の増大による圧迫を避ける靴の調節により保存的に加療される．原理的には外反母趾と同様，観血的な第1中足骨の外反底屈骨切り矯正術，外側中足骨の内反背屈骨切り矯正術が有効なはずであるが，関節リウマチや重度先天例以外には行われず一般的ではない．

Column

女性医療に役立つ美容形成的治療

湘南鎌倉総合病院形成外科・美容外科　山下理絵

●●はじめに

「世界保健統計」によると，2015年の日本人の平均寿命は83.7歳で世界で首位，男女別では女性が世界首位の86.8歳，男性が6位の80.5歳である。長い一生の多くはホルモンに支配され，分泌の変化が皮膚の状態などの「見た目」に大きく影響する。

今回，思春期（10歳代），性成熟期（20歳代〜30歳代前半），性成熟期（30歳代後半〜40歳代前半），更年期（40歳代後半〜50歳代），老年期（60歳代〜）に分け，女性に多い美容治療に関して述べる。

●●1．思春期（10歳代）

第二次性徴を向かえ，皮下脂肪がつき，体が丸みを帯び，胸が膨らんでくる。また，陰毛や脇毛が生えてきて，月経が始まる。この時期は尋常性痤瘡，いわゆるニキビの治療や重瞼術を希望する患者が多い。

★尋常性痤瘡

青春のシンボルと言われてきた「ニキビ」であるが，炎症性疾患であり，若年時の不適切な治療あるいは未治療により瘢痕形成や毛穴の開大などの後遺症を残すことがある。月経周期がニキビの悪化に大きく関わる。軟膏・外用などの保険治療が無効な場合は，ケミカルピーリングやレーザーなどの自費治療を行う（図1）。

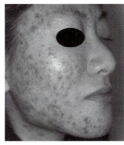 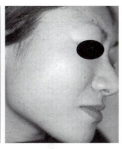

治療前　　　　治療後1年
（内服・外用・ケミカルピーリング・レーザー治療）

図1　ニキビの治療

●●2．性成熟期（20歳代〜30歳代前半）

成人になり，妊娠や出産に適した体になる。ホルモン状態は安定していることが多いが，飲酒が可能になり，生活の乱れやストレスでホルモンバランスを崩し，肌荒れを起こす人も多い。この時期に多いのは，色素性母斑（ほくろ）のレーザー治療や脱毛レーザー治療などである。

★ほくろのレーザー治療

　ほくろの治療で重要なのは診断である．小さいもの（10mm以下）であれば，炭酸ガスレーザーなどを使用する．大きなものや，生下時よりあるものは，手術のほうが適している（図2）．

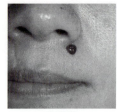

治療前　　　　治療後6ヵ月
　　　　　　（炭酸ガスレーザー治療）

図2　ほくろの治療

●●3. 性成熟期（30歳代後半〜40歳代前半）

　妊娠，出産を繰り返し，体型維持が難しくなり下腹部脂肪が多くなる．また子育てによる紫外線曝露やホルモンの影響で，シミの1種である肝斑が初発する時期である．自分に無頓着になる時期でもある．

★肝斑の治療

　トラネキサム酸，ビタミンC，Eなどの内服，そして，ビタミンCやコウジ酸などの外用が第1選択とされる．また，紫外線ケア，顔に摩擦を与えないような洗顔方法などの生活習慣の改善も重要である．難治性の場合はレーザー治療を行う（図3）．

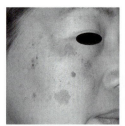

治療前　　　　治療後1年
　　　　　　（内服・外用・レーザー治療）

図3　シミ（肝斑・老人性色素斑）の治療

●●4. 更年期（40歳代後半〜50歳代）

　更年期障害が始まり，ホット・フラッシュなどが出てくることもある．ホルモンバランスが乱れ，乳がんの発生率も上がる．子育てが一段落し，自分が気になる時期，老人性色素斑（シミ）が濃くなり，目の周りや眉間などのしわが目立ってくる．

★老人性色素斑の治療

　コウジ酸やハイドロキノンの外用やQスイッチレーザー，光治療が適応になる．レーザー治療では，照射後に炎症後色素沈着の合併症を起こす確率が42％と高いため，十分な説明が必要である（図3）．

●●5. 老年期（60歳代〜）

　白髪が増え，毛量が減り，視力・聴力・筋力が衰え始める．シミもしわも増え，上眼瞼は下垂や鼻唇溝（法令線）など頬もたるんでくる．最近は誰でも白内障の治療をするようになり，術後に自分の老化に驚き，美容医療を受けるきっかけになっている人も多い．また，70歳を過ぎると，乾燥によ

りかゆみを主訴に受診する人も増える。

★たるみの治療

　上眼瞼の下垂は手術が必要，頬などのたるみは手術やレーザー，ヒアルロン酸などの注射治療がある（図4）。

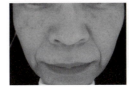 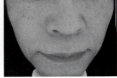

治療前　　　　　治療後3ヵ月
　　　　　　　　（ヒアルロン酸治療）

図4　鼻唇溝のたるみ治療

●●おわりに

　最も重要なのは，若い頃からの正しいスキンケアである。皮膚を老化させないためにも，①紫外線ケア，②保湿ケア，③抗酸化ケアを20歳代から行うことが必要で，"まだ若いから"，"もう歳だから"は禁句である。

Column

おしゃれ障害

神奈川県立こども医療センター皮膚科　馬場直子

●● はじめに

　最近の化粧の主流は，老いも若きも目の周りを飾るアイメイクのようで，ここ数年で急速にエスカレートしているように思われる。濃いアイシャドウやマスカラのみならず，つけまつ毛やまつ毛エクステンション，まつ毛をカールさせるビューラー，二重まぶたに見せるためのアイプチなどがあり，これらによる眼瞼炎や結膜炎，ひどい場合は角膜潰瘍まで生じている。

　中でも，特にまつ毛エクステンションの接着剤による障害が急増している。ほかにも，ピアスなどのアクセサリーによる金属アレルギー，マニキュアや除光液による爪の変形なども生じている。これらのおしゃれ障害は年々低年齢化しており，心も体も未熟な中高生にまで及び，増加していることが社会問題となっている。

●● 1．増えているまつ毛エクステンションによる障害

　美容院やエステで行うまつ毛エクステンションとは，まつ毛を本来よりも長く濃く見せるために，自分のまつ毛1本1本に人工まつ毛を接着剤で付け足すものである（図）。理論的にはまつ毛の付け根から1〜2mm遠位につけるため，まぶたに直接接着剤は付かないはずだが，施術の仕方によっては，多く付け過ぎてまぶたにまで垂れたり，その施術後に目をこすったり，顔を洗ったり，

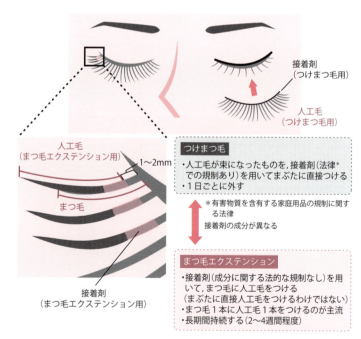

図　まつ毛エクステンションおよびつけまつ毛のイメージ

（文献1より引用）

拭いたりしたときに，まぶたや結膜，角膜にまで付いてしまうことがあり，それによって接触皮膚炎や角結膜炎を生じる．まつ毛エクステンションの接着剤は，本来皮膚に直接つけるものではないことから成分に対する法的な規制がない．眼やまぶたの痒み，痛み，眼の充血や異物感などの訴えが多く，角膜潰瘍を併発する場合もある．毎日，専用のリムーバーで取り除けばまだよいが，大抵はせっかく料金を払って施術したのだからと，何日も付けたままにして2～4週間で自然脱落を待つために，障害が起こりやすい．

これに対してつけまつ毛は，人工まつ毛が束になり，つながったものをまぶたに直接接着剤で取り付けるものであり（図），その際の接着剤は「有害物質を含有する家庭用品の規制に関する法律」により，使用されるホルムアルデヒド含有量が規制されており[1]，また取り外し自由であり何日も付けっぱなしということはない．そのためまつ毛エクステンションよりは障害の頻度は少ない．

●● 2．気をつけたい金属アレルギー

日本人でもピアスをつける人が増えているが，金属が直接皮膚の中を通過するために，金属成分が皮膚内に溶出し，感作されて金属アレルギーになることがある．特に低年齢では，はじめに自分で，または友人同士でピアスの穴を開け，ケロイドや肉芽形成，細菌感染などのトラブルを起こすことが多い．他にも，ネックレス，ブレスレット，ベルトの金属バックルなどが汗で溶けだして金属アレルギーになることもある．いったん金属アレルギーになると，さまざまな同一金属を含んだものに触れるだけで皮膚炎を生じるようになるし，掌蹠膿疱症の原因となることもあり得る．

●● 3．低年齢化する爪のおしゃれ

手足の爪のマニキュアやネイルアートをする日本人も増加の一途をたどっている．特にマニキュアは100円ショップなどでも売られており，小学生でもまれではなくなってきている．マニキュアや除光液に含まれるアセトンによって，爪の水分が少なくなり，2枚爪になったりする障害が起きている．また，つける前に甘皮を剝き過ぎて爪母を傷つけ，でこぼこの爪になったり，爪囲炎をきたす場合もある．

●● おわりに

上記はほんの1例であるが，時代と共にさまざまな美容アイテムが増す中，健康障害も増えており，低年齢化や後遺症を残す例も見られる．そのような可能性があることを考えた上で，自分に合った危険のない美容アイテムを選択するよう皮膚科医として警鐘を鳴らしたい．

【Reference】
1) 国民生活センターホームページ『後を絶たない，まつ毛エクステンションの危害』. 国民生活センター. 2015. http://www.kokusen.go.jp/pdf/n-20150604_1.pdf.（閲覧：2016-9-30）

Chapter 5

Women's Health を実現する女性医療

Chapter 5　Women's Health を実現する女性医療

Overview

国際医療福祉大学臨床医学研究センター／山王メディカルセンター・女性医療センター　太田博明

はじめに

　Chapter 5では，女性医療がここまで進展していることを各Expertの先生方にご執筆いただいている。Women's Healthの最終目標は女性の心身における健康長寿であり，ADLおよびQOLを阻害するものをいかに排除するかにある。長年にわたり女性のADLおよびQOLの維持・向上を目指して医療を行ってきた医療人として，この章は思い入れが強い。そこで，女性医療には何を求められているかについて記載してみたいと思う。

女性の患者のニーズと満足度向上に応える

　まず女性患者が何を求めているか，ニーズを知ることが，Women's Healthの実現を達成する上で最も必要である。そのニーズを知るためには，女性の各ライフサイクルにおける課題を熟知することが求められる。厚生労働省の平成25年度「国民基礎調査」から，女性特有の疾患の年齢別患者数が把握される（図1）[1]。わが国の女性は現在，平均12歳で初経を迎えるが，思春期以来，女性ホルモンや女性生殖器に関連する疾患に悩まされ，高齢者になってからは骨粗鬆症と認知症に悩まされている。

　女性のミカタプロジェクトの情報誌『WIN (Women's information network)』[2] では，女性患者のillness behaviorを探ることを目的としてインターネット全国調査を行った。その結果，骨粗鬆症と過活動膀胱（overactive bladder：OAB）を通院中の医療機関で診てほしいというニーズは，女性のcommon diseaseである便

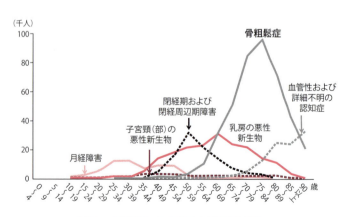

図1　女性特有の疾患の年齢別患者数
女性は思春期以来，女性ホルモンや女性生殖器に関連する疾病に悩まされ，高齢者になってからは骨粗鬆症と認知症に悩まされている。

（文献1より改変）

240

秘と同じくらい強くあることが判明した。骨粗鬆症は無症候期間が長く，ある日突然に骨折をきたす，本人が気付きにくい代表的な非感染性疾患（Non-communicable Diseases：NCD）[3]の1つである。一方，OABは頻尿と尿意切迫・尿失禁をきたすので，健康感を喪失し，ADL・QOLが阻害される。しかし，診療を受けたいという意欲はあるが，受診に至るには診療の敷居が高く，言い出しづらい疾患である。これらの疾患は患者ニーズがいずれも高く，かかりつけ医に指摘されると患者満足度と事後評価が高くなることが日本臨床内科医会で実施した調査[4]で確認されている。

おわりに

わが国の国民生活基礎調査[5]によると，女性における有訴者率の上位3症状は，第1位は肩こり，第2位は腰痛，第3位が手足の関節が痛むで，運動器に関連する痛みが男性に比して明らかに高いことが判明している（図2）。

女性の場合，人生90年時代が到来しており，運動器の疾患と認知症が高齢期の健康阻害の最大要因となることが想定される。したがって，向後の女性医療は運動器疾患と認知症に注力すべきである。この領域の学際的な進展が望まれる。

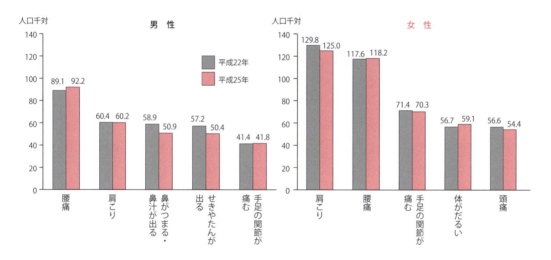

図2　性別にみた有訴者率の上位5症状の年次推移

有訴者率とは病気や怪我で自覚症状のある者の人口千人当たりの割合をいう。
男女合わせた有訴者率は312.4，男性は276.8，女性は345.3で，女性の方が明らかに高く，運動器の症状は特に顕著であった。

（文献5より改変）

【References】

1) 厚生労働省. 平成25年国民生活基礎調査の概況. 2014.
2) 「WIN」. ライフサイエンス出版：6；2012.
3) WHO. Noncommunicable diseases. http://www.who.int/mediacentre/factsheets/fs355/en/.
4) 日本臨床内科医会. 日本臨床内科医会アンケート調査2015.
5) 厚生労働省. 平成25年国民生活基礎調査の概況. 2014.

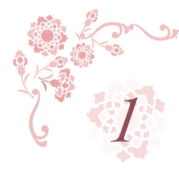

1 骨・臓器ネットワークを標的とした骨粗鬆症治療

東京医科歯科大学大学院医歯学総合研究科細胞生理学分野　菅森泰隆／越智広樹／竹田　秀

　心・腎連関に代表されるように，さまざまな臓器間連携が生体の恒常性維持に重要な役割を果たしていることが明らかとなってきた。近年，骨においても，従来から知られているホルモンやサイトカインなどの液性因子による骨代謝調節に加えて，骨と他の臓器，特に神経系を介した骨代謝制御機構が次々と解明され注目されている。加えて，骨から分泌される液性因子（オステオカルシンやFGF23）が，全身性因子として他の臓器に作用することが相次いで報告され，現在，骨は「ホルモン分泌臓器」として捉えられている。

　レプチン欠損マウスの骨量増加の発見より，神経系が骨代謝を制御していることが明らかとなった。レプチン欠損（ob/ob）マウスは著明な肥満を示すとともに，骨量の増加が認められる。ob/obマウスは交感神経系の活性が低下していることが知られており，ob/obマウスにレプチンの脳室内投与を行うと，交感神経系の活性化と骨量の減少が認められる。一方，交感神経系シグナルが低下したマウス｛ドーパミンβ水酸化酵素（dopamine-B-hydroxylase：DBH）欠損マウス，交感神経$β_2$受容体（Adrb2）欠損マウス｝に対して，レプチンを投与しても骨量の減少は認められないことから，レプチンは中枢神経−交感神経系を介し，骨量を調節していると考えられる[1,2]。骨芽細胞では，交感神経から刺激を受けるとRANKL（receptor activator of nuclear factor κB ligand）の発現が誘導されることで，骨吸収が亢進する[2]。また，野生型マウスにβ遮断薬を投与すると骨量の増加が認められる一方で，β刺激薬を投与すると骨量が減少する。これらの結果から，交感神経系の活性化は骨吸収を亢進し，骨形成を抑制することが著明となった。

　また近年，新たに骨に投射する感覚神経系が骨代謝を調節することが示された。Semaphorin 3A（Sema3A）は神経ガイダンス因子として知られているが，神経特異的Sema3A欠損マウスでは骨形成の低下に伴う骨量の低下が認められた[3]。さらに，神経特異的Sema3A欠損マウスでは全身的に感覚機能が低下していることに加えて，骨組織内への感覚神経系の投射が減少していることが示された。また，カプサイシン投与により感覚神経を消失させたマウスでは，神経特異的Sema3A欠損マウスと同様に骨量の低下が認められた。加えて，骨欠損モデルを作製し，新生骨の形成能を検討した結果，神経特異的Sema3A欠損マウスでは新生骨形成の低下が

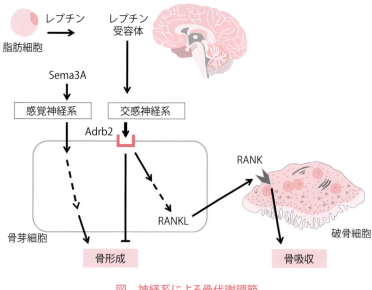

図　神経系による骨代謝調節

（著者ら作成）

認められた．以上の結果より，骨組織の感覚神経は骨形成を調節し，骨の恒常性を維持していることがわかった[4]．

　このように，近年の分子生物学技術の発展により，これまでには想像されていなかった臓器が骨の恒常性の維持に関わっていることが明らかとなってきた．骨と神経のネットワークの解明に端を発し，β遮断薬が骨粗鬆症治療薬となり得る可能性が見出されてきたように，今後，臓器ネットワーク研究の発展に伴い，従来の骨粗鬆症治療薬の枠組みを超えた新たな治療薬の開発も期待される．

【References】
1) Takeda S, et al. Cell. 2002；**111**：305-17.
2) Elefteriou F, et al. Nature. 2005；**434**：514-20.
3) Hayashi M, et al. Nature. 2012；**485**：69-74.
4) Fukuda T, et al. Nature. 2013；**497**：490-3.

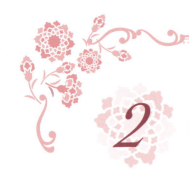

2 MBPによる骨粗鬆症予防

大妻女子大学家政学部　青江誠一郎

　牛乳はカルシウム源として重要であるばかりでなく，他の栄養素の供給源でもある。特に，乳清タンパク質中には生理的に有効な成分を多く含んでいる。著者らは，乳清タンパク質中に骨粗鬆症を予防するタンパク質画分が存在することを発見し，乳塩基性タンパク質（milk basic protein：MBP）と名付けた。

　細胞を用いた実験の結果，MBPは骨芽細胞の増殖とコラーゲン合成促進の両面から骨芽細胞を活性化することが認められた。骨芽細胞に働く成分として高分子キニノーゲンフラグメントとHMG（high mobility group）様タンパク質を同定した。次に，破骨細胞を用いた骨吸収測定法によりMBPの効果を調べた結果，骨吸収窩（ピット）の数を減少させた。破骨細胞に働く成分としてミルクシスタチンとアンジオジェニンを同定した。

　骨粗鬆症モデルラットにMBPを投与した結果，対照群では16週間で骨密度が急激に減少したが，MBPを与えると，その減少を抑制する効果があることが認められた。骨強度を調べた結果，骨強度の低下も抑制していることが認められた。このことは，MBPが骨吸収を抑制するとともに，閉経後の骨量減少を抑える効果があることを示している。近年になって，骨折を想定したモデルマウスにMBPを投与した結果，骨梁の厚さや骨梁の数，骨梁間隙などのパラメーターにおいて骨折の修復が促進したと報告された。さらに，大豆イソフラボンとMBPの併用摂取により，非荷重による骨量減少を抑制することが報告された。大豆イソフラボンとMBPの併用摂取では，それぞれ単独に摂取した場合に比べ，骨密度の低下が抑制されることが報告された。

　ヒトに対する臨床試験の成績を**表**にまとめた[1-6]。成人女性33名（平均年齢28.8歳）に，MBP40mgを含む飲料を6ヵ月間摂取させ，左踵骨および橈骨の骨密度をDXA（dual energy x-ray absorptiometry）法で検討したところ，摂取グループの骨密度増加率は摂取しないグループよりも有意に高くなった。次に，更年期の女性（平均年齢50.5歳）を対象に，MBP40mgを含む飲料を6ヵ月間摂取させ，摂取前後の腰椎骨密度をDXA法で検討したところ，非摂取グループでは平均0.6％の減少が見られたが，摂取グループでは1.2％増加した。さらに，若年成人女性（平均年齢21.3歳）を対象に，MBP40mgを含む飲料を6ヵ月間摂取させ，摂取前後の腰椎骨密度をDXA法で検討したところ，摂取グループでは平均1.6％の骨密度の増加が観察された。血清オステ

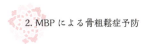

表　MBPのヒトを対象とした有効性エビデンス一覧

文献	試験計画	被験者	摂取量	摂取期間	概　　要
1)	過量摂取試験（対照なしオープン試験）	平均年齢36.2歳成人男性（30名）	300mg/日	16日間	血清オステオカルシンの有意な増加，尿中コラーゲンN末端テロペプチド（NTx）排泄量の有意な減少，有害事象観察されず
2)	プラセボ対照二重盲検比較試験	平均年齢28.8歳若年女性（プラセボ16名，MBP群17名）	40mg/日	6ヵ月	骨吸収マーカー（デオキシピリジノリン，NTx）の減少，骨形成／骨吸収マーカー比の上昇，踵骨骨密度の有意な上昇
3)	プラセボ対照二重盲検比較試験	平均年齢28.8歳若年女性（プラセボ16名，MBP群17名）	40mg/日	6ヵ月	橈骨骨密度の増加（文献2の追加分析）
4)	プラセボ対照二重盲検比較試験	平均年齢50.5歳更年期女性（プラセボ13名，MBP群14名）	40mg/日	6ヵ月	骨吸収マーカーの低下，腰椎骨密度の低下抑制または増加
5)	プラセボ対照二重盲検比較試験	平均年齢21.3歳女子学生（プラセボ18名，MBP群17名）	40mg/日	6ヵ月	骨形成マーカーの上昇，骨吸収マーカーの低下，腰椎骨密度の増加
6)	オープン試験	平均年齢71.2歳の高齢女性（非摂取35名，摂取44名）	40mg/日	12ヵ月	音響的骨評価値（osteosonic index：OSI）の改善

オカルシンは摂取グループで6ヵ月後に有意に高値を示した。また，尿中コラーゲンN末端テロペプチド（NTx）は摂取グループで有意に低値を示した。

以上のように，MBPは骨をつくる骨芽細胞を増やすとともにコラーゲン産生を促進する一方，破骨細胞による過剰な骨破壊を抑制することにより，骨粗鬆症を予防することが期待される。さらに，骨折の修復にも効果的な可能性も示された。

【References】

1) Toba Y, et al. Biosci Biotechnol Biochem. 2001；**65**：1353-7.
2) Aoe S, et al. Biosci Biotechnol Biochem. 2001；**65**：913-8.
3) Yamamura J, et al. Biosci Biotechnol Biochem. 2002；**66**：702-4.
4) Aoe S, et al. Osteoporos Int. 2005；**16**：2123-8.
5) Uenishi K, et al. Osteoporos Int. 2007；**18**：385-90.
6) Aoyagi Y, et al. Int Dairy J. 2010；**20**：724-30.

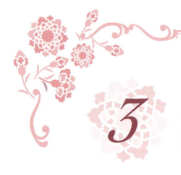

3 AGEをターゲットとした抗加齢的女性医療

久留米大学医学部糖尿病性血管合併症病態・治療学　山岸昌一

はじめに

　糖尿病患者では，心血管病・癌・アルツハイマー型認知症や骨粗鬆症など老年疾患のリスクが上昇する。特に，女性の糖尿病患者では，男性患者に比べて①心血管イベントが重症化し，予後が不良であること，②骨粗鬆症による骨折，寝たきりのリスクが高くなること，③アルツハイマー病の有病率が高まること，④乳がん・子宮がん・卵巣がんなどのリスクの上昇が認められている。最近，これら疾患の発症，進展の分子基盤に終末糖化産物（advanced glycation end products：AGE）の形成亢進や蓄積が関わっていることが明らかにされてきた[1-4]。そこで本稿では，老化物質AGEをターゲットにした抗加齢的女性医療について解説していく。

AGE

　グルコースなどの還元糖は，タンパク質や脂質，核酸のアミノ基と非酵素的に反応してシッフ塩基，アマドリ化合物を形成する。その後この反応は緩徐にではあるが，不可逆的な脱水や縮合反応を繰り返し，特有の蛍光を持つ黄褐色の物質，AGEを形成するに至る。AGEの生成，蓄積は，加齢や酸化ストレス，慢性炎症，高血糖下でも亢進することが知られており，老化のプロセスに深く関与することが推定されている。事実，AGE化したタンパクはその機能が劣化するだけではなく，細胞表面に存在するAGE受容体RAGE（receptor for AGE）によって認識され，酸化ストレスや炎症反応を惹起させて臓器障害を引き起こす[1-4]。特にAGE-RAGE系の活性化によりエストロゲンの血管保護作用や骨粗鬆症抑制作用が障害されることが報告されている[1-4]。

AGEと高血糖の呪い

　糖尿病患者には，「過去にどのくらいひどい高血糖にどの程度の期間曝露されたか」，つまり「過去の高血糖の曝露歴」がツケとして残り，将来にかけて呪いを残す現象が存在する。つまり，初期からの血糖コントロールが不十分であると，その後血糖コントロールを改善しても必ずしも臓器合併症の進展を抑えることができないケースが認められる。AGEは，血糖コントロールの程度とその持続期間により不可逆的に生体内で生成，蓄積され，一度形成されると極めてゆっくりにしか代謝されないため，"高血糖の呪い"現象を最もよく説明できる物質だと考えられている。

AGE対策

　AGEは肥満や虚血，低酸素下でも亢進するため，肥満と低血糖を回避した質のよい血糖コントロールを目指す。また，AGEは外因性に食品中からも摂取され，食品由来AGEのうち約7%は生体内にある程度の期間残存することが明らかにされている[5]。一般的に肉製品や脂肪に富む食材を高温で揚げたり，焼いたりした際，AGEが多く生成されることが知られている。一方，水分を多く使って長い時間をかけ，ゆっくりと蒸したり，茹でたりする調理法はAGEを生成させにくい。調理法を工夫し食事由来のAGE摂取量を減らすことで，臓器障害や老化のプロセスを抑えることができるかもしれない[6]。

おわりに

　AGEの障害を受けやすい女性においては，特にAGE制御を念頭に置いた抗加齢的な女性医療の実践が望まれる。

【References】

1) Yamagishi S, et al. Curr Pharm Des. 2005；**11**：2279-99.
2) Yamagishi S. Exp Gerontol. 2011；**46**：217-24.
3) Emerging Risk Factors Collaboration, et al. N Engl J Med. 2011；**364**：829-41.
4) Yamagishi S. Curr Drug Targets. 2011；**12**：2096-102.
5) Yamagishi S, et al. Nutrition. 2016；**32**：157-65.
6) 山岸昌一（監）. exAGEハンドブック. 福岡：AGE研究協会；2015. p. 1-96.

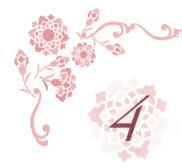

4 ARTによる不妊治療

加藤レディスクリニック　加藤恵一

　ART（assisted reproductive technology）は，精子および卵子を体外で受精させることで生殖を補助する治療の総称で，体外受精・胚移植，卵細胞質内精子注入（intracytoplasmic sperm injection：ICSI），胚凍結など一連の技術を包括したものである。両側卵管閉塞や男性不妊が絶対的な適応となるが，タイミング指導および人工授精で妊娠しない方や原因不明不妊など，現在では幅広い対象が適応となっている。2012年のART治療周期数は30万周期を超え，出生児数も約4万人に達し，不妊治療を行う上で必須の技術となっている。

　一般的な手順として排卵誘発および採卵，体外受精およびICSI，胚培養および胚凍結，胚移植と進めていくことになる（図）。排卵誘発の方法としては過排卵刺激法と低刺激法に大別されるが，過排卵刺激法では排卵誘発剤を多量に使用することで多数の卵胞を発育させるため，1度の採卵で多数の卵子を回収することが可能である。その反面卵巣への負荷は高くなり，合併症の頻度は増加しやすくなる。また薬剤費が高くなる問題もある。低刺激法では使用する薬剤は少量のため，卵巣への負荷は低くなるが，卵子の回収率および個数が刺激法と比べ低くなる。排卵誘発後，発育した卵胞を経腟音波ガイド下に穿刺し卵子を回収する。回収された卵子は，

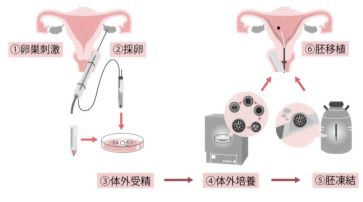

図　採卵から胚移植までの流れ

卵子および精子の状態に応じて体外受精またはICSIを行い受精させる。体外受精は1つ当たりの卵子に適量の精子を振り掛けて受動的に受精させる方法であり，ICSIは細径のガラス管を使用して卵子の細胞質内に1個の精子を注入する方法である。正常な受精が見られた胚は，温度，湿度および気相を最適化した培養器内で培養を行う。最長7日間培養し，発育が見られた胚を，新鮮胚またはいったん凍結融解後に胚移植を行う。移植される胚は，2～3日間培養した分割胚または5～7日間培養した胚盤胞に大別される。胚移植は経腟超音波ガイド下，または経腹超音波ガイド下に行う。複数個の胚を移植する場合もあるが，2008年の日本産科婦人科学会からの多胎妊娠防止に関する見解では，「生殖補助医療の胚移植において，移植する胚は原則として単一とする」ことが明記されており，日本のARTにおける多胎妊娠の頻度は欧米と比較して低率を維持している。見解では同時に，胚を凍結保存する技術を提示することも求められている。胚凍結は近年急速に普及してきた技術であり，ガラス化法（急速凍結法）という技術を用いることで安定して高い生存率を確保することが可能となっている。

　ARTの一連の手順について概説してきたが，ARTは不妊治療の中では欠かせない技術であり，現在では多くの施設で日常的に行われている治療である。しかしながら，排卵誘発や採卵など侵襲的な医療行為を伴い，また卵子や精子などの配偶子を取り扱う生命の根幹に関わる医療であるため，高い技術と倫理観をもって日々の診療にあたる必要がある。

5 ミトコンドリア自家移植「AUGMENT℠療法」による卵子の若返り

HORAC グランフロント大阪クリニック　森本義晴

はじめに

　近年，女性は自立し職業をもつことが当たり前になっている。そして，30歳代後半は知識豊富で技能に優れた女性が仕事に打ち込む最良の時期となる。しかしながら，晩婚化が進み，大半の女性が30歳代前半に結婚するので，30歳代前〜後半の時期は女性にとって子供を作る最適の時期なのである。妊孕力の旺盛な女性は問題ないが，そうでない女性はこの時期が終わった頃に不妊症を主訴として病院を訪れる。こうして，生殖医療のセンターには高齢不妊患者でいっぱいになるというわけである。

女性のエイジングが生殖医療に及ぼす影響

　エイジングは女性の全身の臓器で進むが，最も大きな影響を受けるのは卵巣であり，特に卵母細胞は大きな影響を受ける。核では染色体不分離が生じて，異数性などの異常が増す。女性が46歳以上になると，ほとんど正常な卵子は産出されないというデータもある。さらに，エイジングは核のみならず卵子の細胞質にも大きな影響を及ぼす。卵子の細胞質は卵子が受精や胚発育に必要とするタンパクをつくっているが，そういった機構に不具合を生じさせ妊孕性を卵子から奪ってしまう。特に最近注目されているのは，ミトコンドリアへの影響である。

ミトコンドリアと生殖

　ミトコンドリアは，元来600万年前のカンブリア紀にリケッチャほどの大きさの微生物がヒトの細胞に侵入し，寄生したものと言われている。ミトコンドリアは，現在は細胞内小器官の1つであるが，細胞が利用するエネルギー産生を担っており，細胞のPower Houseとも呼ばれている。ミトコンドリアは全身の細胞で必要不可欠であるが，生殖器官においても必須の小器官である。精子においては，精子尾部の運動性は精子の頸部にあるミトコンドリアの働きによ

るもので，この機能不全が精子無力症の原因となる。卵子においては，1つの卵母細胞には10〜20万コピーのミトコンドリアDNAを有すると言われており，卵子の成熟・受精・胚発育・着床とすべての機能に重要な役割を果たしている。

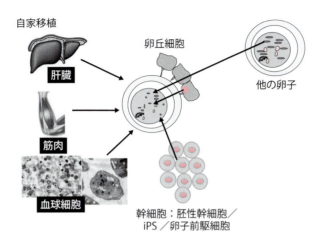

図　ミトコンドリア移植のためのソース

（著者作成）

ミトコンドリア移植

　卵母細胞のミトコンドリア機能不全を原因とする不妊症としては，卵子成熟障害・受精障害・胚質不良・胚分割停止などが挙げられる。これらを解決するために，当院は機能活性の高いミトコンドリアを卵母細胞に注入する自家ミトコンドリア移植「AUGMENT^{SM}療法」をIVF JAPAN倫理委員会の承認を得た後，および日本産科婦人科学会での議論を得て開始した。ミトコンドリア移植のためのソースは種々考えられるが（図），AUGMENT^{SM}法は卵巣内に存在する卵子前駆細胞内のミトコンドリアを抽出し，顕微授精に際して精子と共に卵母細胞に打ち込むというものである。外国では，すでに臨床実施されており，胚質不良患者において著明な妊娠率改善が見られている。そして，今までにほぼ治療方法がなかった難治性不妊患者の有望な治療法として期待を集めている。

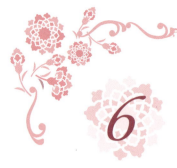

6 過多月経に対するアブレーション療法

那須赤十字病院産婦人科　太田邦明

　過多月経は，月経量が通常150mL以上のものをいい，正常な月経量は20～140mLである。しかし，実際には月経量の正確な測定は困難であるため，過多月経は凝血塊や貧血の有無で判断し，貧血や凝血塊によって日常生活に支障をきたす場合に治療対象となる。

　出血の原因としては，器質的疾患を認めない子宮からの不正出血である「機能性過多月経」と器質的疾患が原因のために過多月経となる「器質性過多月経」がある。後者の病因としては，主に①骨盤内病変，②血液凝固障害，③内科疾患，④性ステロイドの分泌異常および内膜腺組織の線溶系の亢進，の4つある。骨盤内病変は子宮筋腫・子宮腺筋症・子宮内膜増殖症・子宮内膜ポリープなど多岐にわたる。血液凝固障害には白血病・先天性血液疾患・自己免疫疾患などによる血小板数低下，血小板機能異常，血液凝固異常などだけでなく，抗凝固薬服用が原因となっていることもある。

　器質的疾患を認めない過多月経のほとんどが④に原因がある本態性過多月経である。『産婦人科診療ガイドライン婦人科外来編2014』では，それらはエストロゲン・プロゲスチン配合薬および抗線溶薬の投与によってコントロールするように推奨されている[1]。一方で，閉経周期に入り卵巣機能の低下（無排卵性）とホルモン失調により発症する子宮内膜からの破綻出血では出血性ショックをきたし，危険な状態に陥る場合もあるため，無排卵性の場合には薬物治療が無効または薬物の効果を待てない場合があり外科的処置が必要となる。産婦人科診療ガイドライン婦人科外来編2014では『CQ303器質性疾患のない過多月経に対する薬物療法以外の治療は？』に対して①「急性の大量出血には子宮内膜掻爬術を行う（推奨レベルC）」，②「妊孕性温存が不要な場合には子宮摘出術あるいは子宮内膜アブレーションなどを行う（推奨レベルC）」とある[1]。子宮内膜掻爬術は，凝血を子宮内から除去して子宮収縮を改善させて止血させるための迅速な方法であるが1～2周期程度で再発する。また②の子宮摘出術は比較的大きい侵襲を伴う手術であり，4手術合併症が一定の頻度で発生する。また，合併疾患のために全身麻酔下での手術リスクが高い場合もある。再発を防止しリスクを低減させた代替治療法が必要となる。その1つとして2013年4月に保険収載されたマイクロ波子宮内膜アブレーション（microwave endometrial ablation：MEA）がある。MEAはマイクロ波凝固装置を用いて子宮

内膜を基底層まで焼灼・凝固することでその機能を喪失させ，経血量の減量を図る方法である。

妊孕性温存を希望しない場合に，MEAは本態性過多月経に対しては非常に有効な手段である。われわれもMEAを導入・実践してきたが，その低侵襲性簡便性ともに速効的な止血効果を経験している[3]。当施設での適応（表1）と手術方法（表2）を示す。またMEAは子宮に対してもマイルドなMEAアプリケーター（図）を用いるため，その手技により新たな出血を発生

表1　当施設での適応

1. 過多月経のために子宮摘出術その他の外科的治療が考慮される女性。
2. 過多月経の制御のための保存的治療が無効な女性。
3. 妊孕性を温存する必要がない女性。
4. 妊孕性を温存する必要はないが，子宮摘出は回避したい女性。
5. 可及的に子宮内膜悪性病変が除外できている女性。
6. 子宮筋腫・子宮腺筋症のために子宮腔が拡大・変形しているが，卵管角部・子宮底部を含めてすべての子宮内膜にマイクロ波アプリケーターが容易に到達できる女性。
7. 子宮筋層の厚さが10mm未満の部位がない女性。

帝王切開の既往がある場合も適応であるが，子宮筋層の瘢痕部を画像診断で確認し，瘢痕部で子宮内膜が漿膜側へ切れ込んでおり筋層が薄い場合は瘢痕部へのマイクロ波照射を避けるべきである。

表2　当施設での手術方法

・術前処置；月経3日目頃よりジエノゲスト2mg/日を手術前日まで内服。

① 脊椎麻酔による麻酔導入後に手術体位を砕石位とする。
② 尿バルーンから膀胱内に生理食塩水150mL注入して膀胱内を充満させる。
③ 子宮鏡で左右卵管口を確認して，焼灼部位を決定する。
④ 経腹超音波ガイド下に子宮を同定し，経腟的に2.45GHzマイクロターゼ専用アプリケーター（図）を挿入し，子宮底部・左右卵管口付近より焼灼（70w, 50秒を1回とする）。
⑤ 子宮鏡で内膜が全体的に焼灼されていることを確認し，手術を終了とする。

・手術直後から飲食可とし，翌日退院とする。

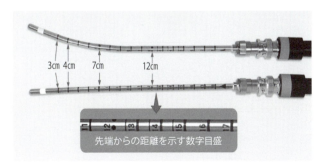

図　2.45GHzマイクロターゼ専用アプリケーター（直径4mm, 長さ20cm）

（アルフレッサ社説明書より転載）

させることが少ないために出血性ショックや血液凝固能に異常がある状態でも簡便に行うことができるため，急性の子宮出血にも適応を拡大できる可能性がある．実際に，粘膜下筋腫のために急性大量出血を認め，ショックとなった患者や宗教的輸血拒否患者の急性出血にMEAを用いて止血・救命した報告がみられる[4,5]．

このように，MEAは本態性過多月経に対しては低侵襲かつ簡便であり，時として緊急性にも使用できる新しい治療法となっている．

【References】
1) 日本産科婦人科学会/日本産科婦人科医会（編）．産婦人科診療ガイドライン婦人科外来編 2014. 東京；日本産科婦人科学会：2014：p.117-8.
2) Haynes PJ, et al. Br J Obstet Gynaecol. 1977；**84**：763-8.
3) 樋口敦彦, 他. 栃木産婦医報. 2016；**42**：23-5.
4) 中山健太郎, 他. J Microwave Surg. 2009；**27**：125-8.
5) 菱川賢志, 他. 日産婦関東連会報. 2007；**44**：176.

性同一性障害

岡山大学大学院保健学研究科／岡山大学ジェンダークリニック／岡山大学病院産婦人科　中塚幹也

　性同一性障害（gender identity disorder：GID）とは，「身体の性」（生物学的性）と「心の性」（性自認）とが一致せず，「性別違和感」（身体が自分の物ではないような感覚，身体への嫌悪感）をもつ。心の性は女性，身体の性は男性である male to female（MTF）と心の性は男性，身体の性は女性である female to male（FTM）とに分類される（表）。二次性徴による身体の変化，また，制服，トイレ，風呂で自分の身体を見ることなど，日常の種々の場面で辛さを感じ，自殺念慮，自傷・自殺，不登校，いじめ等が高率である。

　心の性を身体の性に合わせる治療は無効で，無理に行うとうつや自殺につながる。精神科医は，性自認を確定し，不安やうつなどの治療を行う。産婦人科医や泌尿器科医は，身体の性を確定し，ホルモン療法を行い，また，形成外科とともに性別適合手術（sex reassignment surgery：SRS）を行う。

　2003年にいわゆる「特例法」が成立し，一定の条件下での戸籍の性別変更が可能となった。結婚する例，さらに，第3者の精子提供等を利用した生殖医療，里子や特別養子縁組により子どもをもつ例も増加している。

　チーム医療が必要であるが，全国的にも治療拠点が不足しており，2015年からGID学会による認定医制度，研修セミナーなどの人材育成が始まっている。

表　多様な性のあり方

		生物学的性（セックス）			社会的性（ジェンダー）		
		遺伝子・染色体	器官の形態	性ホルモン	性自認	性指向	性役割
性同一性障害	MTF	男性	男性	男性	女性	問わない（男）	問わない
	FTM	女性	女性	女性	男性	問わない（女）	問わない
同性愛	レズビアン	女性	女性	女性	女性	女性	問わない
	ゲイ	男性	男性	男性	男性	男性	問わない
両性愛	バイセクシュアル	男性	男性	男性	男性	男性〜女性	問わない
		女性	女性	女性	女性	男性〜女性	問わない
性分化疾患（DSDs）		特定されない（疾患・個人により異なる）			問わない	問わない（疾患・個人により異なる）	問わない

性同一性障害当事者の典型例では，性指向は（　）内の性へ向かうが，その他の場合もある。二次性徴より前の子どもの性自認は揺れる場合もあり，慎重な観察が必要である。成人になっても性自認が揺れる，特定できない（されたくない）例を X ジェンダー（MTX，FTX）と呼ぶこともある。また，上記以外の多様な形をとり得ることにも留意する必要がある。
DSDs：disorders（differentials）of sex development

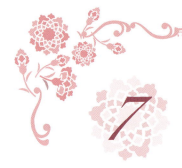

7 外陰・腟萎縮に対するレーザー光による上皮のリサーフェシング

三井記念病院産婦人科　中田真木

レーザー治療とは

　近年，皮膚科や美容外科ではレーザー光を用いる治療法の活用が広がっている。レーザー光の技術は，精密な加工や測量などに応用されて発展した。位相の揃った単色光を狭い範囲にナノ秒位下のパルスで照射できるという特性によって，今では，レーザー光技術はミクロの外科治療に使われるようになった。

　例えば，メラニン色素に吸収される特定波長のレーザー光により，色素母斑を薄く目立たなくしたり，腋窩の毛髪を減らしたりすることができる。また，皮膚の基底層にピンポイントの凝固領域を多数作ることで上皮の再生能力を引き出し，ニキビ痕や傷跡を隠したり皮膚の張りやみずみずしさを取り戻すことも行われる。

レーザー光による腟のリサーフェシング

　レーザー治療装置の仕組はレーザーメスなどと共通である。用途に合わせた手持ちのアタッチメントを介して，本体で生成されたレーザー光を患部に照射する。剣山で突いたような形に点状の凝固野が配置される (dot therapy)。多数の小さな凝固野に対する生体の反応によって，上皮細胞の再生能力が始動する[1]。

　外陰部と腟前庭領域は，外皮用のアタッチメントにより照射する。萎縮した腟壁を治療するには，腟内へ送り込まれたビームを90度曲げる必要がある。この用途には，先端に鏡を仕込んだ専用のアタッチメントが用意されている。

　凝固の深さと上皮の厚さの関係については，本治療は凝固範囲の尖端が基底層に達するablativeな性質のものとされる。粘膜の厚みや腟の広さを勘案し，エネルギーや時間など照射の条件を本体側で調整する。

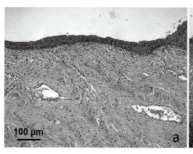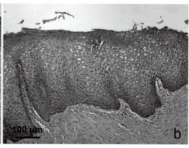

図 腟レーザー治療による腟上皮の栄養状態の変化

炭酸ガスレーザーによる腟のリサーフェシング治療前後の腟生検による組織病理学的所見。処置前（a）と処置後2ヵ月（b）を対比して示す。処置後には，重層扁平上皮が厚みを増し，発達した乳頭層の構造が認められるようになる。

（文献2より引用）

腟レーザー治療の位置付け

　炭酸ガスレーザーによる外陰・腟萎縮の治療には，エストロゲンを使わない，簡便で煩わしくないなど，局所のエストロゲン投与と比較して明らかな強みがある。数週間ごとの3回ほどの治療により，腟壁の状態は目に見えて改善し，1年以上効果が続く（図）[2]。

　これまで，本治療は皮膚科や美容外科など産婦人科とは別の分野で発展してきており，今後産婦人科領域に取り入れられるかどうかはまだ検討の段階である。適切な照射を行う技法の確立，腟へのE3投与や生活指導などの他の治療法との比較や併用，将来性を踏まえての費用対効果の検証などが不可欠である。

　これまで，外陰・腟萎縮という病態の取り扱いについて全く統一されてこなかった。この病態を治療する際のアウトカムをどう設定するかは，腟レーザー治療の登場によって見え始めた大きな課題である。萎縮や慢性炎症を量的に評価する手法，自覚症状の程度をどう見極めるか，などについて今よりも客観的な指標が必要とされている。

【References】

1) Zerbinati N, et al. Lasers Med Sci. 2015；**30**：429-36.
2) Salvatore S, et al. Climacteric. 2014；**17**：363-9.

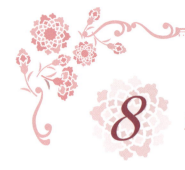

8 超高齢者のための食事・栄養

神奈川県立保健福祉大学保健福祉学部栄養学科　長瀬香織／髙田健人／杉山みち子

　世界に類を見ない超高齢社会を迎えたわが国は，地域包括ケアシステムの推進によって[1]，後期高齢者が住み慣れた地域でできるだけ健康寿命を延伸し，また，食事・栄養支援においては，後期高齢者がたとえ摂食・嚥下機能の低下により食事の経口摂取が困難になっても，自分の口から食べる楽しみの充実を図ることに対応することを目指している[2,3]。

　後期高齢者の最大の栄養問題は，タンパク質・エネルギー低栄養状態（protein energy malnutrition：PEM）であり，タンパク質とエネルギーの両方が欠乏するマラスムス・クワシオコール型が多く見られる。要介護が認定されていない「地域高齢者」で，6ヵ月間に2～3kgの体重減少，BMI（body mass index）18.5未満（基本チェックリストの栄養の2項目）の両者に該当する者は4％であり，これらの2項目の該当者は3年間に新規要介護認定と死亡を合わせた高いリスクを有するとされている[2,4]。また，老老世帯において食事準備が困難となり配食サービスを受けている高齢者の40％程度に低体重や体重減少が見られている[5]。それゆえ，体重を把握することはPEMやその重度化を予防するために重要な指標である[2]。

　一方，在宅療養要介護高齢者のうち「低栄養」と「その恐れあり」（MNA®−SF[6]による）を合わせて70％以上と報告されている[7]。また，地域高齢者は在宅―病院―施設を巡回するようになることから，退院（退所）後に個別に対応した栄養ケアが継続するために，地域包括ケアシステムにおける栄養・食事情報の提供や，病院や施設からの在宅復帰支援のための入院・入所中からの本人・家族への栄養相談，在宅高齢者のための訪問栄養相談等の管理栄養士の専門性が求められている[8,9]。また，地域では栄養・食生活に関わる環境要因として周囲の人々への支援，食物・情報へのアクセスなどの食環境[10]が低栄養状態に影響を及ぼすことも課題となっている。

　高齢者におけるPEMの直接的な原因には，食事摂取量の低下に伴う体重減少が考えられるが，その背景にはさまざまな関連要因が存在する。低栄養はフレイル（虚弱）と強く関連し，フレイルは低栄養等の要因とともにさらに悪化し，要介護状態や自立性の欠如，転倒，骨折，死亡等のリスクをもたらす[11]。

　地域高齢者ではフレイル予防を目的として，後期高齢者の訪問等による保健指導の在り方に

ついての議論がもたれているところである．さらに，市町村の介護予防・日常生活支援総合事業においては，要支援高齢者に対する予防型の通所サービスや訪問サービスに管理栄養士による栄養改善を位置付けており，これらと栄養改善のための配食や買い物支援，共食の場の提供などの住民主体の日常生活支援を適切に組み合わせて効果的に提供することが求められている[3,12,13]．

介護保健施設においては，2015年4月に経口維持加算の取り組みの見直しがされ，多職種による食事観察（ミールラウンド）やカンファレンス等の取り組みが推進され，認知機能や摂食・嚥下機能の低下等により経口摂取が困難になっても，自分の口から食べる楽しみを得られるように，多職種による支援が充実しつつある[14]．

地域包括ケアシステムにおける高齢者の栄養ケア・マネジメントの取り組みは，病院・施設から在宅へと緊急に展開していくことが求められており，管理栄養士の参加した多職種連携・地域連携によって，地域住民と専門職が協働して高齢者の食べることを支える体制を整備していくことが重要である[2]．

【References】

1) 厚生労働省. 地域包括ケアシステム. http://www.mhlw.go.jp/stf/seisakunitsuite/bunya/hukushi_kaigo/kaigo_koureisha/chiiki-houkatsu/. (閲覧：2016-9-30)
2) 杉山みち子（研究班長）. 栄養改善マニュアル（改訂版）. 厚生労働省；2012. p.69-71
3) 介護支援専門員テキスト編集委員会(編). [七訂] 介護支援専門員基本テキスト. 東京：長寿社会開発センター；2015. p.256-7.
4) 辻 一郎（委員長）.介護保険制度の適正な運営・周知に寄与する調査研究事業. 介護予防事業等の効果に関する総合的評価・分析に関する研究報告書. 2009. p.62.
5) 国立健康・栄養研究所. 平成24年老人保健事業推進等補助金 老人保健健康増進等事業. —地域高齢者の食生活に支援の質及び体制に関する調査研究事業—. 2013. p.7.
6) MNA®-SF（簡易栄養状態評価表）. 簡易栄養状態評価表. http://www.mna-elderly.com/forms/MNA_japanese.pdf . (閲覧：2016-9-30)
7) Hirose T, et al. Geriatr Gerontol Int. 2014；**14**：198-205.
8) 西谷えみ, 他. 日臨栄会誌. 2012；**34**：10-7.
9) 高田健人, 他. Aging & Health. 2015；24巻3号（Vol.75）：24-28.
10) 厚生労働省. 健康づくりのための食環境整備に関する検討会報告書. 2004. http://www.mhlw.go.jp/shingi/2004/12/dl/s1202-4a.pdf . (閲覧：2016-9-30)
11) 荒井秀典（編）. フレイルハンドブック. 東京：ライフ・サイエンス；2016. p5-6.
12) 岩間信之, 他. 人文地理. 2009；**61**：29-46.
13) 厚生労働省. 介護予防・日常生活支援総合事業.http://www.mhlw.go.jp/stf/seisakunitsuite/bunya/0000074126.html. (閲覧：2016-9-30)
14) 小山秀夫, 他.—平成27年度介護保険制度改正とその後の経口維持・在宅復帰支援の新たな取り組み（第2版）. 東京：日本健康・栄養システム学会；東京；2015. p.30-1.

9 超高齢者のための運動療法

a) 京都大学医学部附属病院高齢者医療ユニット
b) 京都大学医学部附属病院糖尿病・内分泌・栄養内科

近藤祥司 [a,b] ／小倉雅仁 [b] ／稲垣暢也 [b]

　多くの生活習慣病では，運動療法が有効である。しかし，日本は超高齢社会時代に突入しつつあり（2055年予測で高齢化率40.5％[1]），今後，75歳以上の後期高齢者や85歳以上の超高齢者の増加が危惧される（2020年問題）。その背景の中で，世代ごとの高齢者の優先課題も変遷する。例えば，年齢別に日本の要介護原因を分析すると，65〜79歳までは，脳卒中が大きな割合を占める一方で，80〜90歳以上のグループでは，脳卒中の割合は激減し，骨折やフレイル（虚弱）が大きな要因としてクローズアップされてくる。「フレイル」とは寝たきりの一歩手前の病態で，その新概念の要件5項目（体重減少，易疲労，筋力低下，歩行スピード低下，身体活動性低下のうち3つ以上を満たすこと）が最近規定された（2014年日本老年医学会）[2]。よって，世代ごとに運動療法の内容も検討すべきである。すなわち，ADLの低下や認知症も認めない前期高齢者では，動脈硬化性疾患発症のリスクとなる生活習慣病を主に運動療法（有酸素運動など）の対象とする一方で，後期高齢者や超高齢者においては，寝たきり予防のための運動療法が最重要の課題となる。

　ここでは，超高齢者のための骨粗鬆症やフレイルを対象とした運動療法を主に取り上げる。そこには，2つの観点が必要である。①骨密度改善あるいは維持を目的とするもの，②転倒予防を目的とするもの，である。

　まず骨密度改善に関しては，動的荷重運動が有効と考えられる。運動による骨密度改善効果は，運動中止により消失するため，中等度強度の運動で週2〜3度継続できるものが望ましい。縄跳び・バレーボール・バスケットボール・ジャンプなどの衝撃の強いものは高齢者には不適切であり，歩行・ランニング・エアロビクスなどの中等度の運動やレジスタンス運動，あるいは登山・坂道登り，なども効果がある。このように，動脈硬化性疾患の予防で推奨される有酸素運動と異なり，骨粗鬆症では「重力を感じるような運動」（動的荷重運動）がより有効である（図）。片脚立ちやかかと上げ運動などは，自宅の室内でも簡単にできる重力に対する運動である。一方で，プール中での歩行運動療法が膝の障害をもつ動脈硬化症患者などではよく取り入れられるが，骨粗鬆症に関して有効性は疑問である。なぜならば，水中歩行は確かにレジスタンス運動でもあるが，水の抵抗という水平加重に抗しているのであり，重力という垂直加

9. 超高齢者のための運動療法

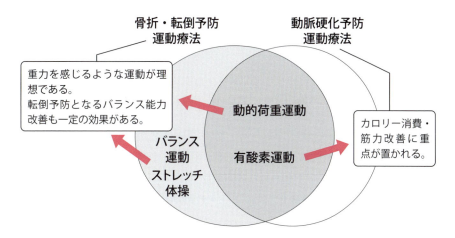

図　骨折・転倒予防運動療法と動脈硬化予防運動療法の違い

後期高齢者や超高齢者においては，寝たきり予防のための運動療法が最重要の課題となる。骨折・転倒予防運動療法と動脈硬化予防運動療法の違いをよく理解することが重要となる。

（近藤祥司．秋下雅弘（編）．かかりつけ医のための老年病100の解決法．東京：メディカルレビュー社．2015；p.216-7.）

重に抗しているわけではないからである。

　次に転倒予防についてであるが，高齢者の易転倒性の原因には，フレイル・サルコペニア・認知症・ロコモティブシンドローム・多剤薬剤服用・環境因子など複合的要因が含まれる。転倒を予防するにはバランス能力が重要であり，①開眼片脚立ちなどのバランス運動（太極拳なども含む），②ストレッチ体操（関節の柔軟性の改善），③下肢筋力改善運動（ウォーキングなど）が有効と考えられる（図）。

【References】

1) 平成23年版高齢社会白書．（内閣府）http://www8.cao.go.jp/kourei/whitepaper/w-2011/zenbun/23pdf_index.html.（閲覧：2016-10-1）
2) Fried LP, et al. J Gerontol A Biol Sci Med Sci. 2001；**56**：M146-56.

Chapter 5 Women's Health を実現する女性医療

10 ビタミンDを用いた女性医療

国際医療福祉大学臨床医学研究センター／山王メディカルセンター・女性医療センター　太田博明

女性におけるビタミンDの意義

　ビタミン（V）D研究は100年の歴史を有するが，21世紀に入り，多様な組織特異的VD受容体遺伝子欠損動物を用いた研究などにより，カルシウム調節作用ばかりでなく，各組織でVDが果たす役割の解明が進められてきた。最近では制癌作用や免疫抑制作用への関与も示唆され[1]，骨外作用が注目されている。特に高齢者における血中VD値は易転倒性・身体能力・骨粗鬆症性骨折・筋肉の虚弱（フレイル）など運動器の指標となっている[2]。

　健康寿命に直結する介護要因[3]には明確な性差がある。男性の介護要因第1位の脳卒中は，女性では半分以下であり，女性の第1位である骨折・転倒と関節疾患を合わせた運動器疾患は男性の約3倍である。以上から女性の健康長寿を阻害する疾患は男性とは異なり，ロコモティブシンドローム（運動器症候群：ロコモ）であることは明白である。

　筋力および筋肉量の低下であるサルコペニアによる転倒は，骨の脆弱化をきたしていると骨折を惹起するため，ロコモに集約できる。したがって，運動器のフレイルの指標となるVDの意義は極めて大きい。なお，このフレイルは，日本老年医学会から2014年に「高齢者の多くはフレイルの段階を経て，要介護状態になるので，早期発見をして対処することが必要である」とのステートメントを出している。

高齢者の脆弱性の指標としてのビタミンD

　地域在宅高齢者の死亡率に及ぼす影響を検討したわが国の報告[4]で，男女共通の因子としては歩行速度が，男性では握力と年齢が，女性ではアルブミン値が死亡に影響することが判明している。歩行速度，すなわち運動能力が死亡にも大きく影響することが改めて確認された。

　一方，高齢者における25（OH）D値の低値は易転倒性や骨粗鬆症性骨折，筋肉の脆弱性を助長するほか，糖尿病・脳血管障害の発症に関与すると共に，免疫力の低下にも関わるという（図）。この報告では65歳以上の施設入所者1,260名の血中VD値と移動能力，死亡率との関係

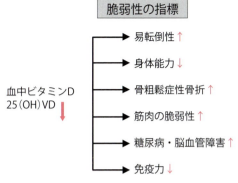

図 高齢者における血中ビタミンD値と脆弱性
Longitudinal Aging Study Amsterdam

高齢者における血中ビタミンDの低値は全身的な脆弱性をもたらす。

(文献2より改変)

を検討しているが，25（OH）Dの不足を示す20ng/mLより低値であると，移動能力が実際に低下し，死亡率も高くなることが示されている。

われわれも地域在住の63.9±10.5歳の1,232名の13年に及ぶ調査にて，血中2（OH）Dの4分位と死亡率との関係を検討[5]したが，25（OH）Dが20ng/mL以下であると死亡率が上昇することが確認されている。

 ビタミンD投与による転倒防止効果と骨折防止効果

Bischoff-Ferrariら[6]は5つのRCTから，VD（天然型および活性型）投与による転倒防止効果に対するメタ解析を報告している。それによると，調整後のORは0.78（95%CI：0.64-0.92）であったことから，天然型，活性型どちらでも，VDの投与は転倒リスクを22%低下させることが明らかとなった。

一方，VD投与による骨折防止効果については，活性型と天然型に分けて考える必要がある。活性型VDは，わが国では骨量維持効果と椎体骨折抑制効果を有するエビデンスがあり，最もよく処方されている薬剤の1つである。活性型VDは骨密度増加効果が弱いにも関わらず，骨密度から予測される以上の骨折抑制効果を示す。この理由として，活性型VD製剤には転倒を予防する作用が存在し，これが骨折抑制効果に結びついている可能性が想定される。さらに活性型VDは骨質への有効性を示すエビデンスも集積されつつある。

 おわりに

VDは第4のVということで命名されたが，生体内のVDのうち，80〜95%は紫外線照射を受

けた皮膚で生成されることから，Vというよりはホルモンに近い存在である．なお，VDの皮膚での生成の割合は紫外線照射を受ける時間や時間帯が異なることから個体差があることに注意を要する．さらにVD受容体は脳のシュワン細胞，グリア細胞から肝臓・脾臓・副腎などと骨組織・骨芽細胞・軟骨・筋肉など，至る所に存在[7]する．加えて，1α水酸化酵素もVD受容体ほどでないが，内皮細胞・樹状細胞・乳腺・皮膚・膵β細胞・前立腺と各種臓器・器官・細胞に発現している．そのためVDは全身において多面的に作用を発揮しており，特に高齢者，また運動器による健康寿命が阻害される女性にとっては虚弱の指標となるバイオマーカーである．そのような観点からVDは総合力の備わったVであり，ホルモンにも近いので，さらに加速する高齢化を乗り切るために一層の活用がなされるべきである．

【References】

1) Stechschulte SA, et al. Am J Med. 2009；**122**：793-802.
2) Visser M, et al. Am J Clin Nutr. 2006；**84**：616-22；quiz 671-2.
3) 厚生労働省. 平成22年国民生活基礎調査の概況. 2011.
4) Suzuki Y, et al. Int Sport Sci Net Forum（Abst）. 2009：9-10.
5) Kuroda T, et al. Bone. 2009；**44**：168-72.
6) Bischoff-Ferrari HA, et al. JAMA. 2004；**291**：1999-2006.
7) Norman AW, et al. Exp Biol Med（Maywood）. 2010；**235**：1034-45.

運動機能とWomen's Health

聖隷佐倉市民病院リハビリテーション室　加藤木丈英

　近年，ダイエットや偏食・運動不足による若年女性の骨量低下が憂慮されており[1]，若年女性に対する啓発活動が注目されている。また，若年女性は概して自己の体型を過大評価する傾向にあり，痩身願望が強く，不必要な減量努力を行う者が多い[2]ことが知られている。そのことにより，健康な痩せ女性の骨密度が普通体重女性よりも低い傾向にあること，痩せ女性が妊娠した場合に低出生体重児を出産しやすいことが明らかになってきた[2]。

　痩せ女性は体重に占める割合から考えても下肢の筋量が少ない傾向にあり，普通体重女性と筋の質には違いがないものの，特に膝伸展筋群においてその傾向が顕著であること[2]が明らかになっている。下肢筋群は全身の骨格筋量の大きな割合を占めるだけでなく，日常の多くの身体活動における主働筋であることから，筋量や身体活動量の減少に伴い中高齢期以降に発症するサルコペニア，メタボリックシンドローム，ロコモティブシンドローム，骨粗鬆症などとの関連（図）が強い[2]と考えられ，その対策は急務である。

　昨今，運動機能の中で，特に歩行速度が身体的な健康問題の発生を予測する上で極めて有効な指標であることが証明されている。高齢女性では全力の10mの歩行速度が概ね8秒未満になる体力を保持・増強すれば健康寿命の維持が達成される[3]といわれている。運動水準の高い高齢者は生命予後も長いとともに健康寿命も長く，身体的不健康な期間をもつ確率が低くなる[4]ことが明らかとなっている。若年期より過度な減量を避け，運動習慣を確立することにより，骨量や下肢筋力を向上させておくことが可能である。高齢者の80％以上は足に関する問題を多く抱えており[4]，加齢とともに増加傾向にある[5]こと，男性よりも女性に多いこと[6]が報告されている。したがって，高齢期の女性において下肢の筋力を高め，歩行速度を良好な状態で保つことは，高齢期の高いQOLを維持するために重要であると考えられる。

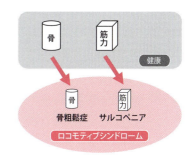

図　サルコペニア・ロコモティブシンドローム・骨粗鬆症の関係

（著者作成）

【References】

1) 秋元博之, 他. 弘前大保健紀. 2005；4：23-30.
2) 佐々木一茂. 明治安田厚生事業団, （編）. 若齢やせ女性における下肢筋群の形態的・機能的特徴とその背景要因. 第29回健康医科学研究助成論文集. 2014：77-87.
3) 田井中幸司, 他. 日運動生理誌. 2015；22：61-9.
4) 姫野稔子, 他. 日看研会誌. 2004；27：75-84.
5) Robbins, JM. Cleve Clin J Med. 2000；67：45-7.
6) Menz HB, et al. J Am Geriatr Soc. 2001；49：1651-6.

11 女性医療に導入される ロボット支援腹腔鏡手術

倉敷成人病センター産科婦人科　太田啓明

はじめに

　腹腔鏡手術は，創部の整容性に優れ，早期の社会復帰が可能であり患者の期待も大きい。よって，婦人科領域でも今後ますます手術の中心を担うと思われる。しかしながら，デメリットとして奥行き感の喪失による多臓器損傷，また縫合操作の困難性が挙げられ，それらを克服するためのトレーニングと経験が求められる。現在，この腹腔鏡手術のデメリットをカバーするロボット支援手術が導入されつつある。米国においては，第1世代のda Vinciは2000年7月に販売が開始され，現在約2,400台が稼働し，最も使用されているのが婦人科手術である。本稿ではロボット支援手術の婦人科領域における本邦での現況を述べる。

日本での現況

　日本では2010年3月より第2世代da Vinci Sが販売され，2012年4月ロボット支援腹腔鏡下前立腺全摘術が保険収載されたこともあり，泌尿器科を中心にロボット支援手術が広まった。2012年10月には第3世代da Vinci Siが承認され，さらに2014年4月には第4世代のda Vinci Xiの販売と，次々に新機種に更新されている。そして2016年3月にはロボット支援腹腔鏡下腎部分切除も保険収載され，ますます中心を担う手術となりつつある。しかしながら，保険収載のあるのは現時点で泌尿器科領域のみであり，婦人科領域も当然保険未収載である。そもそも婦人科悪性腫瘍領域に対する腹腔鏡下手術はロボット支援だけでなく周辺諸国に対して非常に遅れており，2014年4月に子宮体がんⅠA期に限り，ようやく限定的に保険収載となった。よって，現在日本で子宮悪性腫瘍に対してロボット支援手術を行うには患者負担，もしくは病院負担で行わなければならず，普及には保険収載が待たれる。

　当院では2013年10月からロボット支援手術を開始した。2016年7月まで158件のロボット支援手術を行い，内訳は子宮頸がん98件・子宮体がん57件・その他婦人科悪性腫瘍3件であった。開腹・腹腔鏡への移行，輸血症例は経験していない。当院では全例患者負担で行っており，

約180万円を負担していただいている。

ロボット支援手術のメリット

　ロボット支援手術は，いかに腹腔鏡手術のメリットを保ちつつ，デメリットを克服できるかに期待されている。先にも述べたが，腹腔鏡手術における2D環境下では奥行き感の消失による解剖学的な誤認に起因する血管や神経・周辺臓器の損傷に注意が必要である。ロボット支援手術では3Dカメラシステムが使用され，開腹手術に近い感覚で手術を行うことが可能である。また腹腔鏡手術で指摘されるのは縫合技術の困難性である。ロボット支援手術では，ロボットのアームに装着するインストルメントは多関節で稼働が可能である。さらに3D仕様なので腹腔内での縫合は極めて容易である。

ロボット支援手術のデメリット

　ロボット支援手術の最大の弱点は触覚の喪失にある。例えば結紮においても，開腹手術および腹腔鏡手術では，術者の手に伝わる感覚で結紮力の加減が可能である。ロボット支援手術では，その触覚がないため視覚に頼ることになる。つまり，縫合糸の閉まり具合からアームの牽引程度を調節する必要がある。また腹腔鏡手術では術野の確保の際，子宮や腸管の牽引を行う。この操作は，カメラ視野外の触覚を頼りに行われることも多い。しかしロボット支援手術は触覚がないため，必ずカメラ視野中で牽引程度を視認しながら行わなくてはならない。なぜなら，ロボットの牽引力が想像以上のこともあり，視野外操作で腸管が損傷する恐れもある。

ロボット支援手術の実際

　本稿では当院が現在使用している第3世代da Vinci Siについて紹介する。まず，術者は非清潔でSurgeon consoleで操作を行う。患者にはPatient cartがドッキングして傍らには清潔の助手がアシストを行う。映像関係の機器はVision cartに搭載され，タッチパネルでさまざまな設定操作が可能である。Surgeon consoleに座った術者は3D viewerを覗くと3Dの画面で術野を見ることができる。マスターコントローラーは2本の指でつまむことにより鉗子の開閉ができる。またコントローラー自体を動かせば，体内の鉗子も連動して動かすことができる。また，この際に手の震えなどは自動的に補正され，より精密な動きが体腔内で再現される。また，モノポーラの切開や凝固はフットスイッチパネルで操作を行う。この際に誤作動を起こさないよう，術者は画面上で左右もしくは補助アームの位置を確認しながら，どの鉗子でどのエネルギーデバイスを使用するかを確認することができる。またフットスイッチで，使用アームの選択やエンドスコープを動かすことができる。つまり，術者は手足を使用して3本のアームとエンドスコープ，つまり4本のアームを1人で操作することになる（図1）。

　次にPatient cartは3本の操作アームとカメラアームを備える。操作アームにはさまざまなイ

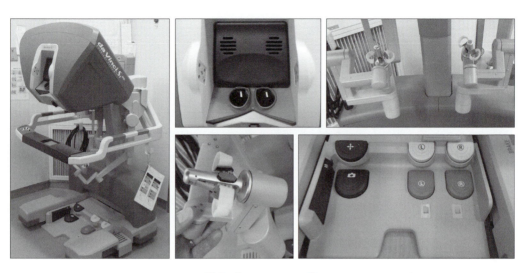

図1　Surgeon console

術者は3D viewerから3D visionで手術を行える。マスターコントローラーでインストルメントを操作し，フットスイッチパネルでエンドスコープや電気メスを操作する。

（太田先生ご提供）

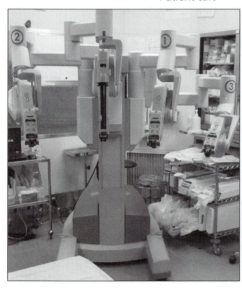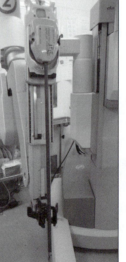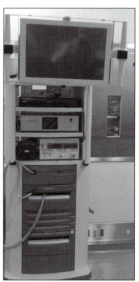

図2　Patient cart と Vision cart

Patient cartには1本のカメラアーム，3本のインストルメントアームがある。3番アームは左右どちらにも移動可能になっている。Vision cartにはタッチスクリーンや3D vision systemが搭載されている。

（太田先生ご提供）

ンストルメントが装着できる。モノポーラやバイポーラ・給送水管・持針器などが使用でき，これらは術者の指示のもとに助手が清潔操作で交換を行う。また第3アームに関しては患者左右どちらにでも配置が可能である。Vision cartのタッチスクリーンに印などを書くことができ，術者の3D viewerでも見ることができ，教育的な使用方法も可能である（図2）。

当院でのロボット支援手術のポート配置を示す。カメラポートは，臍上3cmに設置し第3アームは患者の右側に配置している。カメラポートと同じ高さで一直線上に第1・3アームを7～8cm間隔で配置する。患者左側の第2アームも同じ一直線上でもよいが，アシストポートを配置する必要がある。そこでカメラポートから9～10cm間隔として，さらに足側に2.5cm下げる。カメラポートと第2アームポートの中点から4.5～6cm上方にアシストポートを設置する。これにより助手のアシスト鉗子とロボットのインストルメントとの干渉が比較的少なくなる。なお，上記の配置間隔は気腹後の距離である。患者の体位は開脚可能な仰臥位，ヘッドダウン約20度とし，Patient cartは患者の右側からパラレルドッキングしている（図3）。

ロボット支援手術は3D visionであり大血管周囲の操作を必要とする骨盤リンパ節郭清は，奥行き感がつかみやすく，非常に有用である。また多関節でインストルメントが稼働するために，腹腔鏡手術では到達するのが難しい総腸骨リンパ節領域にも容易にアクセスができる。尿管周囲の操作，特に膀胱子宮靭帯前層の処理も自由な角度で剥離操作ができるため，この点もロボット支援手術のアドバンテージとなる。一方で繰り返しになるが，触覚の消失には細心の

🅐 da vinci 手術のポート配置

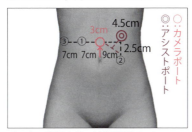

メーカー推奨はポート間距離は7～9cm

🅑 パラレルドッキング

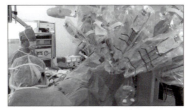 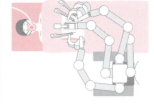

開脚が可能な仰臥位，ヘッドダウン約20度

図3　ポート配置とセッティング

当院でのポート配置は臍上3cmにカメラポート，他インストルメントポートはカメラポートと一直線に設置するのがコンセプトだが，アシストポートを左上部に設置するため2番ポートを足側に移動させている。

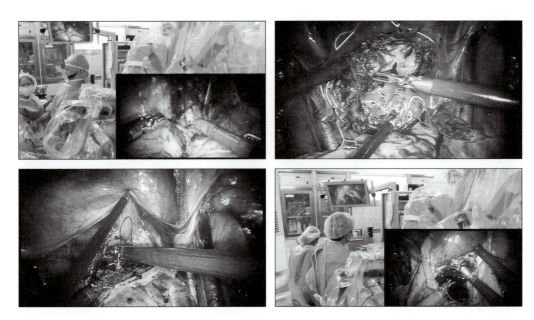

図4　ロボット支援腹腔鏡下広汎子宮頸部切除と骨盤リンパ節郭清

ロボット支援手術では比較的リンパ節郭清と尿管周囲の操作は行いやすい。また腫瘍が飛散しないように経腟的に体外搬出する際は，回収バックを用いる。

注意を要する。とにかくすべてを視認下にインストルメントを動かすことが重要である。血管や尿管に無理な力が加われば，損傷や断裂を引き起こしかねない。縫合操作に関しては，ロボット支援手術の得意分野である。そして，摘出腫瘍や臓器の体外搬出に腹腔鏡手術と同様に，腫瘍の体腔内飛散に気を使わなくてはならない。われわれはリンパ節や摘出臓器は回収袋に収納し，経腟的に体外搬出している。この際には仰臥位からやや開脚位にして回収している。骨盤深部の縫合になる腟断端の縫合や，子宮頸部広汎切除で行う必要のある子宮体部と腟壁の縫合は持針器が自由な操作で稼働するため，非常に縫合しやすい（図4）。

女性医療におけるロボット支援手術の今後の展望

　ロボット支援手術は，腹腔鏡手術より多関節可動ができるため，縫合操作を中心にラーニングカーブが短いとされる。しかしながら，それは腹腔鏡手術よりも容易というわけではない。あくまでロボット支援であり，腹腔鏡手術の特性を十分に習得した上での普及が肝要である。

　子宮体がんに対する22の臨床試験，合わせて4,420症例でのメタアナリシスレポートでは，ロボット支援手術・腹腔鏡手術・開腹手術をさまざまな因子で比較している。ロボット支援手術は開腹手術に比べて合併症・入院期間・出血量・輸血症例が有意に減少した。一方，腹腔鏡手術と比較すると出血量や開腹移行は減少するものの合併症は増加していた。リンパ節の摘出数はいずれも同等であったと報告している[1]。

　また，子宮頸がんに対する12の臨床試験でロボット支援手術と腹腔鏡手術を比較したメタア

ナリシスレポートでは，早期子宮頸がんに対するロボット支援手術は，術中術後合併症は減少したが出血量は多かったと報告している[2]。また，子宮全摘術におけるロボット支援手術と腹腔鏡手術の6施設による検討では，ロボット支援手術では2,600ドルのコストが余分にかかると報告している[3]。以上よりロボット支援手術は明らかに開腹手術よりはさまざまな面で優れていることが予想されるが，従来の腹腔鏡手術に比べるとロボット支援手術は十分な優位性はなく，逆にコストの面では明らかに劣っている。しかし現在，日本でも肥満子宮悪性腫瘍患者への手術が増加し，今後も増えることが予想される。ロボット支援手術では炭酸ガスによる気腹に加え，トロッカーを腹壁ごとロボットのアームが引き上げる。腹壁挙上に関してはハイブリット法になり，これにより肥満患者での術野は改善される。今後は肥満子宮悪性腫瘍患者へのロボット支援手術の活用が期待される。

【References】
1) Ran L, et al. PLoS One. 2014 ; 9 : e108361.
2) Hao X, et al. J Cancer Res Ther. 2015 ; 11 Suppl : C258-64.
3) Sarlos D, et al. Curr Opin Obstet Gynecol. 2011 ; 23 : 283-8.

Chapter 6

Women's Health を実現する「女性医療診療ガイドライン」の提案

Chapter 6 Women's Health を実現する「女性医療診断ガイドライン」の提案

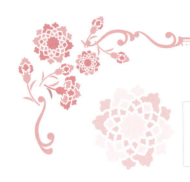

Women's Health を実現する「女性医療診療ガイドライン」の提案

国際医療福祉大学臨床医学研究センター／山王メディカルセンター・女性医療センター　太田博明

はじめに

女性はそのライフサイクルにおいて女性ホルモンの分泌量が大きく変動し，その影響を受けて体内代謝が変化する。効果的な女性の健康支援には，女性の各ライフサイクルにおける健康リスクを踏まえた上で，女性特有の心身における変化および個々における変化の個体差を考慮する必要がある。

最近，女性の健康を病態や臓器ごとではなく，「包括的」に捉える必要性が提唱されているが，これは女性の社会進出が目覚ましい状況を背景に，女性の生涯にわたる健康とそれを支える医療を系統立てて対応する必要性が増してきたためと考えられる。「女性医療」というジャンルの誕生もこうした状況に合致するものである。今後，「女性が輝く社会」が本格的に到来することを願うならば，女性の健康に対する包括的な支援が一層求められ，それに伴う女性医療のさらなる進展が必須となる。

女性の包括的な健康支援のための「女性医療診療ガイドライン」の可能性

近年，多くの医療分野・疾患領域において，いわゆる「診療ガイドライン」が策定されている。複雑化する医療の世界で的確な診療，予後予測あるいは疾患予防をEBMの概念に基づいて行うためには，日々更新される最新の医学研究の結果を常に反映しなければならないが，医療に携わるすべてがそれを取得することは至難の業である。もとより，ガイドラインが示すのは一般的な診療方法であって，必ずしも患者個々の状態にあてはまるとも限らないが，定期的に改訂される診療ガイドラインがあれば，医療従事者はそれに従って，効率化かつ透明化を担保しつつ簡便に標準的な診療方針を決定することができる。こうした理由から，多くの領域で診療ガイドラインが策定され，活用されている。

女性医療が対象とする疾患の範囲は極めて広汎である。「女性医療」という括りで診療ガイドラインを構想するとして，どのような内容であれば臨床的に有用で，かつ，女性の包括的な

健康支援に貢献できるだろうか。

本章では，女性の健康を包括的に支援し，女性の健康を実現するための診療ガイドラインの可能性を考慮しながら，そうした「女性医療診療ガイドライン」が策定されたとして，それを女性の健康の実現のために，どのように活用すべきかを考えてみたい。

Mindsに評価選定される診療ガイドラインの条件

公益財団法人日本医療評価機構運営の医療情報サービスMinds（マインズ）は，質の高い医療の実現を目指し，国内で公開された診療ガイドラインを評価選定，基準をクリアした診療ガイドラインについては，書誌情報もしくは，著作者・出版社の承諾が得られた場合は診療ガイドラインの内容をホームページで公開している。Mindsの情報提供に関する基本方針（表1）とホームページ掲載までの手順（表2）を示す。ホームページ上で診療ガイドラインが公開されるということは，その診療における標準的治療の効率的な普及が期待できるということである。そのような点から，各学会ではMindsに評価選定されることを念頭に診療ガイドラインの策定が進められている。

2016年7月現在，Minds掲載の「医療提供者向け診療ガイドライン」には，「がん」「脳・神経」「筋・骨・関節」「心臓と血管」「呼吸器」「消化器」「歯科・口腔」「腎臓・泌尿器」「内分泌・代謝・血液」「アレルギーと膠原病」「皮膚・目・耳・鼻・のど」「女性の健康・妊娠・出産」「小児」「メンタル・ヘルス」「感染症」「健診・予防」「救急救命」「その他」「指定なし（全て）」の19のカ

表1　Mindsの情報提供における基本方針

①	可能な限り科学的根拠を明示すること。
②	医療における実践面を重視し，科学的根拠のみでは判断困難な状況もあることを充分に考慮すること。
③	患者と医療者の双方への情報提供によって合意形成を支援すること。
④	診療ガイドラインの作成等を担当する専門家を情報面で支援すること。

表2　Mindsにおける診療ガイドライン選定手順

①	検索収集した文献から2段階のスクリーニングを経て，診療ガイドライン評価ツールであるAGREE Ⅱ（Appraisal of Guidelines for Research & Evaluation Ⅱ）の評価対象となるガイドラインが絞り込まれる
②	AGREE Ⅱの評価項目は6つの観点（①対象と目的，②利害関係者の参加，③作成の厳密さ，④提示の明確さ，⑤適用可能性，⑥編集の独立性）と全体評価からなり，ガイドラインの作成方法に焦点を当てた評価が行われる
③	AGREE Ⅱ評価結果を資料とし，外部有識者を中心に構成された専門部会である診療ガイドライン選定部会にて診療ガイドラインの選定が行われる

テゴリーがあり（「指定なし（全て）」はそれ以外の18カテゴリーを掲載），各カテゴリーには，Mindsが評価選定した診療ガイドラインの書誌情報または内容が掲載されている。「女性の健康・妊娠・出産」のカテゴリー掲載の【産科婦人科診療ガイドライン　婦人科外来編2014】【産科婦人科診療ガイドライン　産科編2014】を例に，Mindsに評価選定される診療ガイドラインの内容を整理すると下記のようになる。

作成の目的は，「現時点でコンセンサスが得られ，適正と考えられる診断・治療法を示す」ことであり，作成の基本方針は，以下の1〜5に基づく。

1. 文献検索

直近の国内外の文献を検討し，「現時点では患者に及ぼす利益が不利益を相当程度上回り，80％以上の地域で実施可能と判断された」検査法・治療法を推奨することとしている。

2. Clinical Questions（CQ）＆Answer

産科婦人科の日常診療で遭遇しやすい問題を中心に，相当数（「婦人科外来編」は84項目，「産科編」104項目）のCQとそのAnswerから構成され，各Answer末尾に推奨レベル（A，BあるいはC）を記載している。

3. 解説と推奨レベル

解説にはAnswerの根拠となった文献がエビデンスレベル（Ⅰ，ⅡあるいはⅢ）とともに示されている。推奨レベルは，「推奨されている検査法・治療法の臨床的有用性」，「エビデンス」，「浸透度」，「医療経済的観点」を作成委員が総合的に勘案して決定しているが，必ずしもエビデンスレベルとは一致していない。推奨レベルは表3のように解釈する。例えば，Answerの末尾が「〜を行う（A）」の場合，「〜を行うことが強く勧められる」と解釈し，また，（B）はAとCの中間的な強さに，（C）の「考慮される」は「考慮の対象となる」と解釈する。

Answerで「自施設では実施困難な検査法・治療法」が推奨されている場合，「それらに対して対応可能な施設に相談・紹介・搬送する」という意味が含まれる。具体的には表4のように

表3　推奨レベル

レベル	推奨
A	強く勧める
B	勧められる
C	考慮される

表4　Answerのなかに「自施設では実施困難な検査法・治療法」が推奨されている場合の推奨レベル

レベル	推奨
A	可能な施設への相談・紹介または搬送を「強く勧める」
B	可能な施設への相談・紹介または搬送を「勧める」
C	可能な施設への相談・紹介または搬送を「考慮する」

表5　文献のエビデンスレベル

レベル	エビデンスレベル
Ⅰ	よく検討されたランダム化比較試験成績
Ⅱ	症例対照研究成績あるいは繰り返して観察されている事実
Ⅲ	Ⅰ，Ⅱ以外，多くは観察記録や臨床的印象，または権威者の意見

解釈する。

4. 文献末尾のエビデンスレベル

　文献末尾のエビデンスレベルを示す数字は表5のように解釈される。作成過程でエビデンスがある診療・検査法については十分にエビデンスを吟味したうえで採用を決め，エビデンスが不足している診療・検査法については，何が最善かを慎重に検討し，コンセンサスを得た上で標準的診療を決定している。実行の可能性や医療経済への配慮から，エビデンスレベルと標準的診療の推奨レベルとは必ずしも一致していない。

5. 保険適用がない薬剤等

　保険適用がない薬剤等の使用が勧められる場合，その薬剤が効果的であり，利益が不利益を上回り，かつ実践できるとの判断を根拠にしている。薬剤の使用にあたってはインフォームド・コンセントの後に行うとされている。

　以上は，【産科婦人科診療ガイドライン婦人科外来編2014】【産科婦人科診療ガイドライン産科編2014】を例にしたが，Mindsによって評価選定される診療ガイドライン作成の基本方針と手順の一例として示した。

女性の包括的な健康支援の観点から考える女性医療の対象疾患

　「日本更年期医学会」では四半世紀にわたって更年期医療を実践してきたが，2011年4月から更年期に限らず，女性の幅広いライフサイクルを対象とする女性医療を目指し，「日本女性医学学会」と名称変更した。女性医療は，女性のQOLの維持・向上を目指し，女性特有の疾患や病態について，治療はもちろん「予防医療を重視する」医療である。つまり女性医療は，予防医療領域においても，わが国のような超高齢社会においても，極めて重要で新しい医療形態を有する診療領域である。しかし，その医療形態はまだ十分確立しておらず，女性を診療するすべての医療者が積極的に取り組み，その中で確立していく必要がある。

　女性医療の疾患対象は，従来の産科婦人科領域の疾患を中心に，今後，さらに広がっていく可能性が高い。女性の健康を「包括的に」捉えるというあり方が求められている状況から，女性医療が対象とする疾患の範囲の妥当性を検討すべきである。

　その際の検討課題として，2つの視点から考えることを提案したい。1つは，「女性のライフサイクルすべてを対象とする」という視点である。従来，女性医療の対象は，女性ホルモンであるエストロゲンが低下ないし欠乏する更年期・老年期に限定していたが，今後は思春期・性成熟期はもちろん，場合によっては胎児期はもとより，妊娠前から患者のリスク評価を行う。これによって，真に実効性のある予防医学的なヘルスケアが可能になるものと思われる。

　もう1つは，疾患の予防，診断・治療を皮膚科・泌尿器科を含めた「女性内科的な視点」をもって行うことである。更年期障害や骨粗鬆症は従来から対象疾患に含まれてきたが，高血圧，脂質異常症，糖尿病，肥満などの，いわゆる「メタボリックシンドローム」に関連する女性内科的疾患に加え，最近では骨粗鬆症やサルコペニア，変形性関節症に関連して「ロコモティ

表6 ライフステージ別・女性の健康リスク（グループA）

ライフステージ		健康リスク	代表的な疾患
幼少期	自分の命を大事にするため，安全に対する考え方や愛着を育てる時期	◎児童虐待相談件数が増加し，年間6万件を超える状況にある。	児童虐待
思春期・月経開始期	アイデンティティを確立し，正しい健康知識を習得し，基本的なコミュニケーションスキルを身につける時期	◎昔に比べて初経が早まり，生理の回数が増えたことで婦人科疾患が増えている。 ◎性感染症の罹患や人工妊娠中絶の実施が，減少傾向ながらもいまだに存在する。	月経関連（月経不順・月経痛・月経前症候群他）・卵巣機能不全・摂食障害
性成熟期前半	セルフチェック能力を獲得し，愛を育み，社会人としての役割を発揮する時期	◎女性の社会進出に伴うストレス負荷で不眠，うつ，月経前症候群等が増加している。 ◎子宮頸がん検診の受診率が低い。 ◎いつ何人子供を産むかのプランとキャリア形成の両立は個人に任せられ，相談する機関が少ない。	性感染症・若年性の子宮内膜症・子宮頸がん・子宮頸部異形成・妊娠合併症（妊娠糖尿病・妊娠高血圧症候群）
性成熟期後半	妊娠・出産，子育ての時期	◎出産を希望しながらも，労働環境等により出産が困難な状況にある女性が多数存在する。 ◎分娩を扱う医療機関が減少している。 ◎妊産婦の孤立，退院直後の産後うつ等への対策が不十分。	妊孕性低下・不妊症・家族性乳がん・子宮筋腫・卵巣囊腫・早発卵巣不全
更年期	女性ホルモンの分泌が急激に減少し，心身に様々な症状が発生する時期	◎更年期独特の健康問題や不定愁訴に総合的に対応できる診療科がない。 ◎がん検診の受診率が低い。要精密検査となった人の精密検査受診率も低い。	月経異常・更年期障害（のぼせ・ほてり・めまいなど）・子宮体がん・卵巣がん・乳がん・中高年の子宮内膜症・うつ・不安・睡眠障害・性器の萎縮・排尿障害・脂質代謝・糖代謝の変化・動脈硬化・関節リウマチ・骨量低下
老年期	体調の変化と老化，機能低下がみられる時期	◎健康寿命と平均寿命の差が14年以上ある。 ◎高齢化に伴い，尿失禁や骨粗鬆症等，女性に特徴的な疾患が増えている。 ◎配偶者を失う等の孤立により，抑うつ状態になることもある。	動脈硬化・動脈硬化性疾患（脳梗塞・心筋梗塞）・肥満・メタボリックシンドローム・閉経後骨粗鬆症・変形性関節症・ロコモティブシンドローム・サルコペニア・フレイル・認知症

（髙階恵美子．White. 2015；3：93 より改変）

ブシンドローム」が女性に多く見られることも周知のこととなっている。甲状腺疾患や女性のurogynecology，便秘，大腸がん，性感染症，あるいはやせ願望に潜む「栄養不足」や「摂食障害」なども女性医療の対象とすべきである。また，女性は長年にわたって痛みの問題を抱えている

ケースが多い。代表的な女性の慢性疼痛疾患に月経痛や運動器の痛みである関節リウマチ,変形性関節症があるが,それ以外にも頭痛・手根管症候群・線維筋痛症なども女性医療の対象となる周辺疾患ととらえ,必要に応じて専門医と連携をとりながら診療するべきである。さらに,女性は「見た目」を重視することから,シミ・しわや,にきび,脱毛などの皮膚疾患やヘバーデン結節,外反母趾,開張足などの手足の疾患も女性医療の対象として無視できない。

わが国の女性は人生90年時代をまさに迎えつつある。女性においては生命長寿が獲得されてはいても,サクセスフル・エイジング(健全老化)に対する到達度には個体差があり,"自立し,生産的であること"を長期に維持するための老年医学分野における認知機能の維持やフレイル(虚弱)対策も必要とされる。女性の一生を通じた包括的な健康支援,すなわち「女性のためのトータルヘルスケア」を実現するためには,上記の2つの視点で女性医療が対象とする疾患の範疇として考えるべきである。

女性の包括的な健康支援を実現する『女性医療診療ガイドライン』の提案

このように範囲が広く,今後もその領域が広がる可能性がある「女性医療」という診療領域を対象に,検査・治療に加えて予防医療の観点も含めたトータルヘルスケアを実現する「女性医療診療ガイドライン」を策定するとしたら,どのような内容が妥当であろうか。

前項で,女性医療が対象とする疾患を考える際に「2つの視点」が重要と記載した。「女性医療診療ガイドライン」においても,この考え方,すなわち「女性のライフサイクルすべてを対象にする」と「女性内科的な視点をもつ」という考え方に準拠するのが適切だと考える。

前者の観点からは,エストロゲンの変動に基づいて女性のライフサイクルを幼少期,思春期・月経開始期,性成熟期,更年期,老年期に分けて,健康リスクと疾患,推奨される治療と予防を考える必要があるが,これを【グループA】とする(表6)。臨床実態により即して,性成熟期は,

表7 「女性内科的な視点」からの女性医療の疾患の選定(グループB)

領　　域	疾　　患
婦人科領域	乳腺疾患(乳がん以外)
内分泌領域	甲状腺疾患・糖尿病
消化器領域	胃がん・大腸がん・便秘
腎臓領域	慢性腎臓病
運動器領域	骨粗鬆症・サルコペニア・変形性脊椎症・変形性膝関節症・脊柱管狭窄症・外反母趾・開張足
疼痛領域	女性の痛み(頭痛・手根管症候群・線維筋痛症)
皮膚科領域	しみ・しわ・ほほのたるみ・尋常性ざ瘡・脱毛・多毛・多汗・腋臭
泌尿器科領域	Urogynecology
歯科・口腔外科領域	歯周病・歯ぐき下がり・口臭

前半（〜30歳代前半まで）と後半（30歳代後半〜40歳代）に，老年期も疾患として特に年齢的な特性があるので，「前期高齢者（65〜74歳）」「後期高齢者（75歳〜80歳代）」「超高齢者（90歳以上）」に分けることが必要となってくる。

一方，「女性内科的な視点」からの女性医療の疾患の選定であるが，こちらは女性の各ライフサイクルとは無関係に個別に検討するほうがよい疾患であり，これを【グループB】とする。今後の研究の展開によっては下記の疾患のなかにも女性の各ライフサイクルの中に収める方が適切な疾患もある可能性があるが，分野別に整理すると表7のようになる。

対象疾患を二分できたところで，Minds掲載の診療ガイドライン作成手順に従って，「現時点でコンセンサスが得られ，適正と考えられる診断・治療法を示す」ことを目的に，「現時点では患者に及ぼす利益が不利益を相当程度上回り，80％以上の地域で実施可能」と判断された検査法・治療法を推奨することを前提に，「直近の国内外の文献を検討」する。

その後，女性医療の日常診療で遭遇しやすい問題を中心に，相当数（全体で200を超え，300近くになることを予測している）のCQを設定，各Answerの末尾には文献検索で得た推奨レベル（A，BあるいはC）を記載する。Answerの解説には，その根拠となった文献をエビデンスレベル（Ⅰ，ⅡあるいはⅢ）とともに示す。エビデンスがある診療・検査法については十分にエビデンスを吟味したうえで採否を行い，エビデンスが不足しているものについては最善の方法を慎重に検討し，コンセンサスを得て標準的診療法を決定する。

さて，本項の『女性医療診療ガイドライン』の対象疾患【グループA】と【グループB】は，本書のChapter 2〜4までをそのまま採用したものである。本書『女性医療のすべて』の内容は，Chapter 5で披露されている最新の治療・予防法も含めて，『女性医療診療ガイドライン』策定のための恰好なたたき台に十分なり得る内容であると考えている。

『女性医療診療ガイドライン』の日常診療においての活用

前項に加え，具体的なCQ案や推奨される予防・治療法，あるいは高リスク者への個別介入については今後さらに改めて考える必要がある。また，実際の運用に際しては，例えば分娩経験の有無や，高齢者の薬剤の多剤併用による相互作用の問題等も検討する必要がある。

さて，こうした『女性医療診療ガイドライン』が臨床の現場に用いられる日が来たとして，これを臨床上実効性の高いガイドラインにするためには，いくつかの配慮が必要である。

1つは，女性医療はQOLの改善と発症リスクの低減を図るための予防医療に重点を置いているが，さらに一歩踏み込んで，「病気ではないが，健康でもない状態」である未病領域においても関与が必要な点である。そのため，生活習慣の見直しや，適正体重維持のための運動療法，機能性食品も含めた栄養摂取，運動器疾患予防のためのトレーニング法や，皮膚の健康維持・老化防止のためには紫外線や保湿等の対策も必要になる。最先端の科学的治療ももちろん必要であるが，他の治療法として，ヨガ，アロマテラピー等，統合医療的な内容も予防・治療法として無視できない。

そしてもう1つは，女性医療が予防医療的側面に重きを置くことと，女性は健康寿命同様，

年齢を重ねるごとに個体差が大きくなるという2つの特徴に関係するが，ガイドラインに準拠しつつ，ガイドラインにとらわれ過ぎないという態度も必要となる．つまり，エビデンスレベルに達していない予防・治療法も適宜取り入れてみるという柔軟さがこの領域には求められる．エビデンスレベルを無視してもよいというわけではないが，特に予防法については治療法とは異なり，少し柔軟性を持って考えてもよいと思う．

おわりに

本書の編集作業を行う中，まとめ的な意味合いを込めた最終章，Chapter 6において，"Women's Healthを実現する「女性医療診療ガイドライン」"の必要性を思い立った次第である．女性医療は，新たなジャンルとしての発展が今後見込まれる診療領域であることを日頃痛感している．本書のコラムで取り上げたようにテーマ・話題は尽きず，また未解決課題も少なくない．しかしその分，期待は無限に大きいものがある．そのようなことを含め，本書がわが国における女性医療の進展を加速する契機になれば幸いである．さらに近い将来，「女性医療診療ガイドライン」策定が必要となることを改めて実感している．

栄養学からみた Women's Health

女子栄養大学栄養学部栄養生理学　上西一弘

　女性の健康を考える際には，エネルギーをはじめ多くの栄養素が必要であるが，ここでは栄養学の視点から特に重要となる4つの栄養素について取り上げてみたい（表）。

表　女性に特に重要となる栄養素

	必要量（成人女性，18歳以上）	主な供給源
鉄	10.5mg/日（月経あり） 6.0〜6.5mg/日（月経なし）	レバー，あさり，しじみ，小松菜など
カルシウム	650mg/日	牛乳・乳製品，小魚，干しエビ，小松菜，大豆製品など
ビタミンD	5.5μg/日[1)]	魚類（サケ，ウナギ，サンマなど） （紫外線にあたること）
葉酸	240μg/日[2)]	菜の花，モロヘイヤ，ブロッコリーなどの緑黄色野菜，レバー

1) この量は少ないことが指摘されており，10〜20μg/日の摂取が望ましい。
2) 妊娠を計画している女性，または，妊娠の可能性がある女性は，神経管閉鎖障害のリスクの低減のために，付加的に400μg/日のプテロイルモノグルタミン酸の摂取が望まれる。

（文献1，2より引用）

●● 1. 鉄

　初経発来から閉経まで，女性には月経による鉄損失が起こる。日本人成人女性の平均月経血量は37mL/回という報告がある。概算すると1年に約2回，200mLの献血を行うのに相当する出血があることになる。当然，それを補うための鉄摂取が必要であり，男性よりもエネルギー必要量などは少ないにも関わらず，鉄の必要量は多く設定されている。男性とは異なる鉄の多い食事の摂取を心掛けることが必要といえる。

●● 2. カルシウム，ビタミンD

　女性は男性よりも最大骨量が少なく，閉経期にはエストロゲンの分泌減少により骨吸収が亢進し，

骨密度が低下する。このことを考えると，骨の材料となるカルシウム，その吸収・利用を高めるビタミンDの摂取が重要である。成長期にできるだけ骨密度を高め，妊娠・授乳期の骨密度減少，閉経期の骨密度減少をできるだけ少なくすることが望まれる。カルシウムは牛乳・乳製品がよい供給源となる。近年の報告では牛乳・乳製品の抗メタボリックシンドローム効果も期待されており，適量摂取が望まれる。ビタミンDは主に魚類が供給源となるが，紫外線に当たることで皮膚でも合成される。魚離れや過度の紫外線対策によりビタミンDの栄養状態の悪い人が多い可能性が示唆されており，注意が必要である。

●●3. 葉　酸

　葉酸は胎児の神経管閉鎖障害の予防のために重要である。海外では穀類に葉酸を添加することが行われており，神経管閉鎖障害は減少していると報告されているが，日本では妊娠可能な年齢の女性の栄養状態が悪いこともあり，神経管閉鎖障害は増加している。妊娠の可能性がある女性，妊娠を計画している女性は，積極的な葉酸摂取が望まれる。

【References】
1）厚生労働省.「日本人の食事摂取基準（2015年版）策定検討会」報告書.
　　http://www.mhlw.go.jp/stf/shingi/0000041824.html.（閲覧：2016-9-21）
2）文部科学省.日本食品標準成分表2015年版（七訂）.
　　http://www.mext.go.jp/a_menu/syokuhinseibun/1365297.htm.（閲覧：2016-9-21）

女性医療で開業する

女性医療クリニック LUNA グループ・LUNA 骨盤底トータルサポートクリニック　関口由紀

●● 1．コンセプト

　女性医療のノーマルオプションは，婦人科・乳腺科・内科である。この3つの診療科の最低限のサービス提供を行いながら，自分の専門分野を特色として伸ばしていくのが望ましい。それに関わる知識は，本書の内容と自分の専門知識で十分だが，女性患者は新しい治療に興味があるので，定期的に学会に参加して，知識のブラッシュアップが必要である。

●● 2．場　所

　それほど駅前にこだわる必要はない。女性はショッピングが好きなので，そのついでに受診できる路面の商店街やショッピングモール内での開業のほうが成功できる可能性が高い。女性患者は，気に入ったクリニックであれば，かなり遠くても通院してくれるので，家賃などの条件がよいならば郊外型でもよい。

●● 3．資　金

　女性や65歳以上ならば，金利の安い日本政策金融公庫や市町村の中小企業融資の女性・高齢者枠を狙ってみるべきだろう（表）。しかし，土地など担保を求められることも多い。担保がない場合は，地元の銀行や医師信用組合（医師会）のほうが，融資を受けやすい場合もある。いろいろ検討して，少しでも金利の低い融資を受けよう。

●● 4．諸手続きと物品購入

　開業コンサルタントは薬卸問屋のものが無料なので，これを利用する。そこで紹介してもらった会計事務所が無料で開業手続きをしてくれるが，開業後満足できなければ契約を解除してもよい。同様にすべての物品を，薬卸問屋から購入しなくてもよい。電子カルテのおすすめは"Dynamics"。高額な医療機器は，なるべく中古を購入。最近は中古も保障はしっかりしている。足りない機器を薬卸問屋から購入するくらいがよい。

●●5. 人　事

　可能ならば，看護師長・事務長くらいは同志として開業前から確保しておきたい。あとは，ハローワークとか募集広告で採用するが，履歴書の写真の表情が悪い人はどんなに人手が足りなくても採用しないこと。働きだすと最もストレスとなるのが人事である。

表　開業資金融資機関（横浜市の例）

日本政策金融公庫　女性，若者／シニア起業家支援資金
（https://www.jfc.go.jp/n/finance/search/02_zyoseikigyouka_m.html）

横浜市中小企業融資　女性おうえん資金
（http://www.city.yokohama.lg.jp/keizai/shien/yushi/shurui/josei-kigyou.html）

神奈川県医師信用組合
（http://www.ishishin.co.jp/）

湘南信用金庫
（http://www.shinkin.co.jp/shonan/personal/soudan/index.html）

索引

数字

2ステップテスト ... 151

A

AGE ... 246
anorexia nervosa ... 46
ART ... 63
AUGMENTSM療法 ... 251

B

biophysical profile score ... 58
BMI ... 138
BPS ... 58
BRIC1/2 ... 90
BRIC1/2遺伝子変異 ... 64

C

complete surgery ... 89
CVD ... 132

D

da Vinci ... 267
ddTC療法 ... 89
DMARDs ... 124
dose-denceTC療法 ... 89
dot therapy ... 256

F

FAGA ... 220
female androgenetic alopecia ... 220
Ｆｉｌｌｅｒ ... 217
FINGER ... 162
follicle stimulating hormone ... 22
FSH ... 22

G

GnRHアゴニスト ... 70

H

HBOC ... 64
HER2 ... 91
hormone replacement therapy ... 82
HPV感染予防ワクチン ... 57
HRT ... 134
human papillomavirus ... 56

L

LEP ... 54
lowdose estrogen progestins ... 54
Lynch症候群 ... 85

M

MBP ... 244
MCI ... 160
MEAアプリケーター ... 253
Minds ... 275

N

NST ... 58

O

OA ... 146
OC ... 79
oral contraceptives ... 79
OSA ... 106

P

p 53 ... 90
PBM ... 43
peek bone mass ... 43
POI ... 76
PTEN ... 90

R

RAGE ... 246
RCT ... 160
RLS ... 107
RRSO ... 65

S

Semaphorin3A ... 242
small dence LDL ... 133
SPRM ... 70

T

TC療法 ... 89
TE ... 220
telogen effluvium ... 220
tension-free vaginal tape ... 119
TG ... 132
TOT手術 ... 119
trans obturator tape ... 119
TVT手術 ... 119

U

Urogynecology ... 190

Y

YAM ... 128

W

WHO憲章 ... 14

あ

アクネ菌 ... 218
悪化転性 ... 96
アルブミン尿 ... 186

い
胃切除後症候群……………………………………… 194
遺伝カウンセリング………………………………… 66
遺伝性乳がん卵巣がん……………………………… 64

う
運動器の障害………………………………………… 150
運動習慣……………………………………………… 156

え
エイジング…………………………………………… 250
栄養ケア・マネジメント…………………………… 259
腋臭…………………………………………………… 225
エストロゲン………………… 22, 81, 136, 139, 202

お
大人ニキビ…………………………………………… 218

か
外陰・腟萎縮………………………………………… 256
開張足…………………………………………… 230, 232
ガイドライン………………………………………… 154
外反母趾……………………………………………… 230
化学療法……………………………………………… 198
過活動膀胱…………………………………………… 116
過多月経………………………………………… 78, 252
癌……………………………………………………… 185
寛解…………………………………………………… 125
感覚神経……………………………………………… 242
関節リウマチ………………………………………… 124
冠動脈疾患…………………………………………… 123
簡略更年期指数……………………………………… 80

き
休止期脱毛症………………………………………… 220
行政検診……………………………………………… 56
緊張型頭痛…………………………………………… 200

け
経口避妊薬……………………………………… 79, 202
軽度認知障害………………………………………… 160
月経異常……………………………………………… 38
月経困難症…………………………………………… 38
月経周期……………………………………………… 38
月経不順……………………………………………… 78
月経前症候群………………………………………… 40
健康支援……………………………………………… 274
健康寿命………………………………………… 14, 184
健康日本21…………………………………………… 15
原子卵胞体外活性化療法…………………………… 76
原発無月経…………………………………………… 42

こ
硬化性苔癬…………………………………………… 113
交感神経……………………………………………… 242
高血糖の呪い………………………………………… 247
抗コリン薬…………………………………………… 118
口臭…………………………………………………… 228
甲状腺機能亢進症…………………………………… 182
甲状腺機能低下症…………………………………… 182
甲状腺腫瘍…………………………………………… 182
更年期………………………………………………… 26
更年期障害…………………………………………… 100
更年期のうつ病……………………………………… 101
抗リウマチ薬………………………………………… 124
高齢者総合的機能評価……………………………… 158
股関節………………………………………………… 147
国際頭痛分類………………………………………… 201
コグニサイズ………………………………………… 160
骨形成………………………………………………… 243
骨折防止効果………………………………………… 263
骨粗鬆症……………………… 47, 128, 142, 185, 229, 200
骨代謝障害…………………………………………… 194
骨盤臓器脱…………………………………………… 190
骨盤底筋訓練…………………………………… 118, 190
骨密度………………………………………………… 244
骨密度若年成人平均値……………………………… 128
骨量低下……………………………………………… 128
コホート研究………………………………………… 154

さ
最大骨量………………………………………… 43, 142
再発…………………………………………………… 94
サルコペニア…………………………………… 154, 159
残存腫瘍径…………………………………………… 89

し
子宮筋腫……………………………………………… 68
子宮頸がん…………………………………………… 56
子宮頸部異形成………………………………… 56, 57
子宮内膜症……………………………………… 52, 94
子宮内膜増殖症……………………………………… 85
子宮体がん…………………………………………… 84
糸球体濾過量………………………………………… 186
脂質代謝……………………………………………… 122
歯周病………………………………………………… 228
思春期…………………………………………… 22, 38
思春期ニキビ………………………………………… 218
シミ…………………………………………………… 216
小陰唇癒着症………………………………………… 113
漿液性腫瘍…………………………………………… 72
女性医療……………………………………………… 274
女性化乳房…………………………………………… 179
女性型脱毛症………………………………………… 220
女性の幸福度………………………………………… 16

しわ……216
心筋梗塞……136
神経性やせ症……46
心血管疾患……132, 186
心血管病……184
心血管リスク……123
人工関節置換術……148
尋常性ざ瘡……218
心理教育……47

す
スキルス胃がん……194
スタチン……134

せ
性感染症……50
性器クラミジア感染症……50
性器ヘルペス感染症……50
性差……200
性索間質性腫瘍……73
脆弱性骨折……142
生殖補助医療……63
生物学的製剤……125
生理痛……54
線維腺腫……180
尖圭コンジローマ……50
腺腫……179
選択的セロトニン再取り込み阻害薬……102

そ
早期発見……198
喪失体験……101
早発卵巣不全……76
足底の胼胝……231
続発無月経……43

た
体外受精……248
胎児 well-being……58
対症療法……82
大腸がん……196
第二次性徴……42
タイプⅠ……85
タイプⅡ……85
多角的・多領域的な介入……162
多汗……224
多重課題……160
立ち上がりテスト……151
多毛……224
たるみ……216
炭酸ガスレーザー……257
男性型脱毛症診療ガイドライン……221
蛋白尿……186

ち
地域高齢者……259
地域包括ケアシステム……258
腟外陰萎縮……112
中性脂肪……132
超低用量ピル……54
腸内環境……205
調理法……247
治療戦略……126

て
低栄養……159, 258
低用量エストロゲン・プロゲスチン配合薬……79
テロメア……28
電気けいれん療法……102
転倒……158
転倒防止効果……263
転倒予防……261

と
糖代謝……123
糖尿病……184
動脈硬化性疾患……136
ドクターショッピング……80

な
内科的緊急入院の適応……47
内視鏡治療……196
ナチュラルキラー細胞……32

に
肉芽腫性乳腺炎……178
乳がん……90, 176
乳管拡張症……178
乳管内乳頭腫……179
乳塩基性タンパク質……244
乳腺炎……176
乳腺症……178
乳輪下膿瘍……177
尿道スリング手術……190
妊娠……229
妊娠高血圧症候群……59
妊娠糖尿病……58
妊娠率……63
認知機能低下……160
妊孕性……62

ね
寝たきり……260
粘液性腫瘍……72

の
脳梗塞……136

ノンストレステスト…………………………58

は
胚移植……………………………………248
胚細胞腫瘍…………………………………73
胚質不良…………………………………251
胚凍結……………………………………248
ハイヒール………………………………231
排卵誘発…………………………………248
歯ぐき下がり……………………………228
破骨細胞…………………………………244
橋本病……………………………………182
バセドウ病………………………………182
発がんのリスク因子………………………85
バニオン…………………………………231
腹腔鏡下仙骨腟固定術…………………192

ひ
膝関節……………………………………147
ビタミンD………………………………262
肥満………………………………………138
貧血………………………………………252

ふ
腹圧性尿失禁………………………116, 190
腹腔鏡下手術…………………………197, 266
不妊症………………………………………62
不眠症……………………………………104
ブリストル便性状スケール……………204
フレイル……………………158, 258, 260, 262
プレバイオティクス……………………205
プロバイオティクス……………………205

へ
平均寿命……………………………………14
平均余命……………………………………14
閉経…………………………………28, 137
閉経移行期…………………………………78
閉経後骨粗鬆症…………………………142
閉経後性器尿路症候群…………………112
閉塞性睡眠時無呼吸……………………106
ベバシズマブ………………………………89
変形性関節症……………………………146
片頭痛……………………………………201
便秘………………………………………204

ほ
ボツリヌス菌毒素………………………225
ボツリヌス菌毒素治療…………………217
骨芽細胞…………………………………244
ホルモン補充療法………………………134
ホルモン療法………………………………94
本態性過多月経…………………………252

ま
マイクロ波子宮内膜アブレーション……252
慢性腎臓病………………………………186
マンモグラフィ……………………………91

み
ミトコンドリア………………………29, 30
ミトコンドリア移植……………………251

む
無排卵周期…………………………………78

め
メタボリックシンドローム……………138

も
毛孔の閉塞………………………………219

ゆ
有病率……………………………………155

よ
葉状腫瘍…………………………………180

ら
卵巣機能不全………………………………42
卵巣刺激ホルモン…………………………76
卵巣チョコレート嚢胞……………………52
卵巣嚢腫……………………………………72
卵巣嚢胞摘出術……………………………95
ランダム化比較試験……………………160
卵胞刺激ホルモン…………………………22
卵母細胞…………………………………251

り
リスク低減卵管卵巣摘出術………………65
淋菌感染症…………………………………50

れ
レーザー…………………………………216
レストレスレッグス症候群……………107
レプチン…………………………………242

ろ
老化………………………………………246
労作制限……………………………………47
ロコモ25…………………………………151
ロコモーションチェック………………151
ロコモーショントレーニング…………152
ロコモティブシンドローム…………150, 262
ロコモ度テスト…………………………151
ロボット支援手術………………………267

■本書に記載されている医薬品，機器等の使用にあたっては，最新の医薬品添付文書や取り扱い説明書を参照の上，ご自身の判断のもと細心の注意を払って使用いただきますよう，お願い申し上げます。
■本書の記載内容によって生じたいかなる問題についても，編者・著者・出版社はその責任を負いかねますのでご了承ください。
■本書に記載したURLや製品名は2016年9月現在のものです。これらは予告なく変更される可能性がありますが，その際はご容赦ください。

株式会社メディカルレビュー社

じょせいいりょう
女性医療のすべて　　定価　本体4,600円（税別）

2016年10月31日　初版第1刷発行 ©

編　集　　おおたひろあき
　　　　　太田博明
発行者　　松岡光明
発行所　　株式会社メディカルレビュー社
　　　　〒113-0034　東京都文京区湯島3-19-11　湯島ファーストビル
　　　　　　　　　　TEL/03-3835-3041（代）　FAX/03-3835-3040
　　　　　　編集部　TEL/03-3835-3043
　　　　　　　　　　✉ editor-1@m-review.co.jp
　　　　　　販売部　TEL/03-3835-3049　FAX/03-3835-3075
　　　　　　　　　　✉ sale@m-review.co.jp
　　　　〒541-0046　大阪府大阪市中央区平野町3-2-8　淀屋橋MIビル
　　　　　　　　　　TEL/06-6223-1469／FAX/06-6223-1245

デザイン／株式会社イオック
印刷・製本／株式会社廣済堂
用紙／株式会社彌生洋紙店

本書に掲載された著作物の複写・複製・転載・翻訳・データベースへの取り組みおよび送信権（送信可能化権を含む）・上映・譲渡に関する許諾は（株）メディカルレビュー社が保有します。
JCOPY ＜（社）出版者著作権管理機構　委託出版物＞
本書の無断複写は著作権法上での例外を除き禁じられています。複写される場合は，そのつど事前に，（社）出版者著作権管理機構（電話 03-3513-6969, FAX 03-3513-6979, e-mail: info@jcopy.or.jp）の許諾を得てください。
乱丁・落丁はお取り替えいたします。

ISBN 978-4-7792-1797-5　C3047